François Dagognet
médecin
&
philosophe

•

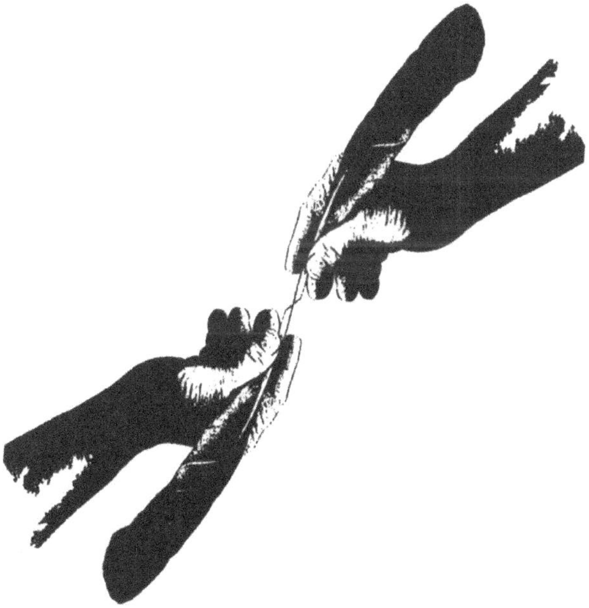

Ouverture Philosophique

Collection dirigée par Dominique Château, Agnès Lontrade et Bruno Péquignot

Une collection d'ouvrages qui se propose d'accueillir des travaux originaux sans exclusive d'écoles ou de thématiques.

Il s'agit de favoriser la confrontation de recherches et des réflexions qu'elles soient le fait de philosophes "professionnels" ou non. On n'y confondra donc pas la philosophie avec une discipline académique ; elle est réputée être le fait de tous ceux qu'habite la passion de penser, qu'ils soient professeurs de philosophie, spécialistes des sciences humaines, sociales ou naturelles, ou... polisseurs de verres de lunettes astronomiques.

Déjà parus

Jean-Marc LACHAUD (dir.), *Art et politique*, 2006.
Jean-Louis CHERLONNEIX, *L'esprit matériel*, 2006.
Michèle AUMONT, *Ignace de Loyola et Gaston Fessard*, 2006.
Sylvain GULLO, *Théodore de Cyrène, dit l'athée, puis le divin*, 2006.
Laurent BIBARD, *Penser avec Brel*, 2006.
Jean-Paul COUJOU, *Philosophie politique et ontologie*, 2 volumes, 2006.
David DUBOIS (dir.par) *Les stances sur la reconnaissance du Seigneur avec leur glose, composées par Utpaladeva*, 2006.
Christian DELMAS, *Hannah Arendt, une pensée trinitaire*, 2006.
Stéphanie GENIN, *La Dimension tragique du sacrifice*, 2006.
Claude DEBRU, Jean-Jacques WUNENBURGER (dir.), *La recherche philosophique et l'organisation des masters en France et en Europe*, 2006.
Harold BERNAT-WINTER, *Nietzsche et le problème des valeurs*, 2005.
Sylvain PORTIER, *Fichte et le dépassement de la « chose en soi »*, 2005.
Dominique BERTHET, Jean-Georges CHALI, *Le rapport à l'œuvre*, 2005.
Edwin CLERCKX, *Langage et affirmation, Le problème de l'argumentation dans la philosophie de Nietzsche*, 2005.
Augustin BESNIER, *L'épreuve du regard*, 2005.

François Dagognet
Médecin et philosophe

Textes réunis par Gérard Chazal et Christian Salomon

L'Harmattan
5-7, rue de l'École-Polytechnique ; 75005 Paris
FRANCE

L'Harmattan Hongrie
Könyvesbolt
Kossuth L. u. 14-16
1053 Budapest

Espace L'Harmattan Kinshasa
Fac. des Sc. Sociales, Pol. et Adm. ; BP243, KIN XI
Université de Kinshasa – RDC

L'Harmattan Italia
Via Degli Artisti, 15
10124 Torino
ITALIE

L'Harmattan Burkina Faso
1200 logements villa 96
12B2260
Ouagadougou 12

site : www.librairieharmattan.com
diffusion.harmattan@wanadoo.fr
e.mail : harmattan1@wanadoo.fr

ISBN : 2-296-00238-2
EAN : 9782296002388

*

Jean-Claude Beaune

Marly Bulcão

Gérard Chazal

Nicolas Cheynel

François Dagognet

Robert Damien

Simone Delorenzi

Robert Dumas

Marie-Joseph Durney-Archeray

Jean Gayon

Christian Godin

Patrice Le Floch-Prigent

Daniel Parrochia

Philippe Pignarre

Odile Plaisant

Pierre-Yves Quiviger

Daniel Raichvarg

Christian Salomon

Jean Svagelski

Pierre Trouilloud

Jean-Jacques Wunenburger

*

LES TEXTES RÉUNIS ICI *constituent les actes du colloque qui s'est tenu les 25 et 26 juin 2004 à Dijon, organisé conjointement par le* CENTRE GASTON BACHELARD, *le* LABORATOIRE D'ANATOMIE DE LA FACULTÉ DE MÉDECINE *et l'*ASSOCIATION POUR LE DÉVELOPPEMENT DE LA RECHERCHE EN MORPHOLOGIE (**adrm**).

*

Comité scientifique du colloque

*

JEAN-CLAUDE BEAUNE
(professeur émérite de philosophie - Lyon 3),

ROBERT DAMIEN
(professeur de philosophie – Besançon),

PIERRE TROUILLOUD
(professeur d'anatomie Dijon - INSERM),

CHRISTIAN SALOMON
(professeur de philosophie Besançon),

GÉRARD CHAZAL
(Professeur de philosophie – Dijon).

*

Présentation

François Dagognet et l'unité des savoirs

Gérard Chazal

Les textes qui composent cet ouvrage sont la trace écrite d'un colloque qui s'est tenu à l'Université de Bourgogne à Dijon en juin 2004. Philosophes et médecins se sont ainsi réunis autour de François Dagognet, pour lui rendre hommage et montrer que les liens qu'il a su tisser entre philosophie et médecine, comme entre bien d'autres disciplines, continuent à vivre. Ces textes sont donc le témoignage qu'il existe toujours quelque chose de vivant et de riche dans le dialogue que des disciplines peuvent entretenir entre elles et que la philosophie a un rôle particulier à jouer dans ces échanges. Avant de laisser la parole à tous ceux qui ont participé à cette rencontre, je voudrais proposer quelques réflexions sur ce goût de l'encyclopédisme dont témoigne l'œuvre de François Dagognet, ses exigences et ses vertus.

À plusieurs reprises, alors qu'il poussait ses investigations loin du champ initial de sa spécialité, François Dagognet a affirmé que rien ne devait rester étranger au philosophe, ni les arts, ni les techniques, ni le droit. Et l'ensemble de l'œuvre apparaît comme un éloge de l'encyclopédie. Comment le médecin philosophe peut-il s'autoriser de sa formation pour parler des travaux du juriste ou de l'artiste, voire du géographe et du chimiste ? Sur quoi appuyer ce refus de renvoyer le philosophe à sa spécialité ? Et comment celle-ci pourrait-elle d'ailleurs se définir en dehors des autres secteurs de l'activité humaine si ce n'est à se vider de tout contenu et à tomber – comme cela hélas se produit parfois – dans une logomachie creuse et futile ? L'œuvre de François Dagognet viole constamment le principe qui voudrait que seul le médecin puisse parler de médecine, l'artiste de l'art, le juriste du droit, le technicien des techniques et d'une manière générale le spécialiste de sa spécialité.

François Dagognet revendique pour le philosophe un droit à examen qui non seulement empiète sur d'autres spécialités mais en assure la pensée réflexive : « Il me semble que le véritable travail philosophique, loin de s'enfermer dans une spécialité, consiste plutôt à opérer les croisements entre les disciplines, à s'élever au-dessus d'elles afin de les mieux penser dans leur fondement, leur élaboration et leurs conséquences[1] ». Par-là, la philosophie est arrachée à elle-même et résolument tournée vers le monde extérieur des savoirs. Un dialogue s'instaure dont elle se nourrit et qu'elle organise. Elle assume les spécialités existantes et les dépasse vers une unité des savoirs. Elle devient alors, d'une certaine façon, ce qui devrait nous permettre d'échapper aux dangers de la spécialisation à outrance. En ce sens, François Dagognet reprend une tradition qu'inaugurait Auguste Comte distinguant et articulant la philosophie positive et les sciences positives. Il s'agit de concilier l'inévitable et indispensable spécialisation sans tomber dans les dangers contre lesquels la première leçon du *Cours de philosophie positive* mettait en garde. On se souvient de la méthode que préconise Auguste Comte ; j'y reviendrai car, en un certain sens, c'est bien ce programme qu'accomplit la philosophie de François Dagognet. Programme d'importance puisqu'il s'agit de savoir comment la connaissance peut demeurer humaine et ne pas s'ériger en puissance d'exploitation, de mépris ou de violence.

Il y a toujours eu parallèlement au mouvement de spécialisation dans les sciences un mouvement opposé de recherche d'une

1. F. Dagognet, *100 mots pour comprendre l'art contemporain*, Les empêcheurs de penser en rond, Paris, 2003, p. 10.

unité des savoirs. Ce mouvement s'est incarné dans des institutions : la communauté des savants, l'encyclopédie, l'université, les académies, la vulgarisation, aujourd'hui peut-être Internet... La défense d'une unité perdue mais toujours recherchée, une unité en miette qu'il faut inlassablement reconstituer.

Si l'on veut relever les manifestations significatives de ce besoin constant d'une certaine unité des savoirs, de ce désir d'une totalité englobante toujours à reconstruire, je m'arrêterai sur trois de celles-ci qui me paraissent particulièrement significatives.

Par rapport à l'objet même de la connaissance, la spécialisation peut se faire de deux façons. Certes, il est arrivé qu'une nouvelle discipline résulte de la division en plusieurs domaines d'un champ antérieur du savoir. Les savoirs, d'abord confondus, ont dû se séparer tant les méthodes et les outils que leur exploration exigeait s'avéraient différents. C'est probablement ainsi que sont apparues les différentes spécialités qui justifient que la physique d'autrefois soit devenue les sciences physiques d'aujourd'hui. La spécialisation comme mise au pluriel. Cependant, ce mouvement de scissiparité est souvent complété par les retrouvailles de ce qui a d'abord été séparé sur un nouveau terrain. Ainsi, la physique de l'infiniment petit, la mécanique quantique si l'on veut, et celle de l'infiniment grand, celle qu'explore la théorie de la relativité, tentent de fusionner dans le champ de la cosmologie. Le philosophe ne manquera pas de saluer cet acharnement du physicien à unifier ce qu'il a d'abord séparé, à construire enfin une théorie qui engloberait la mécanique quantique et la théorie de la relativité. Ajoutons que les nouvelles disciplines n'apparaissent pas toujours comme un rétrécissement d'un domaine initial. D'autres sciences se sont formées comme le fruit d'une intersection entre des disciplines antérieures pour donner un ensemble de savoirs possédant sa propre unité théorique et méthodologique, définissant un domaine qui leur est propre. Ainsi la biochimie comme chimie de la matière organique est une authentique discipline scientifique qui ne peut se réduire ni à la biologie au sens que Lamarck donna à ce mot, ni à la chimie même spécialisée en chimie organique. Ainsi l'unité des savoirs comme idéal régulateur repose sur le caractère inachevé des disciplines. D'ailleurs, une science achevée qui se refermerait sur elle-même, sans progrès, sans questions, sans conflits, sans polémiques et bientôt sans histoire, serait-elle encore une science ?

D'un autre côté, si l'on s'intéresse plus aux savants qu'aux savoirs, on est frappé par ce désir répété pour beaucoup d'entre eux et souvent parmi les plus profonds et les plus importants de constater des glissements de disciplines : c'est-à-dire un désir ou un besoin manifeste de sortir de leur domaine de spécialité pour tenter d'étendre ailleurs, à côté, leurs propres acquis. Ce n'est pas là, à mon avis, un désir d'impérialisme d'une science qui voudrait appliquer ses schémas explicatifs, ses théories, ses méthodes ou ses outils en dehors du champ où ils ont fait leur preuve. Je pense bien plutôt que cela correspond à la volonté de recréer une unité des savoirs en face d'un univers qui est perçu, même de façon très intuitive et très vague, comme doté d'une unité profonde. Il s'agit alors d'opposer des chemins transversaux au morcellement du territoire de la connaissance. C'est ainsi, en tout cas, que je veux comprendre Schrödinger s'intéressant au problème de la vie ou René Thom confrontant ses intuitions mathématiques au vivant ou au langage. Je sais bien que de telles démarches agacent souvent le spécialiste qui les juge incongrues, inefficaces, fausses ou pour le moins comme des « invasions parasitaires » porteuses de questions sans intérêts, susceptibles d'occasionner des pertes de temps plus que des avancées significatives. Je veux bien comprendre cet agacement mais je ne peux pas m'empêcher de me réjouir de ces ébranlements des frontières disciplinaires, aussi anarchiques qu'ils puissent paraître, qui manifestent un récurrent besoin d'unité des savoirs. Je m'en réjouis d'autant plus que très souvent ces glissements disciplinaires auxquels se livrent certains savants – et vous permettrez que je les qualifie en l'occurrence de savants plutôt que de scientifiques – s'accompagnent de considérations philosophiques, de retour aux traditions des grands courants philosophiques, même si là encore le philosophe de profession juge inappropriés ces recours et les accusent de déformer des pensées et des doctrines vénérables. Je me réjouis que Schrödinger ait écrit un ouvrage intitulé *La nature et les Grecs*, que Heisenberg ou René

Thom cherchent dans les textes d'Aristote des concepts capables d'éclairer leurs propres recherches, que des spécialistes de la mécanique quantique interrogent Hume ou Kant, qu'un spécialiste de l'informatique théorique se réfère à Leibniz. Je ne prendrai pas l'attitude du puriste de l'histoire de la philosophie qui dénonce dans ces démarches des lectures naïves ou tronquées, des faux-sens ou des contre-sens. Non, je me félicite de voir que cette recherche de l'unité des savoirs trouve dans la tradition philosophique des outils pour la pensée et la réflexion.

Enfin, troisième manifestation de ce besoin de l'unité des savoirs c'est l'apparition de plus en plus fréquente de la nécessité des collaborations interdisciplinaires pour résoudre certains problèmes. On pourrait ici égrener un nombre considérable d'exemples, je me contenterai de rappeler puisqu'aujourd'hui la médecine est à l'honneur combien de spécialistes issus d'autres disciplines se retrouvent autour des questions du diagnostic et de l'élaboration des thérapeutiques : des chimistes évidemment, mais aussi des physiciens, des informaticiens, des mathématiciens et, là encore parce que l'individu humain qui est au cœur de la pratique médicale est une totalité complexe, le philosophe, non seulement comme moraliste mais aussi comme épistémologue, ce dont témoigne abondamment l'œuvre de François Dagognet.

Il ne suffit pourtant pas de constater le désir ou le besoin d'une unité des savoirs qui se reconstruit constamment face à l'irréversible mouvement de la spécialisation ; il faut encore s'interroger sur la manière de concevoir cette unité, sa dynamique.

La simple juxtaposition des connaissances et des hommes qui les portent ne suffit pas. Une telle conception ne pourrait conduire qu'à l'instrumentalisation d'une discipline par une autre, ce que, à juste titre, beaucoup refuseraient. Aux chapitres thématiques de l'encyclopédie on superpose des systèmes de renvois, des index, des tableaux synoptiques, toute une économie de liaisons, une cartographie pour reprendre un concept cher aussi bien à François Dagognet qu'à Christian Salomon, tout un réseau. Dès lors, le rôle de la philosophie pourrait être (n'est-ce pas là ce pour quoi toute l'œuvre de François Dagognet milite) de penser les croisements, les recoupements, les enchevêtrements. L'enjeu d'une telle pensée est double. D'une part elle ne peut que faire gagner en efficacité les savoirs donnés de manière parcellaire. Tout savoir s'enrichit et se potentialise (pour reprendre un terme de la pharmacologie) des savoirs qu'il rencontre. Tous ceux qui pratiquent à un niveau ou à un autre quelque forme d'interdisciplinarité le savent. D'autre part n'est-ce pas la seule solution pour refonder des savoirs à dimension humaine ? Ce jeu des renvois, de la migration des concepts, des tableaux à multiples entrées ouvre à la philosophie un espace privilégié où les sciences prennent une dimension humaine. Non seulement elle peut, pour autant qu'elle affirme clairement ses compétences et ses choix, participer de l'élaboration de ces liens indispensables. À elle de replacer les acquis des différentes disciplines dans une histoire philosophique et critique des sciences. À elle d'ouvrir le monde scientifique à une réflexion sur l'usage des savoirs, sur leur insertion dans le tissu social des communautés humaines, autrement dit, à elle de mettre la morale dans les sciences. Car c'est aussi par le lien d'une morale rationnelle que se constitue l'unité des savoirs.

Lorsqu'Auguste Comte dénonce, selon ses termes, l'influence délétère de la spécialisation, ce n'est pas pour revenir à l'antique confusion. Bien au contraire, le projet encyclopédique suppose le recours aux spécialistes et en même temps l'organisation – l'encyclopédie est méthodique dans son projet. Auguste Comte appelle à la constitution d'un savoir des savoirs qui en assure la cohérence et les liens. Il veut « qu'une classe nouvelle de savants, préparés par une éducation convenable, sans se livrer à la culture spéciale d'aucune branche particulière de la philosophie naturelle, s'occupe uniquement, en considérant les diverses sciences positives dans leur état actuel, à déterminer exactement l'esprit de chacune d'elles, à découvrir leurs relations et leur enchaînement, à résumer, s'il est possible, tous leurs principes propres en un moindre nombre de principes communs, en se conformant sans cesse aux maximes fondamentales de la méthode positive. » Voilà tracé un programme pour le philosophe, programme difficile certes, puisqu'elle lui impose d'être incessamment un étudiant dans les autres sciences. L'unité des savoirs passe par une attitude du philosophe se mettant à l'étude des mathématiques, de la physique, de la chimie ou de la biologie. Dès lors, l'encyclopédie n'est pas une référence ni un cadre figé mais une construction et c'est un modèle exemplaire d'une telle construction que nous offre aujourd'hui l'œuvre de François Dagognet. Elle nous rappelle que l'unité des savoirs ne se constitue pas, comme certains philosophes ont pu le croire, par le mépris des spécialités scientifiques, mais qu'en ce domaine, bien au contraire, la philosophie ne peut devenir la maîtresse des savoirs qu'en se faisant d'abord la servante ou l'élève des disciplines scientifiques.

J'ajouterai pour conclure que le projet encyclopédique ainsi conçu et élaboré permet d'en étendre la démarche au-delà d'une réflexion sur les sciences en direction de l'ensemble des activités humaines : la morale, je l'ai dit mais encore l'art et le droit. Alors, on comprend que François Dagognet puisse dans ce cadre revendiquer que rien ne demeure étranger au philosophe comme son œuvre en témoigne.

Gérard Chazal,

Professeur d'histoire et philosophie des sciences
Université de Bourgogne

Intervention de François Dagognet

Sans m'étendre sur la confusion dans laquelle me plonge notre réunion, j'ai hâte d'en remercier les organisateurs, mes collègues et amis, plus particulièrement les professeurs Chazal, Damien et Parrochia – les véritables philosophes-épistémologues, ceux qu'« on ne manquera pas de reconnaître », ceux qui honorent la discipline. Je remercie non moins les présents, tous ceux qui se sont dérangés.

Ce que la plupart, sinon tous, ignorent, c'est que ce débat en annonce d'autres. En effet, il a été admis que doit être reconnue une sorte de nouvelle École, une sorte de philosophie du Sud-Est et que les prochaines réunions analyseront et discuteront les travaux des Gérard Chazal, Robert Damien, Daniel Parrochia et d'autres.

Rien n'est encore décidé, sauf le principe ; toutes les suggestions seront les bienvenues. Il n'est pas juste ni tolérable que les travaux les plus prometteurs stagnent dans l'ombre. Paris ne les connaît pas assez et nous souhaiterions assurer leur rayonnement.

* * *

En ce qui me concerne, puisque la parole m'est donnée, je me bornerai à un plaidoyer *pro domo*, je dirai ce que j'ai tenté et pourquoi. Il m'est reproché tacitement une large dispersion, je vais tâcher d'annuler cette objection, étant à la fois l'accusé et son défenseur.

Puisque ces journées sont placées sous le signe de la médecine, je m'attacherai à montrer en quoi la médecine peut favoriser une philosophie générale. C'est inattendu mais c'est ainsi.

En ce qui me concerne, je suis obligé de partir du commencement, et il est d'autant plus topique de le dire à Dijon que je dois beaucoup à l'Université de Bourgogne, puisque c'est en elle que j'ai été initié à la philosophie et à la médecine, par des maîtres incomparables dans l'une comme dans l'autre discipline.

Je n'ai que très rarement trouvé ailleurs l'équivalent; Et, pour commencer par le commencement, je reconnais que je suis et reste attaché à ce que le Bachelardisme a si nettement mis en lumière; il a rempli avec éclat le programme suivant: d'un côté, il a su montrer que l'idée scientifique nouvelle rompt avec le savoir constitué, et surtout, fournit, à travers ses applications, la preuve irrécusable de sa validité (elle change le monde); d'un autre côté, en une direction qu'on peut croire opposée, Bachelard s'appuie sur les éléments premiers – la primitivité – et dévoile en eux la participation psychique qu'ils entraînent. Les deux mouvements se recroisent, - la science et l'imaginaire, le théorème et le poème, le jour et la nuit; tous les deux s'accordent avec la matérialité, soit qu'ils la transforment, soit qu'ils la fêtent.

Nous nous trouvons en plein accord avec notre collègue – un brillant interprète, Robert Damien, qui accorde à la lecture un rôle décisif dans l'élaboration de cette philosophie, tant le livre servira de médiation à nos deux mouvements révolutionnaires; les commentateurs n'ont pas assez reconnu le poids de cet intermédiaire.

Il faudrait de longs développements pour justifier ce que nous avançons, car les plus opposés à notre thèse insisteront sur la franche division que d'ailleurs Bachelard a lui-même entretenue et approfondie; il devait insister sur une différence qui tourne à l'opposition et il l'a d'autant plus creusée qu'il l'effacera, célébrant alors l'analogie, ou du moins le parallélisme. Le traditionaliste continuera à n'évoquer que certains textes et à protester contre un rapprochement qui mêle trop le feu et l'eau.

Mais est-il possible qu'une philosophie soit coupée en deux (deux tronçons sans lien entre eux)? Dans son *Lautréamont*, nous relevons cette formule, parmi de nombreuses de même nature: « il faut accéder à un non-lautréamontisme. Nous employons le terme de non-lautréamontisme en lui donnant la même fonction que celle de non-euclidisme qui généralise la géométrie euclidienne[1] ».

La philosophie bachelardienne, prise dans son ensemble, pourrait s'énoncer ainsi : la science se reconnaît à travers son innovation matérielle (la phénoménotechnique) ; et la poésie, sur l'autre versant de l'œuvre, aimantée par les éléments, élève et tonifie le psychisme.

Nous ne sommes pas surpris par le fait que les jeunes épistémologues, parmi les plus compétents, se réclament du bachelardisme et puisent en lui de quoi unir le conceptuel et le matériel. Gérard Chazal le mentionne dans *Les médiations théoriques* : « On a eu en France, depuis quelques décennies, la fâcheuse tendance à oublier la tradition bachelardienne pourtant encore bien vivace chez nombre de penseurs[2] » Et un peu plus loin : « Chacune de ces disciplines (l'histoire des sciences, l'épistémologie au sens anglo-saxon du terme, la sociologie des sciences)... peuvent nourrir une philosophie des sciences au sens bachelardien, à condition de ne par l'étouffer d'abord[3] ». Daniel Parrochia a emprunté le même chemin dans son livre, *Les révolutions scientifiques du XXe siècle*, P.U.F. 1997, il écrit : « Il faut lire Bachelard jusqu'au bout. Or, pour lui, la physique contemporaine appelait une métaphysique. » (p. 6) – ou encore : « Bachelard, philosophe, hélas, lu trop superficiellement et peu compris, dont nous souhaiterions réhabiliter ici le rationalisme appliqué et le matérialisme technique. » (*ibid.* p. 40).

*

* *

Que peut alors le disciple ou l'élève ? Il ne peut que se situer aux confins ou dans les marges du Bachelardisme ; nous ne prétendons pas compléter cette philosophie mais nous nous disposons à sa frontière, en espérant gagner à cette proximité.

Tout ce que nous avons écrit et continuons d'écrire trouve là sa raison d'être. Nous plaidons pour l'unité. Nous montrerons ultérieurement pourquoi les quelques brins de métaphysique ici développés méritent alors leur place. En conséquence de nos choix,

1. Gaston Bachelard, *Lautréamont,* lib. J. Corti, 1939, p. 196.
2. Gérard Chazal, *Les médiations théoriques*, Champ Vallon, 2004, Introduction, p. 5.
3. *Ibid.* p. 6.

nous allons accorder de l'importance au matérialisme – à un double matérialisme, et, pour commencer par l'un, un premier matérialisme qu'on peut croire sans âme, une attention portée au délabré, au boueux, d'autant plus délaissé que nous évoluons dans une société qui ne vante que l'impeccable, le lisse et le reluisant. Bachelard devait plutôt élire le lumineux (la flamme d'une chandelle, les hauteurs de l'air, les eaux purificatrices, l'intimité du nid ou du refuge). Il nous reste, en quelque sorte, le dépôt, la vase ou la lie. Nous tenterons d'ailleurs de les rapprocher des substances valeureuses.

Au passage – ce qui pourrait aider à consolider l'unité de nos développements nous demandons deux mots, deux quasi-néologismes qui conviennent à notre programme, d'abord celui de « matériologue » (il se sépare de celui de matérialiste aux résonances trop conflictuelles tant il part en guerre contre le spiritualisme et contre une métaphysique que nous nous proposons d'accueillir), puis, le mot d'« objectologie », car nous rassemblerons et valoriserons le prosaïque, l'utilitaire, les outils les plus rudimentaires.

Venons-en à la première matérialité qui nous a retenus – celle des matières qu'on peut croire sans âme ; nous partons alors du plus bas, puisque nous commençons par le moindre des cailloux. Et il n'est rien de plus misérable ; il roule d'un lieu à un autre, il connaît l'usure et n'évite pas un rapide émiettement ; l'eau pénètre en lui et le froid le brise ; Toutefois, les morceaux et les grains, nés de la décomposition, contiennent en eux l'histoire du monde : nous apprendrons à dériver celle-ci à partir des forces d'érosion. La cassure qui ne manque pas de le frapper (et il s'y prête souvent du fait d'une constitution lamellaire ou même fibreuse) nous vaut aussi des fragments qui reproduisent la structure du corps premier, et les fragments, à leur tour, peuvent nous donner ce qui recommence le corps entier.

La minéralogie va bientôt lui réserver une place dans l'ensemble des substances pierreuses : elle isolera même ce qui spécifie telle ou telle pierre. J.- H. Pott s'y est employé dans sa *Lithogéognosie* (1735) : « Je ne connais personne qui ait entrepris, avant la publication de ma *Lithogéognosie*, de ranger selon quelque ordre les Terres minérales primitives et de déterminer leurs caractères essentiels... Je puis dire, sans me flatter, que personne ne s'est donné autant de peine que moi pour perfectionner cette matière » (*Lithogéognosie où l'on traite plus particulièrement de la connaissance des terres et des pierres et de la manière d'en faire l'examen*, Paris, p. 35). À chacune de ces pierres, le minéralogiste attribuera un nom qui évoque parfois le lieu d'abondance (la calcédoine) ou une propriété (l'onyx, en raison d'une transparence cornée, qui rappelle l'ongle). Mieux encore, un cristal quelconque parvient à se reconstituer et à réparer ses blessures : s'il est plongé dans une solution de sa propre nature, la partie accidentée augmente de volume plus vite que les autres, en vue de sa recomposition, ainsi il frôle l'exploit propre aux vivants, celui de sa maintenance ou de sa conservation. Nous ne manquerons pas de ramener chaque échantillon cristallin à un emplacement du système général (nous nous appuierons sur les faces, les angles, les arêtes, etc.) ; mieux, Haüy allait énoncer sa loi dite de symétrie selon laquelle toutes les fois que sera modifié l'un des constituants de ce micro-ensemble, toutes les autres parties de la même espèce seront sensiblement modifiées. Nous y insistons parce que, par là, nous rapprochons quelque peu la pierre du vivant, puisque l'un et l'autre soumettent les constituants à l'ensemble. Et puis nous en fortifions notre philosophie qui valorise le délaissé, notamment la pierre à laquelle est injustement refusée l'entrée dans l'empyrée du spéculatif. La métaphysique l'exclut de son champ (l'ontologie), tandis que nous tenons à évoquer ses performances. Nous ne sommes pas surpris par ses propriétés, liées à sa structure qui nous vaudront avec certaines d'entre elles la pyroque la piézo électricité, la transformation de la compression en une modification électronique. Le Pastorisme devait aussi se soucier des troncatures et de la dissymétrie de certains de ces solides, il en renouvelait tant la science des cristaux que celle des édifices moléculaires.

Pour des raisons épistémologiques et non moins ontologiques, nous tenons à relever de leur déchéance les minerais, les pierres et les cristaux; leur petitesse ou leur apparente inertie ne doivent pas servir à leur diminution ni même à leur oubli (bientôt arriveront sur la scène des êtres les plus inattendus, les cristaux liquides). Tous portent en eux une solide organisation et non moins de riches, de sourdes différences, ainsi certains d'entre eux, de même composition, diffèrent cependant par leur morphologie comme par leurs effets.

Mais nous allons plus loin : dans les déchets, nous apercevons des féeries. Comment est-ce possible ? Souvent, l'objet quelconque s'entoure d'une carapace qui le protège et le cache ; dès qu'elle est détruite elle permet que nous entr'apercevions un assemblage original, radieux. N'oublions pas que du dépôt ou de ce qui s'incruste sur la paroi du contenant (le rejet, la lie, le sédiment), on tirera l'acide tartrique (nommé d'abord tartarique) qui se révélera actif dans la teinturerie. Plus tard, l'aniline, avec laquelle seront fabriquées les couleurs les plus vives (l'arc-en-ciel) sera extraite de la houille. La rutilance, le lumineux gisait en quelque sorte dans la noirceur et le poisseux.

L'art contemporain est venu à notre secours, en vue de la réhabilitation du corrompu et du putréfié : il s'est plu aussi à accumuler les débris, les immondices, les restes d'un repas (Schwitters, Spoerri, Dion, Boltanski, Arman). Nul ne s'y attendait vraiment, tant le pictural restait attaché au décoratif, à l'ornemental, au pittoresque, sinon même à l'ostentation ; le portrait avec la pause obligatoire était lui-même un mensonge d'embellissement.

J'ai été frappé par l'installation due à Titus Carmel : elle délivre une belle leçon de philosophie matériologique. L'artiste dispose une soixantaine de fruits – des bananes synthétiques qu'on tient pour vraies, tant la similitude va loin – par rangées, sur une étagère à plusieurs plans mais sur la dernière d'entre elles, il glisse une naturelle dans la série des artificielles. Nous la confondons avec les autres, mais laquelle l'emportera, sinon l'immuable, alors que la vraie banane ne tardera pas à noircir et à s'amollir ? Une lutte oppose donc le réel à son double. Mais le fruit véritable ne demande qu'à se décomposer, à renoncer à ce qui l'isole et le préserve, délivrant la graine qui assurera sa perpétuation. L'agonique a finalement gagné la bataille. Méfions-nous de ce qui subsiste ou qui s'est enfermé dans l'impeccabilité. Le pourrissant l'a bel et bien emporté. L'être véritable ne manque pas de se mouvoir (le changement l'accompagne).

Soulages aussi apporte de l'eau à notre moulin : il appose une couche épaisse brunâtre et sombre (le brou de noix) sur la toile de son tableau ; il va ensuite rayer de multiples façons (linéairement et obliquement) ce substrat, de telle manière que le moindre rayon de soleil sorte de la nuit plus intense que jamais. L'artiste, ici, travaille à une sorte de résurrection. Il n'a pas eu recours au précieux mais à un noirâtre gluant. Et la matériologie souhaite cette extension à ce qui est généralement ce qui est exclu de l'atelier du peintre.

*

* *

Nous avons signalé, au début, l'existence de deux matériologies : la seconde dans laquelle nous entrons, s'il faut à tout prix lui trouver un emplacement, se situerait plutôt en haut qu'en bas ; mais elle occupe toujours l'un des bords du Bachelardisme. Avec elle, la matière s'est allégée sans évidemment disparaître ; elle va assurer d'autres fonctions, celles que sa minceur favorise.

On comprendra que le médicament trouve ici sa place : avec lui, compte moins le volume que le contenu : il ne connaît que la minimalité – des gouttes, des cachets, des comprimés, des pastilles, des ampoules, etc. Pour le mieux saisir, nous en appellerons à l'expérience cruciale d'O. Lœwi (1921). Ce physiologiste a pu montrer que la transmission d'une excitation nerveuse s'opère par le moyen d'un « médiateur chimique » à faible dose et qui sera d'ailleurs détruit aussitôt que produit ; il assure la jonction entre le nerf et son muscle ou entre deux neurones ; une faible quantité d'acétylcholine (un ester de la choline) ralentit les battements du cœur et l'atropine abolira ses effets. Dorénavant, il va suffire de fabriquer des substances qui copient ces intermédiaires (ou qui les empêchent) selon qu'on cherche à augmenter ou à diminuer la fibrillation musculaire ou l'agitation mentale (les tranquillisants). Bref, la pharmacodynamie copie le corps et de ce fait lui commande. Hier la médecine observait et diagnostiquait mais de nos jours, révolutionnaire, elle a su décrypter « le langage de la vie, du moins son alphabet » et elle peut aussi intervenir sur les fonctions maîtresses de la vie qu'elle contrôle.

La matériologie médicamenteuse unit le dedans et le dehors, le physiologique et le chimique. On insiste trop sur l'empiricité des substances curatives, voire sur leur exotisme, ce qui les théâtralise (ouabaïne, strychnine, papavérine, pilocarpine, etc.) mais le seul et classique opium (la morphine) ne réussit à apaiser la douleur (la narcose) que parce qu'il prend la relève d'un cerveau qui, à dose infime, n'en secrète pas moins cet analgésique. La matérialité parvient à mimer le corps et à s'insinuer en lui, ce qui ne nous empêchera pas de reconnaître, dans le résultat global d'un traitement, une participation psychique, d'où le placebo, si bien analysé par P. Pignarre.

Le remède en devient « le dehors d'un dedans » ; grâce à lui, l'être ou plutôt « l'étant » mérite de s'élever dans la hiérarchie des substances, puisque, pour sa constitution, il s'inspire du vivant et de ses propres capacités, sans oublier le fait qu'il l'apaise ou le réconforte.

Le couplage « intérieur – extérieur » - et la lecture consécutive de l'un à travers l'autre – caractérise d'ailleurs la médecine entière. Quel fut, en effet, son véritable fondateur ? Non pas Hippocrate, ni Galien, mais Corvisart et Laënnec. Le premier frappa la poitrine du malade (la percussion) et selon le bruit qui lui revenait il localisait le mal ; il devait en inférer non seulement l'emplacement mais aussi son étendue et surtout sa nature (liquidienne, aérienne, solide). Le son est l'âme de la chose ; la pathologie table sur lui et apprend à le déchiffrer. Laënnec n'eut pas recours à cette méthode mais à une proche : il préféra, à l'aide de son stéthoscope, recueillir les bruits naturels du cœur ou le murmure vésiculaire du poumon. On connaît la suite qui prolonge les commencements : les progrès fulgurants de l'imagerie médicale comme ceux du recours à la floculation qui nous livre, dans un tube à essai, les anticorps, lesquels permettent non seulement le diagnostic d'une maladie en cours, mais nous renseignent aussi sur le passé pathologique du patient. Grâce à quelques gouttes de sang, nous allons apprendre à lire la maladie présente comme celle d'hier.

J'avoue avoir été retenu par la ruse de l'ancien « Bordet-Wassermann » : lorsqu'une réaction n'est pas visualisable, le clinicien va user d'un procédé habile ; il branche la réaction muette sur une particulièrement sensible. Et si la première n'a pas eu recours au « complément » indispensable, la seconde l'emploiera. Puisque la réponse de la seconde s'avère positive – une hémolyse qui rougit le tube – la première doit être tenue pour négative et inversement (le négatif de celle-ci prouve le positif de celle-là). Le laboratoire oblige en quelque sorte le sang inactif (apparemment) à nous livrer le diagnostic.

Nous avons écrit sur ces méthodes, nous les avons commentées et donné tout son poids au graphe, au mot, à l'image, à tout ce qui capte la chose, en même temps qu'il nous en déleste. Nous avons loué cette opération épistémologique, tant la lourdeur, l'encombrement, l'opacité ne pouvaient que gêner une lecture qui doit nous dire la spécificité, la vérité de ce qui est observé.

Dans ces conditions nous sommes quasiment obligés de souscrire aux vues du Dijonnais Charles de Brosse (premier président du Parlement de Dijon), exposées dans son *Traité de la formation méchanique des langues et des principes physiques de l'étymologie*, ce qui nous vaudra les critiques les plus acerbes des linguistes. A été rajeunie la thèse cratylienne, celle qui lie les mots et les choses (avec le mot, nous emportons la chose, sans la chose). Pour de Brosse « l'être, l'idée puis le mot et la lettre » se répondent et s'équivalent. Nous ne pouvons pas entrer dans des analyses qui préciseraient pareille doctrine mais on retiendra que de Brosse ne cède pas à l'onomatopée (un matériel sonore qui reproduirait le bruit de la chose) : il défend le point de vue selon lequel le substantif expose le fond de la substance. On ne sera pas surpris que les Nations diffèrent dans leurs appellations parce que chacune d'entre elles aperçoit, sous un angle propre, ce qu'elle désigne. Réjouissons-nous de ces multiples perspectives. On comprendra aussi le juste attrait pour les nomenclatures.

Aussi étrange que cela puisse paraître il nous faut ajouter à cette matériologie seconde qui borde le Bachelardisme l'obligation d'analyser quelques notions métaphysiques – non pas celles qui dépasseraient la sphère de la physique ou dérogeraient au principe matériologique, voire hylémorphique (afin d'atteindre le Ciel intelligible, celui de la pure idéalité) mais celles qui, au contraire, accompagnent cette physique, en prennent la suite, évitant à celle-ci des vues trop réductrices.

Un philosophe ne peut pas se dispenser de réfléchir sur les corps, sur la liberté, sur la mémoire, sur l'origine même de notre Univers. Nous n'avons pas évité cette quasi-obligation, bien que la dite métaphysique connaisse une réelle désaffection, sans doute parce qu'elle n'aborde que des questions ardues et parfois explosives.

★

★ ★

Un philosophe ne peut pas ne pas participer d'une certaine manière aux drames de notre époque : alors que notre planète est en feu, on ne saurait fermer les yeux sur cet incendie.

Puisque je poursuis mon plaidoyer *pro domo*, je dirai d'abord que j'ai écrit plusieurs livres de philosophie qui se voulait élémentaire, à l'usage des réfractaires, pour deux raisons majeures. Bachelard n'a cessé de défendre la thèse selon laquelle une philosophie doit être enseignée, le vrai maître aspirant à devenir un élève ; aussi, nous avons pris en compte le programme national, celui qui est enseigné dans les Lycée et Collèges ; et nous avons tenté d'analyser les principales notions retenues. Mais – autre motif – j'ai surtout souhaité rendre la philosophie scolaire la plus accessible à ceux qui appartiennent à des milieux culturellement désavantagés.

Qu'est-ce qu'une philosophie sinon ce qui doit combattre les inégalités, notamment celle des nantis, opposés à ceux qui sont nés dans un milieu peu favorable aux considérations théoriques ou aux joutes rhétoriques. Partout le philosophe doit prendre le parti des exclus (les élèves des banlieues, principalement ceux que le système éducatif intègre mal, les étrangers, les marginaux, les handicapés, les pauvres). Une sorte de manuel moins austère, plus concis a souhaité abattre le mur qui sépare les plus doués des moins réceptifs. Nous n'y avons probablement pas réussi, car on ne descend jamais assez bas, avant de remonter.

Autre application de la philosophie : elle se doit d'entrer dans des discussions brûlantes, celles qui actuellement touchent et ébranlent nos sociétés (la violence, la sexualité, le clonage, la supranationalité, etc.). La bioéthique appartient à ce lot ; se multiplient les questions concernant la vitalité. Jusqu'où pouvons-nous aller ? Mais pourquoi le philosophe est-il consulté, sinon parce qu'il s'agit là non pas de problèmes scientifiques, susceptibles d'être tranchés à travers des expérimentations probantes, mais plutôt de manipulations qui ébranlent les valeurs et engagent l'avenir même de la civilisation. Depuis Aristote, le philosophe s'est attaché à tous ces exploits et aux règles à ne pas enfreindre, sous peine de subir le châtiment qui frappa Prométhée (il déroba le feu au Ciel).

De même la philosophie ne saurait se désintéresser d'un autre péril, celui qui corrompt notre univers (la pollution et non moins les rendements excessifs demandés à une terre que nous finirons par perdre). Elle va jusqu'à préconiser le respect des paysages, avec des arguments esthétiques et sociaux ; elle lutte contre les excès de tout genre : la déforestation, la monoculture illimitée, l'homogénéisation généralisée, l'arasement destructeur. Elle accorde du prix au « principe de précaution », chargé de nous protéger, encore que par rouerie, ce principe sert aussi à restreindre les innovations et donc à sanctifier l'immuable nature.

Un philosophe, enfermé dans sa prison philosophique, ne peut guère changer le monde ni le sortir de ses errements, encore moins déclarer la guerre à ceux qui mettent notre planète à feu et à sang, ni contrecarrer les trafiquants qui faussent les marchés à leur avantage. Nous demandons au moins au philosophe de former des citoyens qui ne céderont ni aux idéologies ni aux pratiques inégalitaires. Que soit au moins développée une cellule de résistance, que soit admise la tolérance et que soient défendus les plus défavorisés.

Marx estimait que la philosophie s'était bornée à interpréter l'univers et qu'il était venu le temps de la changer. Mais la première tâche pourrait aussi favoriser et entraîner la seconde, alors endossons vite les deux que nous ne séparons pas !

François Dagognet

Profeseur de philosophie

Thériaque d'hier, thériaque d'aujourd'hui, thériaque de toujours

Marie-Joseph Durney-Archeray

Ou comment on est passé de l'antipoison au remède polyvalent donc universel et comment, malgré les connaissances scientifiques actuelles, la polythérapie est toujours appliquée.
En effet trouver la recette de la « potion magique » qui guérit tous les maux est un rêve poursuivi par l'homme depuis l'antiquité.

Définition

La Thériaque est le remède universel confirmé par Galien puis Avicenne et dont l'importance est prouvée par les vases somptueux que l'on trouve dans les apothicaireries et les musées.

À l'instar de la pierre philosophale des alchimistes c'est la panacée : elle peut tout guérir et soulage aussi bien les animaux que les hommes C'est le seul remède pour ne pas mourir empoisonné, d'où l'intérêt de connaître sa formule !

Il a reçu un accueil enthousiaste pendant dix-huit siècles.

Son nom vient de *thériakos* « bon contre les bêtes sauvages » nom donné par Kriton médecin du temps de l'empereur Trajan.

Le mot apparaît dans le vocabulaire français en 1553 selon le dictionnaire Robert.

C'est un électuaire c'est-à-dire un mélange de poudres dans du miel et du vin. Il est composé d'ingrédients issus des trois règnes de la création, animal, végétal, minéral, donc efficace pour lutter contre les menaces de ces 3 origines. Il contient 3 invariants : la chair de vipère, le miel, l'opium.

La thériaque d'hier

L'histoire de la thériaque

Mithridate VI Eupator (132-63 avant J.-C.) roi du Pont est censé avoir confectionné un antidote le mithridate qui était composé de 54 substances, efficaces contre les poisons les plus variés, en particulier contre les venins de serpents.

Cette drogue fut si efficace que ce pauvre roi dut se faire égorger par ses soldats pour échapper à Pompée.

C'est Andromaque l'Ancien, médecin attitré de Néron, qui améliore la formule rapportée par Pompée après sa victoire sur le roi du Pont. C'est la Thériaque dite d'Andromaque.

Galien, médecin de Marc-Aurèle et propriétaire d'une officine sur la voie sacrée de Rome, a transmis la formule avec 74 ingrédients dont la chair de vipère contre les morsures de serpent et l'opium. La préparation se faisait de la façon suivante : les substances soigneusement traitées et mélangées sont introduites dans un grand vase en terre ou en argent, rempli à moitié laissant un espace pour la fermentation. On préconisait de ne l'utiliser que 5 à 7 ans après sa fabrication.

Un manuscrit arabe du XIIe siècle, avec enluminures et écritures coufiques, appelé *Le livre de la Thériaque ou Pseudo-Galien* est présenté comme la traduction d'un commentaire d'un discours de Galien sur les électuaires. C'est en réalité un recueil de textes d'un auteur inconnu autour de la Thériaque.

Ce livre donne le portrait des 9 médecins de l'antiquité ayant préparé la Thériaque ainsi que des miniatures de scènes anecdotiques liées à la découverte et à la préparation de ce remède et treize planches de plantes et ingrédients entrant dans sa composition dont les serpents guérisseurs.

Cette pharmacopée arabe conservée à la Bibliothèque Nationale revêt un grand intérêt par le caractère magico-médical de mots mis en image et placés aux côtés d'un texte qui ouvre, au travers des recettes de la Thériaque à un art médical aux références multiples.

Avicenne (980-1037) dans son *Canon* recense au Livre V, parmi les produits composés de la Pharmacopée, la Thériaque d'Andromaque avec 64 ingrédients sans compter le miel et le vin.

Il explique qu'il est difficile d'obtenir un remède spécifique pour chaque affection et que la difficulté est encore plus grande pour les maladies complexes. C'est pourquoi un médecin peut augmenter une préparation composée d'un ingrédient supplémentaire pour obtenir un effet plus spécifique et élargir l'efficacité du médicament. Les effets secondaires peuvent être contrés de la sorte ! Ainsi Avicenne mentionne 84 indications dont les morsures de serpents, les piqûres de scorpions, les empoisonnements, les fièvres, la lèpre, les maladies de cœur, l'épilepsie, les idées démoniaques, la folie…

Enfin la Thériaque, prise régulièrement, protège des maladies et des épidémies.

Au Moyen Âge, la Thériaque est mentionnée dans *Lancelot du Lac* comme un anti-venin et c'est le breuvage des croisés décrit par Guillaume de Tyr et porté dans des « triacliers ».

Au XIVe siècle son prestige est si grand qu'elle est préconisée contre la peste.

La préparation de la Thériaque

C'est un électuaire c'est-à-dire un médicament ayant la consistance d'une pâte molle et composé de poudres délayées dans du miel et du vin.

Le mot électuaire vient de *electio* pour signifier que les composants étaient choisis.

Il ne faut par confondre électuaire et élixir, ce dernier étant une préparation qui résulte du mélange de certains sirops avec des alcoolats, même si la Thériaque et l'Élixir de Paracelse sont entrés en concurrence pour soigner et consolider le corps humain au XIVe siècle.

La préparation, à l'origine, consistait à réduire en fine poudre plantes, matières organiques et minéraux et à mélanger cette poudre à du miel et du vin. Elle se faisait lors d'une cérémonie sous la protection des dieux.

Au XIIIe siècle, à Beaucaire, une des plus grandes foires françaises, médecins et apothicaires viennent se ravitailler sous la tente où est préparée la célèbre Thériaque de Montpellier. Le vendeur de Thériaque est nommé charlatan.

Au XVIe siècle chaque année, à Paris, le Collège de Pharmacie procédait à sa préparation avec un cérémonial particulier : les massiers précédaient le corps des apothicaires et sur l'ordre du Doyen, on procédait à l'examen minutieux des 72 produits, puis de mortier en tamis les solides devenaient poudres. Quand le mélange était suffisamment homogène et fin, la poudre thériacale était mélangée à du miel vierge et à du vin de Malaga. La cérémonie se terminait par la division de la Thériaque en autant de part que d'apothicaires. Chaque apothicaire était tenu de s'approvisionner là et non ailleurs. Il s'agissait déjà d'un monopole pharmaceutique ! La même cérémonie avait lieu à Toulouse, Madrid et Naples.

En 1556, le statut des apothicaires d'Orléans réglemente la préparation en imposant le contrôle des drogues car le grand nombre d'ingrédients permettait de préparer de fausses thériaques. La Thériaque était alors préparée en commun et sur la place publique.

À Venise, la Thériaque était la spécialité des apothicaires de la ville. Ils ont longtemps gardé le secret de la préparation qui avait lieu sur la place Saint Marc et était l'occasion pour eux de démontrer leur science et leur formidable assortiment de matières premières (jusqu'à 150 ingrédients).

Au XVIIe siècle, à l'occasion du « Jubilé des Apothicaires » la MaximaThériaca est préparée en public selon la formule publiée en 1668 par Moyse Charas apothicaire de Paris.

La dernière préparation publique de la Thériaque a eu lieu en septembre 1790.

Au XIXe siècle la formule de l'électuaire Thériacal passe de 58 à 53 produits si l'on excepte les adjuvants de fabrication (miel, térébenthine et vin). Elle est inscrite aux pharmacopées françaises :

- Codex 1839 avec 58 produits plus la térébenthine, le miel et le vin d'Espagne,
- Codex 1866 avec 56 produits plus la térébenthine, le miel et le vin de Malaga,
- Codex 1884 avec 53 produits plus la térébenthine, le miel et le vin de Grenache.

Le Codex 1908 ne l'a pas retenue mais la formule de la Thériaque figure encore dans *L'officine ou Répertoire de pharmacie pratique* de Dorvault, édition 1955, sous la rubrique Électuaire Thériacal ou polypharmaque avec 54 produits plus la térébenthine ; le miel et le vin de Grenache.

La Thériaque d'aujourd'hui

De la plante à la molécule chimique

La Renaissance apporte des bouleversements sur la façon d'appréhender maladie et remède. Paracelse (1493-1541) avec sa doctrine des signatures prédit la découverte d'ingrédients actifs dans les plantes Les travaux anatomiques d'André Vésale (1515-1564) apportent des idées nouvelles aux savants. Enfin c'est au XVIIe et au XVIIIe siècles que la pharmacologie et la pharmacothérapeutique prirent rang de sciences.

D'autre part l'arsenal thérapeutique est largement enrichi, comme il l'avait été au XVIe siècle, par les drogues du Nouveau Monde. Cet enrichissement entraîne celui de la littérature traitant de matière médicale. La *Pharmacopea medico-physica* du médecin Schröder paraît à Ulm en 1641. L'apothicaire Pierre Pomet décrit dans son *Histoire générale des drogues* (1691) toutes les plantes cueillies par lui au Jardin du Roi. Nicolas Lemery (1645-1715) publie son *Dictionnaire universel des drogues simples* en 1698.

Les philosophes du XVIIIe siècle, par leur attitude de refus face au mysticisme et leur démarche expérimentale pour contrôler le lien entre cause et effet, influencent les sciences naturelles et en conséquence la médecine. Les apothicaires et les chimistes puis les médecins eux-mêmes émettent de grandes réserves contre une préparation qui contient des substances hétérogènes dont on supposait que chacune avait dans l'organisme une action bien définie mais dont les actions s'additionnaient les unes aux autres ceci sans preuve scientifique.

L'ère de la chimie vint et contesta l'engouement pour les médicaments composés, et Antoine Fourcroy (1755-1809) dans son ouvrage *Art de connaître et d'employer les médicaments* dénonce les dangers de la polypharmacie.

Le XIXe siècle avec les travaux de Claude Bernard sur la médecine expérimentale et les découvertes en physiologie et pharmacologie a une approche nouvelle du lien entre la maladie et le remède. Parallèlement l'industrie pharmaceutique extrait les principes actifs à partir des plantes puis en fait la synthèse : les produits obtenus sont purs et vont servir de pharmacophores pour la recherche de molécules efficaces.

Le XXe siècle propose un arsenal thérapeutique dont la plupart des produits sont obtenus par synthèse. Les molécules sont purifiées, testées sur l'animal puis sur l'homme sain afin de définir la posologie qui permet d'obtenir une efficacité optimale avec un minimum d'effets secondaires ou indésirables.

L'industrie pharmaceutique définit la spécificité de chaque molécule commercialisée avec le principe suivant : à chaque pathologie correspond une classe thérapeutique.

Au XXIe siècle, le médecin revient à la polythérapie soit pour mieux soigner son patient, soit pour répondre aux exigences de ce dernier, soit pour compenser un diagnostic défaillant ou incomplet, soit pour toutes ces raisons.

Il est vrai que 20 % seulement des médicaments s'attaquent à la cause des maladies, par exemple les antibiotiques pour traiter les infections. Les autres médicaments ne traitent que les symptômes, par exemple les analgésiques contre les douleurs.

Devant le polymorphisme fréquent des troubles présentés par les patients, le médecin frappe fort ou à l'aveugle avec plusieurs médicaments en espérant une plus grande rapidité et une synergie des effets.

Comme les médicaments de synthèse sont de plus en plus efficaces et aussi de plus en plus toxiques, une nouvelle pathologie est née avec la polythérapie : la iatrogénie, pathologie qui est provoquée par le médecin ou ses thérapeutiques, par exemple un ulcère gastrique lié à l'ingestion d'anti-inflammatoires. Le médecin est alors obligé de prescrire des médicaments pour corriger les effets secondaires de sa première prescription.

Comment concilier les avantages des nouvelles thérapeutiques en évitant les inconvénients ? Par la connaissance approfondie des médicaments et la solution est apportée par les banques de données sur le médicament.

La Thériaque : Banques de données informatiques

Ce n'est plus un récipient qui contient de nombreux ingrédients mais une banque informatisée qui contient tout ce que l'on doit savoir sur le médicament : la bien nommée Thériaque.

Créée par le Centre National Hospitalier d'Information sur le Médicament (C.N.H.I.M.) Thériaque permet des recherches multicritères sur les médicaments ainsi que l'analyse pharmaceutique de l'ordonnance et la recherche d'interactions ou d'incompatibilités. Elle propose une liste de spécialités, de substances actives ou des classes thérapeutiques, accompagnées de fiches complètes d'information Pour les médicaments, elle informe sur la présentation galénique, les posologies usuelles, la durée moyenne de traitement, les indications, les contre-indications, les précautions d'emploi, les modes de conservations...

Cette base est associée à une base de la Caisse Nationale d'Assurance Maladie pour optimiser l'informatisation du médicament.

Conclusion

La Thériaque d'hier était composée de nombreux ingrédients dont l'activité était mal connue. D'antipoison, elle est devenue remède polyvalent à travers les siècles. Avec l'avènement des sciences, elle est supplantée progressivement par des remèdes dont on connaît mieux les principes actifs qu'ils soient obtenus par extraction ou par synthèse.

Toutefois même si le médecin a accès maintenant à de nombreuses informations sur le médicament, devant les exigences du patient, il a tendance à recréer un remède polyvalent en prescrivant une polythérapie.

Le mythe du remède « pluripotant » demeure et le médecin reste celui qui donne la santé : c'est la médecine fictionnelle. Or la médecine ne donne pas la santé : elle la rétablit plus ou moins dans la mesure de ses connaissances et de ses moyens qui ne sont pas illimités.

C'est à l'homme de savoir rester en bonne santé pour ne pas être malade. Pour ce faire une autre Thériaque lui est proposée, sans consultation, sans prescription médicale : l'ail.

Thériaque de toujours : l'ail

Appelé la « Thériaque des paysans ou des pauvres », recommandé par Galien et Paracelse, l'ail *Allium Sativum* connu depuis les temps plus anciens possède de multiples vertus : diurétique, laxative, apéritive, vermifuge, vasodilatatrice, anti - moustique, antihypertensive... et anti-venin.

Ambroise Paré (1509-1590) n'en dédaignait point l'usage.

Cette plante bulbeuse, composée de caïeux s'oppose à la « Thériaque des riches » qui a 54 composants mélangés à du miel et du vin d'Espagne, car elle ne comporte que quatre principes actifs allyle, allicine, garlicine et alisine. La teinture d'ail figure aux Codex 1937 et 1949 et de nombreuses préparations étaient proposées : alcoolature, pommade, dragées

L'ail est bon pour tout : tension, arthrite, rhumatisme, artériosclérose, parasitose, infections... :

Donc mangeons de l'ail et ses cousins botaniques :

- l'oignon *Allium Cepa*,
- l'échalote, *Allium Escalonicum*,
- la civette, *Allium Schoenoprasum*,
- la rocambole, *Allium Scorodoprasum*,
- la victoriale *AlliumVictoriale* !

MARIE-JOSEPH DURNEY-ARCHERAY,

CHU Dijon

Bibliographie

La pharmacopée française :
Édition 1839,1866,1884,1908,1937,19491965.,
L'officine de Dorvault :
Édition 1866,1872,1910,1933,1955.
Histoire de la pharmacie éditée par le Musée Suisse de la Pharmacie de Bâle.
Recherche internet au mot « Thériaque ».

Éthique et politique du don d'organes

Pierre - Yves Quiviger

Soulignons d'entrée la joie qu'il y a à lire un philosophe bousculant les évidences, posant frontalement les problèmes et n'hésitant pas à heurter ce qu'il appelle un « humanisme feutré ». Non qu'il faille, par principe, saluer toute rupture du consensus – les positions absurdes et détestables sont, elles aussi, hors du consensus et nul ne songerait à les louer. Mais il faut louer toute pensée qui prend le risque de la pensée et, tout simplement, ose, y compris à rebrousse-poil et à contre-temps. C'est euphémiser que de dire que sur la question du don d'organes, François Dagognet a irrité. Je vais rappeler ce qui caractérise sa position en montrant ce qui me semble conceptuellement stimulant dans cette position avant de pointer quelques-unes de ses difficultés, au risque de défendre un humanisme encore plus feutré et, au surplus, casuiste, que celui qui irrite François Dagognet.

Dans divers passages de ses ouvrages, de *Corps réfléchis* (1990) jusqu'aux *Questions interdites* (2002)[1], François Dagognet s'est prononcé pour ce qu'il appelle indifféremment une « nationalisation des corps », une « socialisation des corps », une « mutualisation des corps ». On pourrait gloser sur le caractère signifiant de ce flotte-

1. Les textes les plus importants sont les suivants : *Corps réfléchis* (p. 84 *sq.*), *Le corps multiple et un* (1992, p *sq.*), *Pour une philosophie de la maladie* (1996, p. 73 *sq.*), *Questions interdites* (p. 101 *sq.*). Signalons aussi la contribution de Jean-François Braunstein au volume François Dagognet, *une philosophie à l'œuvre* (R. Damien (éd.), spécialement p. 122 *sq.*

ment de vocabulaire : disons simplement qu'il dessine en creux une pensée de l'État extrêmement précise, qui est, pour aller vite, celle d'un hégélianisme de gauche. Cette « socialisation des corps » s'articule d'une part avec le projet provocateur (et ironique dans sa formulation) d'une « fin des cimetières » (les éléments corporels seraient réintégrés dans les vivants au lieu d'être abandonnés au pourrissement) et d'autre part avec la vision perspectiviste d'un méta-corps (François Dagognet parle aussi d'hyperhumanité). On le voit : l'intervention politique et éthique du philosophe, sur une question précise – comment organiser la collecte des organes -, se double d'un arrière-plan conceptuel extrêmement riche et ramifié.

Pourquoi ce projet de « nationalisation des corps » ? Le premier élément de la démonstration, qu'il ne faut jamais perdre de vue sauf à faire un mauvais procès de « totalitarisme médical[2] » à François Dagognet, est le fait du manque de donneurs par rapport aux besoins de transplantations. Je laisse de côté la question des donneurs vivants pour ne traiter que la question des comas dépassés. Dagognet remarque que dans un nombre de cas important, on laisse mourir des accidentés, sans prélever leurs organes, soit parce que ces donneurs potentiels ont refusé d'être donneurs de leur vivant, soit parce que les parents, dans le cas de mineurs, ont refusé, soit enfin, parce que la famille étant consultée, elle s'y est opposée et que l'équipe médicale n'a pas jugé bon (et comme on la comprend) de passer outre son avis. Le point de départ de la réflexion est la rareté : s'il n'y a plus de rareté (soit parce que la générosité domine ce monde soit parce que les xéno- et allogreffes se développent) il n'y a plus besoin de « socialiser ».

Le problème devient alors : comment diminuer la rareté ? À la manière du cas terrible à l'hôpital de Nancy que décrit F. Dagognet dans *Pour une philosophie de la maladie*[3], comment éviter que deux personnes meurent la même nuit au lieu d'une seule ? Ici encore, il convient de rendre à la thèse de F. Dagognet ses nuances, afin de mieux comprendre la portée de son audace. Pour lui, l'idéal est

2. *Savoir et pouvoir en médecine*, 1998, p. 278.

3. p. 73-74.

le don généreux. Pour le dire autrement, de même que la « nationalisation » n'a plus de sens en cas d'abondance d'organes disponibles, la « nationalisation » n'a plus de sens en cas de générosité généralisée. Cela signifie – et il est curieux que François Dagognet ne développe pas ce point – qu'une politique incitative, en particulier par un travail pédagogique, pourrait permettre d'éviter cette politique impérative de la « socialisation ». Entendons-nous bien : je ne fais pas (pas encore) la critique de l'étatisme de Dagognet, je fais la critique de la nature de la politique visée en matière de don d'organes. Et encore est-ce moins une critique qu'une interrogation. La position de François Dagognet semble en effet avoir un peu évolué – dans le dernier texte que j'ai consulté, les *Questions interdites*, il m'a semblé qu'il hésitait à trancher dans le vif aussi fermement qu'auparavant et que, ce qui me semble une forme de bon sens, il semblait reconnaître que la loi ne pouvait pas trop radicalement bouleverser les mœurs – il estimait d'ailleurs, dès 1996, que le Droit devait suivre « la réalité » et ne pas s'y opposer en l'ignorant[4] (à propos de la décomposition de la cellule familiale « traditionnelle » pour, en particulier, justifier la possibilité pour les couples homosexuels de recourir à la procréation médicalement assistée).

Bref : le contexte du projet de « socialisation » politique des corps est celui d'une rareté et d'un défaut de générosité spontanée. Si ces deux éléments sont réunis il importe, selon F. Dagognet, afin d'éviter que deux personnes ne meurent (ou trois ou quatre, pas beaucoup plus – on verra plus loin que cette affaire de nombre est, selon moi, importante) au lieu d'une seule, de pouvoir prélever, sans avoir à consulter quiconque, ce morceau destiné à la corruption, au pourrissement, pour le réintroduire dans le circuit du vivant. F. Dagognet constate l'inefficacité et/ou l'hypocrisie de la loi et souhaite que la puissance publique déclare le caractère « commun », « national », « collectif » des organes, dès lors que ceux-ci (et la restriction est majeure) n'appartiennent plus véritablement au sujet, celui-ci étant en stade de coma dépassé.

---

4. *Pour une philosophie de la maladie*, p. 51.

Trois remarques s'imposent ici : F. Dagognet est intransigeant sur le caractère de « demi-cadavre » du donneur : la mutualisation ne saurait concerner les vivants : mon corps, même s'il n'est pas d'essence patrimoniale, m'est propre et ne saurait appartenir à autrui, même à l'État. Ce n'est que la disparition irréversible de la subjectivité qui fait basculer mes organes dans le collectif ; pour le dire autrement, le corps propre ne devient partie de ce méta-corps (car on sait qu'il y a plusieurs types de méta-corps chez F. Dagognet) qu'après évanouissement de la personnalité. Deuxième remarque : F. Dagognet l'a dit clairement : il fait de la biopolitique plutôt que de la bioéthique (on sait ses réserves – probablement excessives – à l'endroit du consensus bioéthicien). Il n'empêche, on le voit nettement ici, il est pour lui inconcevable de passer outre le respect de la sphère d'autonomie du patient tant que celui-ci est vivant : la politique de gestion des corps est une politique des demi-cadavres qui succède et s'articule à une éthique des vivants. Troisième remarque : comme dans la plupart des projets socialistes de nationalisation (qu'on me permette cette petite ironie), l'argent est une question taboue. Dagognet s'accorde avec la loi française sur le caractère extra-commercial des produits et des organes humains (avec une nuance, qui est très juste, pour les produits sanguins dont il estime que les donateurs – en particulier les prisonniers - mériteraient peut-être une légère indemnisation[5]) : il exclut ainsi complètement la possibilité d'indemniser d'une manière ou d'une autre le « don » d'organes (à la manière de l'expropriation pour cause d'intérêt public). En somme, pour le dire un peu cyniquement, la nationalisation des corps est un don (par sa gratuité) mais un don forcé (par son caractère obligatoire) – le terme de « générosité » prend ici un tour un peu particulier. Envisager de revenir sur le principe de gratuité peut sembler choquant, mais je veux simplement souligner que le caractère extra-patrimonial et extra-commercial du corps (qui est indisponible) autorise certes, la survie d'autres patients, mais permet aussi une activité économique qui génère des revenus pour

5. *Pour une philosophie de la maladie*, p. 75.

certains acteurs du processus (sans qu'on songe qu'être rémunéré pour sauver des vies puisse remettre en cause leur dignité – et heureusement).

Mais j'anticipe sur mes critiques et je voudrais avant d'y venir souligner qu'indépendamment de la méthode de la « nationalisation », de cet étatisme bienfaiteur, méthode dont on aura compris qu'elle m'inquiète un peu, il y a une vision philosophique du corps collectif qui me semble assez belle et relevant d'un humanisme impersonnel vigoureux et heuristique. Je veux dire par-là que sur cette question, la position de F. Dagognet flirte avec un perspectivisme qui a un parfum assez nietzschéen : car au fond, dans cette fin des cimetières, que voit-on ? Un recyclage éternel des constituants corporels, l'appropriation par les corps d'éléments d'autres corps, et ainsi *ad libitum*. Que devient alors le sujet ? Deux lectures sont possibles : une première, que souligne F. Dagognet, avec un goût certain du paradoxe, évoquant par exemple un « corps mystique[6] », qui rapproche ce projet de l'inspiration chrétienne qui voit dans le corps ce qui nous retient sur Terre et dont la mort nous libère sans nous anéantir (et alors, en effet, pourquoi fétichiser ce corps qui ne contient plus ce que j'étais) ; mais une autre lecture est possible, qui voit au contraire dans ces échanges post-mortem, matière à méditer sur la précarité des effets de subjectivité, sur l'éternel retour des assemblages de matière vivante qu'on baptise individus. Il va de soi que ces deux lectures sont parfaitement compatibles, dans un horizon leibnizien nuancé de baroquisme – au fond, cette nationalisation des corps peut nous conduire à une méditation de l'ordre de la vanité comme esthétique.

Je passe aux réserves.

Tout d'abord, on peut opposer à François Dagognet que la loi Caillavet qui présume l'accord pour le don devrait résoudre la pénurie et que si elle n'y parvient pas ce ne saurait être à cause du nombre de personnes portant sur elles une carte indiquant qu'elles refusent de donner leurs organes (et pour lesquelles, en effet, le système anglais, dont F. Dagognet nous dit qu'il prévoit qu'on ne

6. *Ibid.*, p. 76.

pourra rien recevoir si on ne veut rien donner, semble adapté, au moins moralement, puisque juridiquement cela semble difficile à mettre en œuvre). F. Dagognet critique l'hypocrisie de la loi. Pourquoi pas ? Mais la « nationalisation » est-elle préférable ? Car quelle est la population qui pose problème ? Celle qui trouve symboliquement difficile ou impossible qu'on prélève un organe sur le corps de ses enfants ou de ses proches. Peut-on envisager, tranquillement, qu'on prélève « en cachette », sans consultation des proches ? La législation médicale qui développe depuis quelques années les consultations, les avis, les informations aux patients et à leurs proches, ne va pas dans ce sens. Comment intégrer le projet de Dagognet à la démocratisation et la contractualisation de la santé ?

Deuxième réserve : l'un des ressorts persuasifs de François Dagognet est, sur cette question, la distinction de l'intérêt privé et de l'intérêt général. Il montre d'abord que l'intérêt privé du donneur est nul puisqu'il est mort, il montre ensuite que l'intérêt privé des proches ou des parents doit être mis en balance avec l'intérêt général. Il estime, probablement à bon droit, que seule la puissance publique est en mesure de faire prévaloir l'intérêt général sur l'intérêt privé dans un cas comme celui-ci, compte tenu des enjeux affectifs lourds. J'avoue que je n'adhère pas du tout à l'argumentaire de François Dagognet sur ce point et pour deux raisons :

1. Est-on fondé à parler d'intérêt général quand il s'agit de sauver une ou deux personnes ? Je veux dire, au risque de réactiver une certaine casuistique, qu'il n'est pas de même nature d'arbitrer entre l'état psychologique de parents qui sont en train de perdre leur enfant (car même si le corps médical affirme que le conducteur de motocyclette « est » mort, pour les parents qui voient une vie maintenue artificiellement, il est « en train » de mourir) et tenter de sauver la vie d'un malade grâce au cœur de leur enfant (premier cas), d'une part et d'autre part, d'arbitrer entre le risque statistique qu'on peut faire courir à une personne sur 100000 lors d'une campagne de vaccinations et le nombre de personnes sauvées par cette campagne (deuxième cas). Je fais cette comparaison

puisque François Dagognet cherche au fond à poser le problème du don d'organes comme une question de santé publique plus que d'éthique médicale. Je ne crois pas que l'intérêt général, même s'il n'est pas nécessairement l'intérêt de tous, puisse se définir comme l'intérêt de quelques-uns (les receveurs d'organes), même si ce quelqu'un peut-être n'importe lequel d'entre nous. Je veux dire par-là qu'une loi autorisant tous les prélèvements dans toutes les situations (y compris pour les mineurs) me semble source d'effets globalement plus mauvais que les incertitudes actuelles (j'en veux pour preuve un exemple que donne François Dagognet quand il s'indigne qu'un médecin ait pu prélever les yeux sur un patient mineur alors que les parents avaient accepté de donner tous les organes sauf les yeux[7]). Comment une loi pourrait-elle éviter de favoriser ce type d'abus ?

2. Deuxième raison : peut-on définir l'intérêt général par le seul critère de la mortalité ? Je sais que le remarquable travail des médecins suppose de donner une chance de survivre au maximum de personnes. Je ne vois d'ailleurs pas comment, d'un strict point de vue médical, on pourrait soutenir autre chose – et on conçoit très bien qu'un médecin soit ulcéré de voir périr un patient faute de greffe tout en voyant finir sa course sous terre un organe encore sain. Mais sortons de ce cas (car il n'y a pas que les principes et il faut bien se poser les questions concrètement, et au cas par cas), de cette situation précise et imaginons politiquement et éthiquement ce que serait une société dans laquelle, sans tenir aucun compte de l'avis des patients et de leurs proches, les organes seraient réutilisables dès l'état de coma dépassé atteint. Je laisse de côté le risque, pointé par Hans Jonas, de défaut de rigueur à l'endroit du diagnostic, ou encore le danger de commercialisation – ces deux risques m'apparaissent, à tort ou à raison, un peu abstraits, tout du moins en France au XXIe siècle. De deux choses l'une : soit notre société se sera, globalement, convertie à la vision hyperhumanitaire, métacorporelle de François Dagognet et alors cette « socialisation » législative serait inutile ; soit elle ne s'y sera pas

7. *Pour une philosophie de la maladie*, p. 74.

globalement convertie, et alors la loi aura précédé les mœurs et un certain ordre symbolique – croit-on vraiment, dans ce cas, que les citoyens accepteront que l'État et le corps médical accaparent les corps, même demi-vivants demi-morts et même pour de louables raisons ? N'y a-t-il pas là un vrai risque en termes de confiance, une vraie dégradation des relations entre patients et médecins ? L'intérêt général est-il alors pleinement préservé ? Je ne crois pas. Ce que je veux dire pour finir, c'est qu'il n'est pas sûr que l'intérêt général puisse se mesurer selon le seul paramètre du nombre de morts évités. Notre temps est fortement demandeur d'une diminution de la mortalité, c'est incontestable, mais il est aussi fortement demandeur de satisfactions individualistes et de relations de confiance (et la confiance est définie de manière presque excessivement exigeante : une philosophie du risque et de la précaution s'imposerait ici). On peut le regretter comme on peut s'en réjouir – ce qui est certain c'est que la détermination de l'intérêt général ne peut pas s'en exonérer.

Au total, ce diagnostic risque de me ranger, j'en ai peur, du côté du libéralisme, de la casuistique et de la bioéthique : trois choses que goûte peu, si je l'ai bien lu, François Dagognet. Et peut-être. Mais cela ne saurait m'empêcher d'admirer profondément et sincèrement la richesse, la beauté et la singularité de sa philosophie – et de saluer sa manière audacieuse et pourtant vitale de mettre au service de problèmes réels posés par le monde réel sa finesse conceptuelle et sa subtilité intellectuelle.

Pierre - Yves Quiviger,

Professeur de philosophie

François Dagognet : un nouveau positivisme pour la médecine

CHRISTIAN GODIN

HIPPOCRATE DISAIT que le médecin qui devient philosophe ressemble à un dieu. Inversement, la médecine a, dès l'origine de la philosophie, représenté pour celle-ci un paradigme. Soigner fut avec construire l'une de ses fonctions - mais l'avantage reste au soin car si François Dagognet comme médecin et philosophe vient à la suite d'une belle série de philosophes médecins (Empédocle, Sextus Empiricus, Al-Kindi, Avicenne, Maïmonide, Averroès, La Mettrie, Cabanis, Canguilhem), on ne trouve pas de philosophe architecte. Le vocabulaire porte trace de ce qui est davantage qu'une parenté : une connivence. « Méditer », du latin *meditari*, se rattache à la racine du verbe *mederi* qui veut dire « soigner » et qui nous a donné les termes de « médecin », « médecine », « médical ».

Pendant plus de vingt siècles, la pensée et la pratique médicales ont été partagées entre les empiriques et les dogmatiques. La médecine expérimentale au XIXe siècle a paru mettre fin à cette opposition par la solution de synthèse qu'elle apporta. Mais aussitôt la science induisit son propre dogmatisme - au point que le positivisme qui en fut l'armature philosophique finit, contre son nom même, par s'identifier à la somme de ses refus, voire de ses interdits. Aux antipodes de ce préjugé, la conception positive que F. Dagognet développe du positivisme fait de celui-ci une force de synthèse. Ainsi se tiendra-t-il également éloigné de l'empirisme – exprimé dans le domaine médical par l'adage fameux « il n'y a pas de maladies, il n'y a que des malades » – et du dogmatisme qui ontologise les pathologies (doctrine défendue par

Broussais : les maladies sont des entités indépendantes de l'organisme).

Il convient dès à présent de remarquer que le nouveau positivisme que F. Dagognet défend et illustre dans le domaine médical n'est pas une simple application d'une position philosophique générale (le positivisme) à un domaine de connaissance particulier (la biologie). F. Dagognet dit lui-même dans *Le Nombre et le Lieu* que « la biologie tiendra un rôle pilote dans le positivisme, philosophie qui est nôtre : elle nous pousse, plus que d'autres disciplines, à ne pas disjoindre la fonction de l'organe [1] ». Certes, Auguste Comte n'a pas lui-même été constant ni rigoureux sur ce point – et F. Dagognet ne manque pas de le rappeler. Toujours est-il que le positivisme est inséparable de cette volonté de synthèse du statique et du dynamique[2]. Et même si la biochimie transgresse rétrospectivement l'interdit lancé par avance par Auguste Comte sur la recherche de l'infinitésimal organique, elle reste fidèle à son esprit, constate F. Dagognet, en montrant l'inséparabilité des transformations et des structures à l'échelle moléculaire. À ce principe de l'inséparabilité de la structure et de la fonction, que F. Dagognet dit devoir à Auguste Comte[3], doit être rattachée cette grande intuition du père du positivisme – l'une des sources du travail de G. Canguilhem sur l'idée de normalité : la pathologie est un « mode indirect d'expérimentation biologique [4] ». Philosophie de la conciliation, pourchassant aussi bien l'esprit de détail dans l'ordre de la connaissance que l'individualisme dans l'ordre politique, le positivisme récuse à la fois, pour user de termes qui ne pouvaient évidemment pas être ceux d'Auguste Comte lui-même, le réductionnisme et le holisme. Lorsqu'il évoque la biologie, A. Comte dénonce ces deux menaces antinomiques -

1. F. Dagognet, *Le Nombre et le Lieu*, Vrin, 1984, p. 16.
2. *Ibid.* p. 17.
3. F. Dagognet, *Le Cerveau citadelle*, Les Empêcheurs de penser en rond, Synthélabo, 1992, p. 24.
4. A. Comte, *Cours de philosophie positive*, 40e leçon, tome III, Anthropos, 1968, p. 265.

d'une dilution dans les entités imaginaires de la métaphysique (comme la force vitale) et d'une absorption dans les seules relations de la physique[5].

Cela dit, chez F. Dagognet, toujours attentif à ne pas tomber dans l'hagiographie, les reconnaissances de dette ne vont pas sans remarques critiques. Ainsi n'aura-t-il jamais été question pour lui de récuser la recherche des causes au profit de celle des mécanismes exclusivement. Cette substitution du « comment ? » au « pourquoi ? », où l'on a voulu reconnaître le condensé du positivisme, n'est plus tenable. C'est elle qui a limité la pensée de Claude Bernard[6]. À la différence d'Auguste Comte, F. Dagognet n'accorde pas à la loi un rôle central ni a fortiori une fonction suprême dans le travail du chercheur. La loi a quelque chose d'arrêté qui n'intéresse pas l'épistémologue qui s'intéresse davantage au processus qu'au résultat.

L'autre aménagement substantiel du positivisme classique touche l'articulation de la théorie et de la pratique. « Savoir pour prévoir afin de pouvoir » - telle fut, on le sait, la devise-programme d'A. Comte. Dans ses études et sa pratique médicales, F. Dagognet constate que cet aller et retour de l'idée au fait est loin d'avoir ce caractère de nécessité. Certaines erreurs théoriques peuvent en effet être pourvues en médecine d'une efficacité que bien des théories pourtant mieux établies n'ont pas - comment ne pas songer à Freud, ce médecin si bon qu'il crut à la psychanalyse comme bonne médecine ? Il y aurait un beau travail historique et philosophique à faire sur la guérison - cette relative oubliée de la théorie médicale[7]. F. Dagognet doit à G. Canguilhem une conception non pas relativiste (le relativisme est une idéologie plus qu'une conception

---

5. A. Comte, *Cours de philosophie positive*, 40ᵉ leçon, tome III, Anthropos, 1968, p. 265.
6. F. Dagognet, « *Deux sources, une seule lumière. Comment et pourquoi* » in *La Philosophie du remède*, sous la direction de J.- C. Beaune, collection milieux, Champ Vallon, 1993, p. 31.
7. Semblablement, l'obéissance fut pendant longtemps et pour la plupart des philosophes et spécialistes, l'oubliée des théories du pouvoir.

épistémologique) mais élargie et approfondie de la normalité. C'est sur ce point, entre autres, que son nouveau positivisme s'écarte du positivisme traditionnel : ainsi puisque les maladies, selon la féconde leçon de Canguilhem, sont d'abord un mode d'être et non une agression ou un empoisonnement, certaines ont une fonction de défense qu'il s'agirait de préserver plutôt que de vouloir les éradiquer à grands coups de pharmacopée. Il y a des maladies qui constituent en effet d'efficaces barrières contre d'autres autrement plus redoutables – et c'est pourquoi la normativité hygiéniste des sociétés contemporaines peut s'avérer terriblement contre-productive. Pour ces raisons, donc, il conviendra de parler de nouveau positivisme (l'expression de néopositivisme étant, comme on le sait, occupée en un autre domaine).

Ontologiquement, F. Dagognet est l'héritier d'Aristote, de Spinoza et de Hegel qui, respectivement contre Platon, Descartes et Kant, ont récusé les oppositions définitives, à commencer par celle du sensible et de l'intelligible. Le positivisme se définit par opposition au théologisme et à la métaphysique - qui ont tous deux cru consommer le divorce de la pensée et de la réalité sensible. Toute l'œuvre de F. Dagognet semble commenter cette maxime de Goethe : « *Was innen ist, ist aussen* », « ce qui est au dedans est au-dehors ». C'est pourquoi son épistémologie surmonte la dualité de la découverte et de l'invention, qui rythma une bonne part de la philosophie de la science. Il faudrait pour désigner ce mouvement de découvrement inventer un nouveau mot.

Gérard Chazal est fondé à reconnaître dans la philosophie de F. Dagognet une philosophie du « corps interface[8] ». La « biopsychiatrie » pour laquelle militait *Faces, surfaces, interfaces* doit être comprise dans ce cadre. Poincaré disait qu'en mathématiques il n'y a pas de mystère - seulement des problèmes. F. Dagognet va plus loin : pour lui, rien ne saurait être véritablement secret. On connaît peut-être cette jolie ruse étymologique signalée par Canguilhem : « secret » et « sécrétion » ont la même origine[9] mais leurs lignées

8. G. Chazal, *Interfaces*, Champ Vallon, 2002, p. 57.

9. *Secretus* en latin, participe passé de *secernere*, mettre à part, séparer.

sémantiques ont divergé : alors que le secret dénote le repli au-dedans de soi, la sécrétion renvoie à la manifestation au-dehors. Pour F. Dagognet, tout secret secrète. La lettre pliée est toujours visible, ne serait-ce qu'en tant que lettre pliée. Loin de la fétichisation sans retenue de la lettre du signifiant à laquelle Jacques Lacan se livra, il faut reconnaître dans *La Lettre volée* d'Edgar Poe l'illustration de la supériorité de l'évidence[10]. C'est parce que rien ne saurait être absolument en soi - pas même la pierre sans conscience ni mouvement, elle qui ne cesse de délivrer les signes des drames géologiques dont elle a été l'objet - que F. Dagognet, tout en reconnaissant sa fécondité épistémologique, est réservé sur l'expression de « milieu intérieur » introduite par Claude Bernard. Cette « sorte de mer fermée » écrit F. Dagognet, n'existe elle-même « que grâce à ses rivages[11] ». La topographie des limites et des hiérarchies étalées cède ici la place à une topologie de la réversibilité. Dans l'organisme vivant, comme aux extrémités de l'échelle, astrophysique et quantique, les frontières assurées entre la physique extérieure et la chimie intérieure se brouillent et disparaissent. C'est ainsi qu'il faut comprendre le sens de cette thèse exorbitante - que « le remède est désormais et toujours en nous[12] ». C'est parce que la nature du remède est d'ignorer la barrière du dehors et du dedans que F. Dagognet n'en exclut aucun, même les plus contestés d'entre eux - on songe aux différents types de cure ou encore à l'homéopathie. C'est pourquoi notre philosophe-médecin se montre plus réservé et sévère à l'endroit du médicament - ce remède qui trop souvent oublie l'interface au bénéfice du dogme, sans oublier les bénéfices des laboratoires. Mais ce positivisme ouvert reste un positivisme - car l'efficacité des remèdes non médicamenteux n'est pas simplement rabattue sur un hypothétique facteur psychologique, même si celui-ci n'est pas écarté.

10. F. Dagognet, *Faces, surfaces, interfaces*, Vrin 1982, p. 172-173.

11. F. Dagognet, *La Peau découverte*, Les Empêcheurs de penser en rond, Synthélabo, 1993, p. 67.

12. F. Dagognet, « *Deux sources, une seule lumière. Comment et pourquoi* », art. cit., p. 32.

Nous ne pensons pas que l'augmentation iconique, ce processus d'amplification du signe par l'image, soit, comme le croyait Paul Ricœur, le concept central de la pensée de F. Dagognet pour la raison que cette augmentation est elle-même dérivée de l'expression-extériorisation : elle est de fait une expression de l'expression. Comme Aristote, comme Leibniz dont il partage la transversalité encyclopédique, F. Dagognet est un philosophe de l'expression, donc aussi un philosophe de l'information. Philosophie d'un retournement milite pour une exologie qui mettrait fin à la dualité métaphysique, fondatrice de la métaphysique même et durcie par Kant, de la chose en soi et du phénomène[13]. Changement de perspective parle même d'une « exologie illimitée[14] » aux antipodes de l'égologie à laquelle la philosophie, de Descartes à Husserl via Kant, s'est trop longtemps complu. Dans le domaine religieux, si F. Dagognet valorise, contre toute une tradition à la fois savante et doxique - mais en compagnie d'Auguste Comte, justement[15] –, le rite aux dépens de la croyance, c'est parce que sans extériorisation, l'intimité ne peut être que vide. « Spéléologie à l'envers » : la formule, saisissante, figure dans *Philosophie de l'image*[16]. Reprenant l'opposition hégélienne, déjà utilisée par Sartre, mais en un sens légèrement décalé, de l'en soi et du pour soi, F. Dagognet écrit : « le corps animal, mais surtout le corps humain pourrait être défini un « en soi » devenu un « pour soi » : l'« en soi » signifie la chose qui ne s'est pas encore réfléchie ni vraiment unifiée - une sorte d'agrégat – dans laquelle l'extériorité continue donc à subsister, mais l'unité parviendra à nier les particularités et à les absorber ; de même coup, le « seulement matériel » accédera au « pour soi », de telle manière que les fragments contiendront à leur façon « le tout », en même temps que ce dernier les animera (le tout se trouve alors dans tout, c'est-à-dire, dans chaque organe qui exprime aussi tous les autres dont il ne saurait

13. F. Dagognet, *Philosophie d'un retournement*, Encre Marine, 2001, p. 15.

14. F. Dagognet, *Changement de perspective*, La Table ronde, 2002, p. 17.

15. F. Dagognet, *Le Nombre et le Lieu*, op. cit., p. 19.

16. F. Dagognet, *Philosophie de l'image*, Vrin, 1984, p. 98.

se séparer). Par là, le dehors accède au « dedans » : le corps, dans ces conditions, relève de l'inépuisable ; il nous réserve de nombreuses surprises ; il s'offre déjà comme un mixte qui assemble à la fois l'intériorité et l'extériorité [17] ».

Si F. Dagognet a toujours plaidé en faveur d'une médecine douce - nous nous autorisons à dévier le sens de cette expression pour la placer en un lieu conceptuellement plus sûr -, c'est parce que la nécessité même de l'expression du corps nous permet techniquement de faire l'économie des interventions violentes. À quoi bon mettre un organisme en charpie dès lors que l'on peut y lire comme à livre ouvert ? Peut-être, en ce domaine, le paradigme du livre fermé a-t-il joué un rôle plus important qu'on ne le soupçonnerait. Avec obstination, F. Dagognet loue ceux qui, comme Laënnec, ont su tirer par leur ruse technicienne les informations du dedans à partir du dehors, sans effraction[18]. « Toute la médecine réside selon nous dans cette volonté, écrit-il dans Philosophie de l'image : inventer des moyens qui permettent d'explorer, de repérer et de visualiser les profondeurs [19] ». Le génie de Leriche consista à traiter le corps interne comme une surface et à arracher l'instrument chirurgical à ses paradigmes militaires de la percée et du cisaillement.

La peau est une surface de projection. On l'avait conçue comme un mur ; elle est en réalité un écran de cinéma. Husserl parlait de rétention et de protention – ces deux dynamiques de l'intentionnalité dirigée vers les deux dimensions du passé et du futur. Pour F. Dagognet, c'est le corps lui-même, bien avant la conscience et en deçà d'elle, qui est mémoire et projet matérialisés : il n'y a pas de maladie qui soit purement actuelle, c'est-à-dire dont le sens et la force s'épuiseraient dans l'instant présent. Les anticorps sont des archives, le système HLA est une planification. Le silence des organes appartient désormais à la mythologie du corps sanctuaire. La technique nous aura appris comment les organes chantent (les

17. F. Dagognet, *Corps réfléchis*, Odile Jacob, 1990, p. 19.

18. F. Dagognet, *Philosophie de l'image*, op. cit., p. 98 *sq*.

19. *Ibid.*, p. 104.

battements cardiaques) et dessinent (les ondes cérébrales). En fait, il n'est aucun organe qui existe simplement en soi sans délivrer autour de lui les signaux multiples de sa présence. C'est un principe que F. Dagognet partage avec la psychanalyse : l'être humain ne cesse de dire ce qu'il est sans le vouloir et même sans le savoir. Et c'est parce que tout est déjà exprimé que F. Dagognet peut écrire, en une formule surprenante que « le détecteur le plus subtil, le plus sûr et le plus prémonitoire demeure le malade lui-même[20] ».

Ce n'est pas qu'il faille confondre la maladie avec ses signes : les multiples qualifications données naguère aux fièvres (« purulente », « intermittente », « tierce », « quarte » etc.) essentialisaient une apparence, ou plutôt une apparition. Si Aristote a fait du cœur, et non du cerveau, le centre des fonctions vitales, c'est parce que selon lui un organe insensible ne peut être lui-même la condition de la sensibilité. Son erreur fut donc de croire à une transmission automatique des qualités. Semblablement, l'attention portée aux surfaces et aux reflets ne signifie pas qu'on doive confondre symptôme et signature. Le cardiaque ne souffre pas de son cœur : en médecine, il n'y a pas de théorie des correspondances qui puisse valoir dans tous les cas. F. Dagognet prend soin (pour un médecin, dira-t-on, c'est bien le moins…) de distinguer les symptômes qui traduisent le corps de manière immédiatement sensible pour le patient lui-même et les signes qui correspondent davantage à des effets reconnus, voire provoqués[21] par le clinicien. La langue anglaise dispose de trois termes pour désigner ce que le français appelle « maladie » : illness est la perception subjective et intransmissible des phénomènes pathologiques dans son propre corps, sickness, la traduction en langage courant de ce vécu pathologique, et disease, le concept scientifique censé correspondre à une pathologie objective semblable, sinon identique, chez tous ceux qui en sont atteints. Tout en reconnaissant la discorde possible entre les symptômes subjectifs

---

20. F. Dagognet, *Cheminement*, Paroles d'Aube, 1996, p. 51.
21. F. Dagognet, *Pour une philosophie de la maladie*, entretiens avec Philippe Petit, Textuel, 1996, p. 17.

et les signes objectifs, F. Dagognet tend néanmoins à relativiser l'autonomie de ces trois ordres du pathologique.

Sans doute autorisé par l'adjectif d'« hyperphénoméniste » utilisé par F. Dagognet lui-même pour caractériser le savoir qui, à rebours du platonicien, débusque toujours davantage d'apparences[22], A. Philonenko qualifie, dans un article paru dans la Revue de métaphysique et de morale en 1985, d'« hyper-phénoménisme » sa philosophie[23]. À notre sens, cet intensif n'a pas de nécessité : le phénoménisme, qui nie l'existence de la chose en soi, n'est pas le phénoménalisme qui peut l'admettre. Le phénoménisme est déjà un hyperphénoménalisme ; ce terme suffit par conséquent. En outre, il convient de rappeler qu'un phénomène peut être provoqué : F. Dagognet garde de Gaston Bachelard l'idée de phénoménotechnique : un phénomène n'est pas seulement, et même souvent pas d'abord, à constater, il est à produire.

Le corps est le foyer unitaire de cette « phénoménologotechnique ». La maladie a cela de commun avec l'amour qu'elle est volontiers comprise comme ce qui vient du dehors - d'où les expressions « tomber malade », « tomber amoureux ». Expressions à prendre de manière inversée, au demeurant : la maladie, l'amour nous tombent dessus. Qui ne voit qu'une telle représentation verse dans la dualité de l'extériorité et de l'intériorité, en même temps qu'elle privilégie celle-là aux dépens de celle-ci ? C'est parce que la pathologie est l'expression du corps tout entier que F. Dagognet énonce ce double principe paradoxal, voire scandaleux : que le malade n'est jamais malade que d'une seule maladie à la fois, et surtout qu'il est toujours frappé par la même maladie[24] : la maladie ne vient pas du dehors, même si ses agents et facteurs, évidemment, peuvent être rapportés au dehors.

---

22. F. Dagognet, *Faces, surfaces, interfaces*, *op. cit.*, p. 31.

23. le, janvier 1985, p. 515-528.

24. F. Dagognet, « *Pour une médecine épistémologisée* » in *Les Outils de la réflexion,* Les Empêcheurs de penser en rond, Synthélabo, 1999, p. 77. On ne tombe pas deux fois malade de la même maladie – l'efficacité de la vaccination le prouve.

Cela dit, cette unité de l'organisme ne doit pas être, comme on le déplore chez les partisans d'un holisme rigide, absolutisée. Certes, le corps est un, mais il l'est au sens d'unique et d'unifié plutôt qu'en celui d'unitaire. Il est un comme peut l'être dans le domaine politique une fédération, voire une confédération. Au nom de la totalité, le holisme est finalement tombé dans une métaphysique de l'unité : le corps n'est pas un empire. Non seulement parce qu'il ne vit que d'échanges, mais aussi parce qu'au-delà du corps individuel, existe un « méta-corps communautaire », l'expression est utilisée dans *Le Corps multiple et un*[25]. Au sujet des greffes d'organes, F. Dagognet est allé jusqu'à parler de « compénétration des corps » et « d'hyperhumanité[26] » et même, en une expression qui n'est pas sans avoir provoqué les grands bonds qu'on imagine, de « socialisation des corps ». Ce n'est pas, pensons-nous, forcer l'interprétation que de reconnaître dans cette thématique une suite de cette idée de Grand-Être par laquelle Auguste Comte voulait signifier, par-delà la stricte contemporainéité des coexistences, la solidarité des morts et des vivants au sein de l'Humanité. Comme le positivisme d'Auguste Comte, son fondateur, le nouveau positivisme de F. Dagognet s'achève en une morale et une politique : que serait en effet la médecine sans morale et sans politique ? Une science seulement, serait-on tenté de dire : la biologie. Les humanistes du comité Nobel ne s'y sont pas trompés en prévoyant un Prix de médecine plutôt que de biologie.

CHRISTIAN GODIN,

Université de Clermont-Ferrand

25. F. Dagognet, *Le Corps multiple et un*, Les Empêcheurs de penser en rond, Synthélabo 1992, p. 209.

26. F. Dagognet, *Questions interdites*, Les Empêcheurs de penser en rond, Synthélabo 2002, p. 110-111.

Le laboratoire de Pasteur revisité par François Dagognet

Daniel Raichvarg

Méthodes et doctrine dans l'œuvre de Pasteur, collection Galien, PUF, 1967.

p. 208, note 1. Auzias-Turenne, *La syphilisation*, Paris, Lib. Baillière, 1878 (publication de l'œuvre du Dr Auzias-Turenne faite par les soins de ses amis : Syphilisation, syphilis, vaccine, sur les maladies virulentes, variétés).

p. 218, note 1 Pasteur, romantique de la vie infime, s'exprime souvent à l'aide de métaphore.

p. 219, note 2 Dans un article documenté – l'atténuation de la virulence du virus rabique dans l'expérience de Pasteur et son interprétation moderne, *Revue scientifique*, 1941 – Mlle A. Tétry discute cette technique, ainsi que des conclusions que Pasteur a tirées. Nous manquerions à notre volonté d'une histoire critique si nous ne rappelions pas l'essentiel de cette savante reprise. D'abord, dans l'expérience première de Pasteur, misère de toute vérification – trop de facteurs interviennent : la potasse chargée d'assécher l'air du flacon, l'épaisseur de la moelle suspendue, la température, le temps d'exposition, etc. En outre, il apparaît qu'une dessiccation rapide de l'atmosphère, loin de modifier le virus rabique, au contraire, le conserve. Pour réussir l'atténuation, il faut un minimum d'humidité, ce que le flacon de Mariotte utilisé par Pasteur permet, à son insu. À vrai dire, ne convient qu'une sécheresse modérée, qui nuit surtout aux bactéries communes de la moelle. Comment concevoir le processus de l'adoucissement ? Une lente destruction, une autodigestion tissulaire y pourvoit, laquelle exige précisément un peu de vapeur d'eau. La dessiccation toute relative préserve seulement la moelle de la putréfaction. Elle n'empêche heureusement pas la protéolyse de s'effectuer. « L'action du vaccin rabique, conclut l'auteur, dont la découverte a eu un tel retentissement a donc été rapportée très longtemps à une cause reconnue aujourd'hui inefficace. C'est un bel exemple d'une interprétation erronée d'un fait exact. Ceci montre aussi la part curieuse de la chance dans une découverte mémorable ».

Trois notes infrapaginales, trois petits axiomes dialectisés pour faire chanter le monde – écrirait Gaston Bachelard - ou plutôt mon monde à moi. Trois notes infrapaginales, c'est un je-ne-sais-quoi-et-un-presque-rien, écrirait Vladimir Jankélévitch et pourtant, quand l'occasion se présente et qu'on la saisit, c'est un irréversible qui surgit, un monde nouveau qui ne sera plus jamais comme l'ancien et que l'ancien n'avait sans doute pas prévu. Et pas même, sans doute, les trois notes infrapaginales ! Trois notes infrapaginales, écrirait G. Canguilhem et c'est aussi un aveu qu'on ne sait pas tout et que d'autres choses sont encore à savoir, quand, au début de *Pathologie et physiologie de la thyroïde au XIXe siècle*, il commente un aveu encore plus laconique : « on ignore quelle est la fonction de la thyroïde ». À ce ton, nous reconnaissons la science authentique. Quand on dit que l'on ne sait pas nous comprenons qu'on sait à quelles conditions et selon quelles exigences on consentirait à affirmer qu'on sait. Trois notes infrapaginales, trois petites choses, écrirait Michel Foucault, et « ce qui compte dans les choses dites par les hommes, ce n'est pas tellement ce qu'ils auraient pensé en deçà ou au-delà d'elles, mais ce qui d'entrée de jeu les systématise, les rendant pour le reste du temps, indéfiniment accessibles à de nouveaux discours et ouvertes à la tâche de les transformer ».

Bachelard, Jankélévitch, Canguilhem, Foucault condensés à l'extrême dans l'esprit que l'étudiant en Sciences naturelles de l'ENS Saint-Cloud que j'étais par trois notes infrapaginales de *Méthodes et doctrine dans l'œuvre de Pasteur* de 1967, trois petits axiomes, trois presque rien, trois petites choses… qui ont été des choses heuristiques de chez heuristique, permettant la revisite du laboratoire de M. Pasteur.

J'étais donc étudiant en Sciences naturelles à l'ENS Saint-Cloud, dans les années soixante-dix. Dans ces années-là, la présence de la vie politique dans tous nos actes de la vie quotidienne demandait à ce que, quels que soient cet acte et son lieu de concrétisation, on travaille au corps cet acte et ce lieu. C'était l'époque où, au nom d'une idole, il convenait de casser les idoles, surtout celles qui cachaient la vérité au peuple, l'aveuglaient et l'empêchaient d'aller de l'avant. C'était l'époque où l'on cherchait à donner ses lettres de noblesse à une science prolétarienne face à une science bourgeoise dont on voulait faire table rase, où l'on traquait, tout de même, dans cette science bourgeoise des germes sur lesquels pourraient fleurir les concepts de la nouvelle science. Mais d'abord, casser l'idole.

Étape 1 : « Je conchie Pasteur dans sa totalité, il importait que cela fût dit », dans *Pasteur, ce fieffé réactionnaire*, article publié, précisément, dans *Le Doctrinal de Sapience* (6, Solin, 1979, p. 66-70), presque à la manière de Luis Buñuel du *Charme discret de la Bourgeoise* : la revue de Philosophie dont le titre parle de lui-même. Réac, oh oui, qu'il l'était, le camarade Pasteur. Mais, là, nous étions dans la superstructure de la cité scientifique – la Cité, finalement. Il n'était pas très difficile de se livrer le cas Pasteur au jeune loup. Il fallait aller dans l'infrastructure, bref dans le lieu de production. Pour la cité scientifique, entendez : le laboratoire. Il fallait trouver les clefs d'entrée. Un outil, ou plutôt, une boîte à outils : *Méthodes et doctrines dans l'œuvre de Pasteur*. Et donc, trois outils de rien : trois notes infrapaginales.

Ces trois notes infrapaginales sont de fonctions différentes, produisent une sorte d'effet communicationnel différents, ou, plus *wonderful* que la pile Wonder, elles ne s'usent pas si l'on s'en sert. Au contraire. Étape 2 !

La troisième note par ordre d'entrée en page : un nom, une date, une publication. C'est un appel à revisiter un texte déjà visité par curiosité. Allons bon, voilà que la technique pastorienne de vaccination contre la rage serait le produit d'une certaine sérendipité.

Une sorte de curiosité logique : ainsi, du hasard se glisserait dans les protocoles expérimentaux les mieux pensés ? On voit l'intérêt pour un briseur d'idole... Le hasard au service de la raison. Restera à donner du corps à ce hasard pour, éventuellement montrer qu'il a été produit par des conditions auxquelles l'histoire peut donner des explications, tout de même ! La deuxième note est une sorte de clin d'œil théorique. Ce clin d'œil tient en un mot : « métaphore ». Allons donc, de nouveau, même surprise. Un scientifique parlerait par métaphore ? Or le langage scientifique ne devrait-il pas justement s'émanciper de la métaphore ? Pasteur, idole de la science, grand prêtre dans l'unification des mots – « microbes » à la place de toute une kyrielle d'animalcules, de microzoaires, de microphytes et autres zymas, microzymas..., Pasteur le Dieu unique de l'Unique microbe, de la recherche de l'univocité, d'une science à la méthode scientifique quasi-scientiste ? Voilà qui mérite le détour.

La première est consacrée à Auzias-Turenne, encore un nom, une date, une publication. Ce n'est plus uniquement de la curiosité du briseur d'idole, c'est une curiosité devant l'inconnu. On connaissait la variolisation, on connaissait la rage, on s'était apitoyé sur le pauvre Semmelweiss naviguant, courant les rues de sa ville comme un car sans microbes. Et voilà que la syphilisation apparaît, un entre deux. Oh bien sûr, l'intérêt du cher Pasteur pour les maladies vénériennes n'était pas bien grand. Pas très vendable auprès des masses populaires et des financeurs. La rage, c'est mieux pour convaincre qu'une nouvelle organisation des sciences est nécessaire pour aller plus loin. Bref, il fallait se renseigner sur Auzias et, en fouillant dans son écurie, une pépite.

*

* *

Chances expérimentales

vs Analogie, Métaphores, Images

Les deux premières notes ont trouvé leur concrétisation en 1988, lors du colloque consacré au centenaire de l'inauguration de l'Institut Pasteur, et qui avait été pour moi l'occasion de revisiter déjà le laboratoire de Pasteur, avec ce qui s'y passait pendant les expériences fameuses de la découverte du vaccin contre la rage, enfin de ce que l'histoire reconnaît comme la découverte du vaccin contre la rage, parce que, au final, nous étions bien plus près du quasi empirisme d'Imre Lakatos que de la logique de la découverte. Les défauts de rationalité apparaissaient à chaque pas. Alors que les concepts de l'immunologie n'existaient pas encore, Pasteur choisit une hypothèse mortelle au sens figuré et au sens propre. La technique, écrivait Andrée Tétry et soulignait François Dagognet en note infrapaginale, n'était pas terrible. La note infrapaginale invitait à passer de la technique à l'article princeps. Et l'article princeps à l'idée que la science se construit dans le noir. Personne, ni Pasteur, ni ses opposants n'étaient capables de penser le vaccin dans le sens aller. Manquaient des concepts autres et une cinquantaine d'années. La métaphore est là, sans doute, toute proche pour rendre compte de ce manque. Le travail de Pasteur a une autre valeur, une valeur heuristique. Mais cette valeur, ni lui, plutôt positiviste, ni une épistémologie plutôt scientiste, ne peuvent sinon la découvrir, du moins l'expliciter. C'est, en effet, une lecture différente, une lecture plutôt bachelardienne de l'événement, et plus spécialement de l'agent causal, le microbe de la rage, qui va nous en montrer l'importance.

Rappelons que le premier contact scientifique de Pasteur avec la rage se produit en 1880, alors que la mort d'un enfant par rage lui est signalée. Pasteur analyse immédiatement la salive - et ce simple acte quasiment réflexe du microbiologiste que Pasteur est devenu révèle déjà l'immense chemin parcouru en 20 ans -, il analyse donc immédiatement la salive, un lieu probable de localisation du microbe, il y trouve un microbe, il en infère que celui-ci peut être le microbe de la rage. Rapidement, après quelques mois, après quelques cultures, il revient brillamment sur son erreur en disant que, dans cette salive, il y a beaucoup de microbes différents et qu'aucun ne lui semble être celui de la rage. C'en est fini de ses recherches sur le microbe de la rage. Et c'est la signification de cet abandon qu'il faut analyser et tenter de comprendre. Pasteur a changé de cap. En fait, il n'est plus en train de travailler sur les microbes, il est en train de travailler sur la vaccination. En ce sens, mais en ce sens seulement, il ouvre ce qui sera le programme de recherche de l'Institut Pasteur. Cela ne va pas sans lui poser quelques problèmes : pourquoi n'a-t-il pas à continuer de chercher le microbe de la rage ? Comment va-t-il, lui, le tenant de la théorie microbienne, débattre sur la vaccination antirabique contre ses opposants, alors qu'il ne peut produire le microbe de la maladie, alors que l'Allemand Koch vole de victoire en victoire (le microbe du choléra, le microbe de la tuberculose) ?

Sa Communication du 26 octobre, texte de combat, contient une remarquable astuce rhétorique : il ne prononce jamais l'expression « microbe de la rage », il parle du « virus rabique », ce qui signifie plus ou moins « liquide virulent » sans référence particulière à l'origine de cette virulence - microbe ou poison. Il n'utilise le mot « microbe » qu'à propos du choléra des poules. Il mobilise ainsi un bon raisonnement par analogie. Dans le cas du choléra des poules, il y a un état réfractaire, et, là, on connaît le microbe. Donc, s'il y a un état réfractaire dans le cas de la rage, induit par une technique voisine, c'est qu'il y a aussi un microbe et qu'on finira bien par le découvrir. La transmissibilité de la rage est, en effet, à peine suffisante pour assurer son caractère microbien - un virus chimique pourrait tout aussi bien l'expliquer. Dès lors, ce raisonnement par analogie est pratiquement le seul raisonnement pour imaginer l'existence d'un microbe de la rage mais il n'est évidemment ni avouable, ni complètement compréhensible par un homme de sciences du xixe siècle comme Pasteur le fut. Car on pourrait lui reprocher de s'appuyer, non sur des faits, mais sur des procédures de raisonnement qu'il a lui-même récusées dans les débats sur la Génération Spontanée. Cela marche d'ailleurs assez bien : de tous les reproches que lui feront ses détracteurs, aucun ne concernera le microbe de la rage, c'est-à-dire sa non-visibilité !

En attendant, Pasteur est en train de réaliser une très importante opération intellectuelle dont il n'explicite pas véritablement la conscience qu'il en a. Il émancipe le microbe de la stricte nécessité de le voir pour conclure qu'il existe, il atteint le microbe par le raisonnement. On pourrait dire, avec Gaston Bachelard, qu'il élimine l'obstacle du réalisme, qu'il conceptualise le microbe en en faisant un prolongement de la pensée plutôt que de la vue. Il met ainsi un point final à cette entreprise de déréalisation du microbe qui avait commencé en 1881 lorsqu'il avait décidé d'abandonner la recherche du microbe lui-même. S'il contourne l'obstacle, c'est donc pour cause de son intime conviction, de sa foi inébranlable, dogmatique, au sens kuhnien, envers la théorie microbienne et pour cause de raisonnement par analogie mais, encore une fois, il ne peut véritablement ni comprendre, ni expliquer la signification de ce contournement. Finalement, une banale métaphore simplement communicationnelle. Ce qui n'aurait à vrai dire en 2004 aucune espèce d'importance : nous avons maintenant les outils pour penser ce genre de métaphore et penser la question théorique qui la sous-tend – la déréalisation d'un concept. Mais bon, pour un scientifique normal de la fin du XIXe siècle et pour les images dont bizarrement la société a toujours besoin… Une image contre une idole. L'image pour briser l'icône !

« Auzias-Turenne, *La syphilisation*, Paris, Lib. Baillière, 1878 »

« À Pedro II d'Alcantara, Empereur du Brésil, Paris, le 22 - septembre 1884.

Sire,

Le Baron d'Itajuba, chargé d'affaires du Brésil, m'a fait parvenir la lettre que Votre Majesté a bien voulu m'écrire à la date du 21 août dernier… Votre Majesté a la bonté de me parler de mes études sur la rage. Elles sont assez avancées et je les poursuis sans interruption… Je n'ai rien osé tenter jusqu'ici sur l'homme, malgré ma confiance dans le résultat et malgré les occasions nombreuses qui m'ont été offertes depuis ma dernière lecture à l'Académie des Sciences. C'est ici que pourrait intervenir très utilement la haute et puissante initiative d'un chef d'état pour le plus grand bien de l'humanité. Si j'étais Roi ou Empereur ou même Président de la République, voici comment j'exercerais le droit de grâce sur les condamnés à mort. J'offrirais à l'avocat du condamné, la veille de l'exécution de ce dernier, de choisir entre une mort imminente et une expérience qui consisterait dans des inoculations préventives de la rage pour amener la constitution du sujet à être réfractaire à la rage. Moyennant ces épreuves, la vie du condamné serait sauve… Tous les condamnés accepteraient. Le condamné à mort n'appréhende que la mort.

J'attache tant d'importance à ces mesures que si votre Majesté partageait mes vues, malgré mon âge et mon état de santé, je me rendrais volontiers à Rio de Janeiro, pour me livrer à de telles études de prophylaxie de la rage…

Je suis, avec un profond respect, de Votre Majesté, le très humble et très obéissant serviteur.

L. Pasteur »

Donnons tout de suite la réponse de Pedro II, réponse qui est dans la droite ligne des idées libérales de cet empereur-philosophe pour qui le délit d'opinion n'existait pas. Donc, sa réponse : « Vous devez savoir peut-être que depuis quelques années dans mon pays la peine de mort est modérée par le souverain et que son exécution est suspendue indéfiniment. Si le vaccin de la rage n'est pas d'un effet incontestable, qui préférera une mort douteuse à celle qui serait presque irréalisable ? Même dans le cas contraire, qui pourrait consentir à un suicide possible, sinon probable ? ». Fin de citation et fin de non recevoir. Disons également que des helminthologistes, comme le docteur Kuchenmeister, font, plus ou moins à la même saison, des demandes d'expérimentation sur des condamnés à mort, mieux, ils les réalisent, certains n'offrant même pas, mais faut-il le préciser, la vie sauve au condamné… Ce précepte pasteurien, qui consiste à proposer, sous couvert de science, la rédemption sociale PAR la science, est d'ailleurs beaucoup plus ancien mais il ne trouvera sa formulation théorique qu'au début du XXe siècle, avec le sociologue Émile Durkheim. Durkheim avance alors l'idée d'une sanction-expiation pour laquelle il s'agit de définir un contre-délit, un contre-délit qui ne serait pas dans une relation immédiate avec le délit mais qui serait comme une réponse médiatisée se jouant sur une autre scène, celle du rétablissement de la cohésion sociale. La terrible rage n'était-elle pas idéale pour que les prisons puissent enfin jouer leur rôle dans la régulation sociale, à l'exacte mesure de délits, là aussi considérés comme terribles ? Hélas, dirions-nous actuellement, la souffrance potentielle des hypothétiques mourants n'est pas ici prise en compte. En 1988, en quelque sorte, nous avions renversé un principe énoncé par Georges Canguilhem. Selon ce principe, « le problème de l'expérimentation sur l'homme n'est plus un simple problème de technique, c'est un problème de valeur ». Nous avions voulu d'abord fermer les yeux sur ce problème de valeur et interroger le problème technique posé par Pasteur. Nous avions voulu essayer de comprendre dans quelles conditions scientifiques le problème du passage de l'expérimentation sur un animal à l'expérimentation sur un homme pouvait se faire dans ce cas précis de la rage, quels étaient les éléments de scientificité qui pouvaient aider le scientifique à comprendre le modèle animal et à valider ce passage dans l'instant même où la question se posait, c'est-à-dire dans les années 1880. Bref, nous n'avions pas cherché à parler éthique et à comprendre la machine infernale allumée avec tant d'aplomb par Pasteur, pour reprendre l'expression de François Dagognet.

Aujourd'hui, occupons-nous d'Auzias-Turenne avec un texte dont les pages, à la grande satisfaction de la *libido sciendi* du chercheur, quand je l'ai consulté à la BNF, n'étaient pas séparées. Il a fallu demander l'aide d'un conservateur à qui revient ce geste inaugural. Un livre qui aurait pu passer aux oubliettes de l'Histoire puisqu'il était à un moment question de mettre ce genre de livres non consultés dans des silos à la nouvelle BNF.

Rapport à Monsieur le Préfet de Police sur la question de savoir si Monsieur le Docteur Auzias-Turenne peut être autorisé à expérimenter et à appliquer la syphilisation à l'infirmerie de la prison Saint Lazare, par Messieurs les Docteurs Mélier, président, Denis, Philippe Ricord, Conneau, Marchal de Calvi, secrétaire rapporteur, édité à la demande de monsieur le Préfet de police, Paris, aux bureaux de l'Union Médicale, 1853.

Monsieur le préfet,

La Commission que vous avez instituée pour donner son avis sur la demande du Docteur Auzias-Turenne a l'honneur de vous remettre son rapport. La partie qui suit lui paraît essentielle : elle est consacrée au récit d'une expérience de syphilisation qui est parvenu à la Commission et qu'elle croit de son devoir de porter à votre connaissance, bien que n'ayant pas été réalisée devant un des membres de la Commission. Voici le texte du Docteur Thiry, professeur à l'Université de Bruxelles qui, par des inoculations répétées d'un pus syphilitique de faible d'intensité, a tenté de comprendre, ainsi que le prétend la doctrine du docteur Auzias-Turenne, si la syphilisation artificielle pouvait être employée comme moyen préventif et curatif de la syphilis constitutionnelle, à l'image des beaux résultats obtenus dans le cas de la variolisation.

Schoemakers Marie, 34 ans, prostituée, d'un tempérament lymphatique et d'une constitution débile, entre à l'hôpital Saint-Pierre, le 4 octobre 1851. Elle est atteinte de plusieurs chancres à la période du progrès : un premier est situé au mont de Vénus, un deuxième à l'orifice vaginal, à droite du méat urinaire, un troisième à la partie supérieures de la cuisse gauche, un quatrième, enfin, à la marge de l'anus. Tous ces chancres, quoique parfaitement caractérisés, présentent peu d'activité. Il y a peu de réaction organique. Le chancre à l'anus est plus étendu et plus profond que les autres et a une tendance au phagédénisme. Je décide de répéter sur cette femme les expériences relatives à la syphilisation. Aucun traitement n'est dirigé contre les chancres qui l'ont amenée à l'hôpital. On recommande seulement les soins de propreté. Le 7 octobre, on pratique 3 inoculations sur la partie antérieure et médiane de l'abdomen, avec le pus du chancre de l'orifice vaginal. 24 heures après, les inoculations ont réussi : elles présentent la pustule et l'aréole caractéristiques. Le 8 octobre, 3 nouvelles inoculations (6) avec le pus du chancre anal qui est devenu phagédénique, tandis que les chancres du mont de Vénus et de la cuisse sont stationnaires et annoncent une prompte terminaison. Le 9 octobre, 3 nouvelles inoculations (9) avec le pus provenant des premières inoculations. Les chancres inoculés le 7 sont en plein travail ulcératif. Les inoculations du 8 ont parfaitement réussi. Le 10 octobre, 3 nouvelles inoculations abdominales (12) avec le pus des chancres inoculés le 7. Ces derniers n'ont pas augmenté d'intensité et sont recouverts d'une croûte qui se soulève pour laisser écouler un pus virulent, assez abondant. Le 11 octobre, résultat positif de l'expérience de la veille. 3 nouvelles inoculations abdominales (15) avec le pus des chancres inoculés le 8. Ces derniers, ainsi que ceux du 9, sont en plein progrès ; ils présentent la dimension d'une pièce de 25 centimes. Les chancres primitifs du mont de Vénus et de la cuisse sont maintenant cicatrisés. Le 13 octobre, les diverses inoculations, après avoir pris de l'extension, se fanent et présentent l'aspect étoilé de certaines cicatrices.

[... La première phase, celle pendant laquelle a été inoculé un pus de faible intensité, s'est terminée le 31 octobre, mais à partir du 22 les chancres ont commencé à régresser...]

Le 22 octobre, à la suite des inoculations de la veille, il ne s'est produit qu'une aréole rougeâtre autour de la piqûre de la lancette, semblable à une piqûre de puce. Il ne s'est point encore produit la pustule caractéristique. Il est évident que le virus chancreux faiblit considérablement dans son action. 3 nouvelles inoculations (43). Le 23 octobre, les inoculations de la veille ne donnent plus pour résultat qu'une espèce d'élevure papuleuse qui n'a rien de bien caractéristique. Les dernières inoculations ne se sont pas développées et le ventre présente un tatouage très désagréable. Le 24 octobre, 3 inoculations (45). Le 25 octobre, 3 nouvelles inoculations avec ce qu'on a pu ramasser de matière purulente sur l'abdomen de cette femme (49). Toutes ces inoculations aboutissent à un simple résultat papuleux, toutefois, encore moins prononcé que les précédents. Les 26, 27, 28 et 29 octobre, toutes les inoculations sont cicatrisées sans induration. Nous faisons encore quelques inoculations, mais en vain : il ne se produit plus rien. D'après cela, nous sommes donc en droit de croire cette femme syphilisée, ou plus exactement, mise à l'abri de l'action du virus chancreux. Il ne s'agit plus, pour nous en convaincre, que de faire la contre-épreuve, c'est-à-dire de la soumettre à l'inoculation d'un pus actif pris chez une autre personne. Cet essai, nous le commençâmes le 1er novembre. Le 1er novembre, nous pratiquons une inoculation (50) à la partie inférieure de l'abdomen avec un pus chancreux puisé chez une autre femme. Le 2 novembre, l'inoculation de la veille a réussi. Vésico-pustule environnée d'une aréole rouge. Cette vésico-pustule renferme un liquide purulent avec lequel nous faisons une inoculation (51) à côté de la dernière. Nouvelle inoculation (52) avec le pus chancreux venant de la deuxième femme. Le 3 novembre, nous prenons du pus des aréoles d'hier et nous faisons une inoculation abdominale (53) et une à la petite lèvre droite (54). Le 5 novembre, les deux inoculations de la veille ont produit une pustule aréolaire. Pour nous prononcer sur l'évolution de ces pustules, nous attendons deux jours. Le 7 novembre, les deux dernières inoculations sont recouvertes d'une croûte. Nous enlevons cette croûte : sous cette croûte, un petit ulcère suppurant, à fond gris et à bords décollés. Cet ulcère est peu actif, mais parfaitement caractérisé. Nouvelle inoculation (55) à la petite lèvre gauche. 8 novembre, les chancres de l'abdomen et de la petite lèvre ont repris de l'extension. 9 novembre, les inoculations font des progrès sensibles. Nouvelle inoculation (56). 10 novembre, la dernière inoculation a parfaitement réussi. La femme Schoemakers présent 4 chancres en pleine activité. Nouvelle inoculation (57) 12 novembre, les dernières inoculations affectent une marche ulcéreuse rapide. 14 novembre, une des inoculations abdominales fait tellement de progrès que nous sommes forcés de la cautériser. Nous hésitons sur les conséquences de ces inoculations. Où nous arrêterons-nous ? Où est notre boussole ? Nous ne trouvons plus rien pour nous guider. Un instant, nous avons pu croire que la femme Schoemakers présenterait enfin un état réfractaire à l'inoculation chancreuse. Vain espoir ! À peine avons-nous essayé un pus plus actif puisé chez une autre patiente, qu'aussitôt, nous avons vu reparaître des chancres avec une nouvelle énergie. Comme la malade s'impatiente et redoute de nouveaux essais, nous respectons sa répugnance bien légitime car son ventre est couvert de cicatrices et présente 4 chancres suppurants. Nous décidons que toute expérience sera suspendue et nous tâcherons de guérir le plus vite possible les chancres qui restent à cicatriser. À partir de cet instant, un traitement modificateur est institué contre les chancres non cicatrisés. Ces chancres ne cèdent qu'avec peine. Ce n'est que dans la première quinzaine de décembre que Marie Schoemakers peut enfin sortir de l'hôpital.

La commission adopte la conclusion suivante à l'unanimité : des faits qui sont parvenus à sa connaissance, la Commission conclut que Monsieur le Docteur Auzias-Turenne ne peut être autorisé à expérimenter la syphilisation dans un établissement public quelconque. Tel est, Monsieur le Préfet, le jugement de la Commission sur la question grave et délicate que vous avez bien voulu lui déférer. Telle est sa réponse. La Commission n'a pas délibéré sous l'influence du parti pris ou de la passion. Elle a procédé en toute maturité, en toute impartialité. Plus d'une fois, elle aurait pu se sentir rebutée, mais elle a toujours su résister à ses propres impressions, aussi vives qu'elles fussent. La Commission a jugé, vous la jugerez, le public la jugera. Il est arrivé maintes fois que l'avenir ait vengé les inventeurs des préjugés et des mépris dont leur temps les avait accablés. La Commission n'a pas à craindre ce démenti aussi longtemps que les faits qui se produiront ne différeront pas de ceux qui lui ont été soumis.

Nous avons l'honneur, Monsieur le Préfet, d'être vos très humbles et très obéissants serviteurs, Mélier, président, Denis, Philippe Ricord, Conneau, Marchal de Calvi, secrétaire rapporteur.

« Marie Schoemakers, 34 ans, prostituée, d'un tempérament lymphatique et d'une constitution débile » a reçu 57 inoculations avant de pouvoir enfin sortir de l'hôpital… « Comme la malade s'impatiente et redoute de nouvelles inoculations » Et gardons toujours le anti-cap donné par Georges Canguilhem. Fermons, de nouveau, les yeux sur le problème de valeur et interroger le problème technique posé par Pasteur. Ce qui importe dans cela c'est donc que Pasteur soit passé de 57 piqûres à 15 dans le cas de la rage. C'est peu et c'est beaucoup à la fois. Et, surtout, c'est de nouveau, par quasi-empirisme. Déjà cela veut dire que la technique ne doit pas cacher « l'essentiel [qui] est sans cesse menacé par l'insignifiant. Cycle bas », comme écrit René Char. À moins que, si, comme écrit Michel Foucault, pour toujours, « la nuit vivante ne se dissipe à la clarté de la Mort », encore faut-il les petites lumières – trois notes infrapaginales d'un livre – permettant de rendre compte de ce qui constitue « la trame sombre peut-être, mais solide de notre existence ».

Daniel Raichvarg,

Université de Bourgogne

François Dagognet : de la chimie à la morale

DANIEL PARROCHIA

DANS LES ANNÉES SOIXANTE-DIX, à l'époque de *Tableaux et langages de la Chimie* ou du *Catalogue de la Vie*, peu de nos collègues, je pense – et, probablement, peu d'entre nous – auraient pu envisager l'évolution ultérieure de la philosophie de François Dagognet. Peu, en particulier, j'imagine, auraient pu prévoir cette extension capitale qu'a constituée la réflexion sur la morale, qui s'est manifestée en 1998 avec le livre *Une nouvelle morale*, et son sous-titre provocateur, « famille, travail, nation ».

La question qui ne manquera donc pas de se poser un jour ou l'autre aux historiens de la philosophie qui se pencheront sur la doctrine de François Dagognet est donc un problème de type architectonique, que je formulerai de la façon suivante :

Comment l'auteur a-t-il pu passer de réflexions qui étaient au départ de type épistémologique, historique ou scientifique à des questions d'une tout autre nature, et qui relèvent davantage de la philosophie pratique que de la philosophie de la connaissance.

La question subsidiaire qu'envelopperait cette première interrogation consiste dès lors à se demander si les catégories élaborées pour résoudre les problèmes de la philosophie de la connaissance abordés par François Dagognet dans la première partie de son œuvre, peuvent encore valoir dans le domaine pratique, et, dans la mesure où elles seraient sollicitées, quelles seraient les solutions que François Dagognet a mises en œuvre pour atténuer les tensions architectoniques qui pourraient se manifester à cette occasion.

En posant le problème sous cette forme, j'ai conscience de présupposer que la philosophie de François Dagognet a un caractère systématique, donc qu'elle est une doctrine philosophique « classique », en tout point comparable aux grands systèmes du passé, Descartes, Kant, Bergson ou autres.

Un tel point de vue est-il illégitime ? Je ne crois pas :

D'abord, l'auteur a toujours soutenu qu'un philosophe avait, entre autres, pour mission de réaliser une synthèse du savoir : les textes de *Corps Réfléchis* sont ici très clairs. Mais les premières pages de Comment se sauver de la servitude ? iront dans le même sens. Bien que la philosophie y soit définie comme « une systématicité illimitée, organisée, voire impossible », l'auteur reconnaît, à la ligne suivante, avoir précisément travaillé dans cette direction.

D'autre part, il a répété, au début de ses réflexions pour une nouvelle morale que le philosophe n'était pas un mineur de fond mais plutôt un voyageur qui doit se soucier de l'ensemble du paysage.

Enfin, troisième raison : la façon même dont François Dagognet va traiter du problème moral confirme cette intention architectonique, puisqu'il tient explicitement la morale « pour une science cardinale, la reine des sciences[1] » à vrai dire, et qu'en conséquence, la réflexion sur la morale, en tant que réflexion sur une science, reste dans le domaine de l'épistémologie, de sorte que l'homogénéité de cette réflexion avec les précédentes est posée en principe.

Cette objection préalable ayant été réduite, entrons donc, maintenant dans le vif du sujet : comment passe-t-on de la chimie à la morale ? Et quels sont les problèmes qu'un tel voyage peut poser.

*

* *

Je voudrais commencer par rappeler que la chimie, science bien connue de Bachelard et de Dagognet, est éminemment la science des liaisons entre les éléments ou corps chimiques, qu'elle a tenté de décrire de la manière la plus rigoureuse et la plus exhaustive. On

1. F. Dagognet, *Une nouvelle morale*, Paris, Les Empêcheurs de Penser en Rond, 1998, p. 12.

peut même dire, je crois, que vue d'un point de vue philosophique, la chimie est, par essence, la science de la relation.

Comme Bachelard l'a montré dans *Le matérialisme rationnel*, cette relation est étudiée finement par le chimiste. Celui-ci ne se contente pas des oppositions philosophiques massives comme celles que donnent les deux « intuitions matérialistes extrêmes[2] » de la fusion et de la juxtaposition. Contrairement à ce qu'affirmait le réalisme meyersonien, l'atome n'est pas un petit solide, et même la notion de valence, au départ posée par Kékulé comme un invariant, va devoir évoluer. Un atome peut se lier de plusieurs façons différentes, par exemple le carbone C, avec 4 atomes d'hydrogène, va donner du méthane, CH4, et l'on est tenté de supposer que le carbone est tétravalent. Mais on a aussi le méthyl, CH3, de sorte que le chimiste va progressivement devoir se détacher de l'idée de liaison simple, représentée par un trait. La notion de stabilité va d'ailleurs jouer un rôle prépondérant dans la compréhension ultérieure des liaisons et expliquer précisément comment, un atome comme le carbone, présentant seulement deux électrons célibataires dans sa couche externe – j'entends, dans son état fondamental – peut cependant, dans un état excité, et si l'un de ces électrons glisse de la sous-couche 2s à la sous-couche 2p, pouvoir se lier à 4 hydrogènes pour former un corps plus stable, la dépense énergétique pour atteindre l'état excité étant largement compensée par l'acquisition ultérieure de stabilité[3].

F. Dagognet, d'ailleurs connaît bien ce problème : il en a exploité en particulier toutes les conséquences philosophiques dans *Rematérialiser*, à propos des formes multiples de l'atome de fer, dont

2. G. Bachelard, *Le matérialisme rationnel* (1953), Paris, P.U.F., 1972, 3e éd., p. 112.

3. Cf. P. Arnaud, *Chimie physique*, Paris, Dunod, 2002, 5e éd., p. 123.
Rappelons que les couches électroniques sont désignées par des symboles :
n = 1 couche K n = 5 couche O.
n = 2 couche L n = 6 couche P.
n = 3 couche M. n = 7 couche Q.
n = 4 couche N etc. (… *suite page suivante*)

il a montré qu'il possédait beaucoup de possibilités d'existence différentes – et donc, beaucoup de possibilités de liaisons nouvelles – en particulier sur des niveaux d'énergie basse4. D'où, par exemple l'ion ferrocyanure : [Fe (CN) 6][4]. Mais on peut imaginer la même association en conservant les célibataires de 3d ou en laissant ici ou là des places partiellement vacantes. Retenons donc la possibilité d'existences multiples et d'un même résultat par des configurations variables.

Historiquement parlant, cette compréhension avancée de la liaison chimique sera acquise dès 1916, quand le chimiste Lewis va justement substituer la notion de paire d'électrons au trait d'union originel de la valence, inventant du même coup une écriture et un modèle qui rendent compte de la liaison chimique de manière plus appropriée :

D'abord la figuration des électrons de la couche externe autour du symbole de l'élément, permettra de bien représenter la couche concernée par les échanges chimiques ;

Ensuite, l'hypothèse que la liaison, sous sa forme covalente, se traduit par un doublet partagé d'électrons et que chacun des atomes fournit un électron célibataire de sa couche externe va rendre compte de la formation des molécules simples comme le dichlore, Cl2, ou l'ammoniac, NH3.

(*... suite de la page précédente*) Les sous-couches sont également désignées par des symboles du même type :

l = 0 sous-couche s.

l = 1 sous-couche p.

l = 2 sous-couche d.

l = 3 sous-couche f.

On désigne une sous-couche particulière en indiquant la valeur de n pour la couche dans laquelle cette sous-couche se trouve :

Ex : 2s veut dire : sous-couche s (l = 0) de la couche L (n = 2).

3p veut dire : sous-couche p (l = 1) de la couche M. (n = 3).

La règle de Klechkowski permet alors de mémoriser les changements de couches.

4. F. Dagognet, *Rematérialiser*, Paris, Vrin, p. 172-178 et p. 258-260.

Mais il faudra également pouvoir rendre compte de situations différentes, comme celle de la coodinence, ou liaison dative, où l'un des deux atomes fournit lui-même le doublet, lequel vient en fait s'insérer dans une case vide de la couche externe de l'autre, comme, par exemple, dans le cas de la formation de l'acide chlorhydrique HCl, à partir des ions H+ et Cl–, ou encore, dans le cas de la formation de l'ion ammonium NH4+, à partir de l'ammoniac NH3.

Cela dit, ce modèle de Lewis s'avéra encore insuffisant. La chimie quantique dut à nouveau réviser cette représentation encore trop réaliste. Comme on le sait, en effet, le principe de Heisenberg interdit toute localisation absolue d'un électron dans l'espace, de sorte qu'il faut en fait remplacer les orbites électroniques par des fonctions orbitales, dont les carrés représentent les densités de probabilité de présence.

Les associations chimiques prennent alors une forme beaucoup plus complexe, où les orbitales atomiques fusionnent en orbitales moléculaires, leurs fonctions d'onde s'ajoutant linéairement, tandis que les représentations graphiques nous montrent les variations de densité électronique correspondantes, ainsi que les surfaces d'isodensités pour les orbitales liantes et antiliantes.

Ce matérialisme de la composition chimique complexifie grandement la notion de liaison. Dans le cas de la mésomérie, où les atomes sont liés par des liaisons doubles ou triples, ce qui est le cas de NO2, ou de liaison cyclique, ce qui est le cas du Benzène, C6H6, la chimie quantique rend mieux compte que le modèle de Lewis des effets de délocalisation électronique qu'on constate dans ces cas, où l'on parlait déjà avant elle de phénomène de résonance.

Bref, la chimie a contribué, bien avant la morale, à désubstantialiser la notion de liaison.

Mais elle a aussi contribué par là même à la complexifier. Par exemple, elle a dû prendre en compte toutes les asymétries possibles de ces liaisons.

Ainsi, 2 atomes, liés par covalence, peuvent être évidemment similaires, comme dans le cas de H2 et Cl2, de sorte que le doublet en commun est alors équitablement partagé entre eux et se trouve à égale distance des noyaux. On parle ici de liaison homo-nucléaire.

Mais si les 2 atomes ne sont pas identiques (comme, par exemple, dans le cas de HCl et de CO), l'un étant toujours plus électronégatif que l'autre attire plus fortement le doublet, de sorte que le nuage électronique n'est plus symétrique : il est déplacé vers l'élément le plus électronégatif : on dit d'ailleurs pour cela que la liaison est « polarisée ».

Pour ce qui concerne les ruptures, maintenant, la chimie, là encore, a matérialisé différentes formes de déliaison. Évidemment, ce que la nature a uni, elle peut le défaire. Mais 2 grands types de ruptures peuvent se manifester :

- Ou bien les atomes qui se séparent repartent chacun avec l'un des électrons du doublet qui leur était commun : c'est ce qu'on appelle la rupture homolytique).
- Ou bien, second cas, l'un d'eux conserve le doublet, l'autre voyant alors l'une de ses cases externes devenir vide : et c'est ce qu'on appelle la rupture hétérolytique.

Je ne suis pas en train de faire un exposé de chimie, je n'irai donc pas plus loin dans l'étude du développement de cette discipline, et n'entrerai pas, en particulier, dans les difficiles questions de configurations ou de géométrie moléculaire.

Ce qui me semble important de souligner surtout, c'est que la chimie, à travers toute cette réflexion sur les structures élémentaires de la matière, leurs liaisons et leurs déliaisons, a déjà considérablement éclairé la notion de relation, et je tiens que les associations plus complexes dans lesquelles entreront les vivants et les hommes, et qui sont évidemment sans commune mesure, quant à leurs raisons d'être, avec ces associations chimiques, ne sont pourtant pas totalement déconnectées de ces principes élémentaires.

Je voudrais le montrer maintenant rapidement sur le premier problème moral que François Dagognet a abordé dans son livre *Une nouvelle Morale*, et qui est le problème de la famille.

*

* *

Je me sens d'autant plus fondé à faire ce parallèle que, pour François Dagognet, comme je l'ai déjà signalé, la morale est une science, et même « la science suprême », dans laquelle le moraliste doit se guider non sur ses désirs et ses goûts, mais sur une réflexion rationnelle.

Alors, certes, François Dagognet est ouvertement anti-naturaliste – du moins c'est ce qu'il affirme. Et la forme de sa morale est tout à fait spécifique : elle est dite se développer à l'inverse de la science ordinaire, reposer sur des bases expérimentales et pas sur des fondements, et enfin se développer selon une triple méthode : l'enquête généalogique explicative, l'étude séquentielle des effets, enfin, la quête de la base validante.

Il reste que cette morale, qui décide de l'optatif, est en fait définie aussi comme la science du futur. Le « ce qui doit être » est au départ une possibilité, de sorte que la morale opère une sorte de simulation, dont « on cherche, dit F. Dagognet, à entrevoir et à préciser les conséquences[5] ».

Il me semble donc que tous ces points n'éloignent pas la morale, d'une manière irrémédiable d'une science comme la chimie, qui a d'ailleurs aujourd'hui aussi des côtés virtuels (avec le DARC, les Chemical Abstracts et d'autres systèmes du même type) et qui se développe aussi en partie par simulation.

Mais ce que je voudrais montrer ici, sur l'exemple du traitement des relations familiales, c'est le voisinage, même s'il paraît a priori réduit, de la question des relations humaines et de celle des liaisons matérielles.

Bien entendu, les questions qui orientent la réflexion de F. Dagognet sur la famille sont d'abord liées à la situation dramatique de celle-ci. La famille est en voie d'affaiblissement,

5. F. Dagognet, *Une nouvelle morale*, op. cit., p. 24.

aujourd'hui et des questions concrètes se posent au moraliste : faut-il la défendre ou, au contraire, participer à cet affaiblissement, voire prôner sa dissolution ?

Toutefois, le problème principal est avant tout de savoir, comme en chimie, qu'est-ce qui fait que des êtres s'associent les uns avec les autres et en quoi consiste cette association. Or ceci est d'abord une question que l'ethnologie s'est posée, et il se trouve qu'elle y a répondu. F. Dagognet, qui a écrit un beau livre sur l'échange le sait d'ailleurs très bien.

Des travaux de Levi-Strauss sur Les structures élémentaires de la parenté, en particulier, il a résulté que la structure familiale la plus simple que connaissent les sociétés humaines est un noyau composé de 4 éléments : le père, le fils, le frère et la sœur). Lévi-Strauss, dans son Anthropologie structurale a même qualifié cette structure de véritable « atome de parenté[6] ».

S'il y a un noyau atomique, il y a aussi des électrons. Je rappellerai à cet égard que, dans les sociétés humaines primitives où ce sont les hommes qui échangent les femmes, on peut considérer que ce sont effectivement celles-ci qui jouent le rôle d'« électrons », dans la mesure même où elles assurent le lien social entre ces fameux atomes de parenté.

Quand on regarde d'ailleurs les principes fondamentaux de l'échange restreint, on n'a pas de peine à trouver des équivalents de relations que connaît la chimie, comme, par exemple, les liaisons covalentes. Ainsi, dans certains systèmes bi-claniques où un homme A se marie avec la sœur d'un homme B, et où cet homme B doit épouser en retour la sœur de A, à chaque génération, chacun des 2 atomes de parenté fournit une femme à l'autre, de sorte qu'il y a bien un doublet féminin qui assure effectivement leur liaison[7].

Alors, on ne trouvera pas, bien sûr, dans les systèmes de parenté, toutes les formes d'équivalents possibles des liaisons chimiques. En particulier, nous n'avons pas trouvé de transposition de la rela-

---

6. C. Lévi-Strauss, *Anthropologie structurale*, Paris, Plon, 1958, p. 58.

7. D. Sperber, *Le structuralisme en anthropologie*, Paris, Point-Seuil, 1968, p. 25.

tion de coordinence, puisque le but étant d'éviter que la société n'éclate, on ne peut guère imaginer de liaison purement dative, c'est-à-dire de doublet donné sans aucune réciprocité...

En revanche, on trouve des liaisons cycliques, comme dans un autre exemple donné par Dan Sperber, dans *Qu'est-ce que le structuralisme en anthropologie?*, où un homme A, se trouve marié à une femme B, dont le frère est marié à une femme C, dont le frère est finalement marié à la sœur de A. Et la boucle est bouclée. On peut d'ailleurs imaginer des cycles plus longs, qui relieraient par ce moyen des atomes A, B, C, D, E, etc.

Bien entendu, dans nos sociétés occidentales, l'échange s'est généralisé en même temps qu'il s'est considérablement assoupli. Les tribus et les organisations claniques ont cédé peu à peu la place à des familles étendues, des grandes familles, qui, au fil de la révolution industrielle, se sont progressivement restreintes à ce qu'on a appelé des familles « nucléaires », c'est-à-dire le père, la mère et les enfants.

Et puis, dans le courant des années 1960, avec la libération des mœurs et la conquête d'une certaine liberté de la femme, cette famille nucléaire s'est elle-même complètement disloquée, de sorte qu'on connaît aujourd'hui de multiples formes de familles : traditionnelle, éclatée, monoparentale, monoparentale recomposée, biparentale recomposée, etc. On dirait qu'on énumère des solides cristallins (cubique, cubique centré, cubique à face centrée, etc.). On a été jusqu'à recenser plus de 80 types de structures familiales différentes aux États-Unis. On n'est pas loin du nombre des éléments chimiques, mais on est encore en deçà du nombre des groupes cristallographiques.

En tout cas, dans les sociétés occidentales, ce ne sont plus seulement les femmes qui jouent le rôle de « liant » pour les atomes de parenté. Les familles traditionnelles réalisaient déjà la cohésion sociale par des liaisons multiples qui mettaient en commun non seulement la richesse matérielle, qui ainsi se redistribue partiellement, mais encore les enfants, la culture, les habitudes de vie, etc., tous ces éléments d'ailleurs, pouvant interférer les uns avec les autres.

On avait donc déjà, si je puis ainsi m'exprimer, toute une « mésomérie » latente.

Mais l'évolution des ruptures, a suivi, elle aussi, des chemins déjà connus dans la matière. Par exemple, François Dagognet le rappelle dans *Une nouvelle Morale*[8] jusqu'en 1975, on envisageait deux types de ruptures de la famille, deux types de divorce, donc, selon qu'il y avait ou non faute de la part d'une des parties. Ceci se traduisait de deux manières dans le partage des biens :

- Dans le cas où il n'y avait pas faute, on réalisait alors un partage équitable, c'est-à-dire qu'on avait ici l'équivalent de la rupture homolytique en chimie.
- Dans le cas où la faute était avérée, alors c'était la quasi-ruine du conjoint fautif, l'autre repartant avec la quasi-totalité des biens communs, ce qu'on peut considérer comme l'équivalent de la rupture hétérolytique en chimie.

Il semble qu'on évite, aujourd'hui, cette situation, tout comme on cherche même à éviter une trop grande polarisation du dipôle éclaté, même si on continue généralement de confier les enfants à la mère, élément considéré comme le plus électronégatif, si je puis dire, au motif qu'elle a sans doute le plus donné au couple, et donc le plus perdu à sa dissolution.

En tout cas, les faits sont là :

– Recrudescence des divorces (un sur trois mariages en France, voire un sur deux à Paris)

– Augmentation du nombre des familles recomposées (près de 800000 aujourd'hui) ;

– Augmentation du nombre des enfants ne vivant pas avec leurs 2 parents biologiques (près de 2 millions maintenant) ;

– Enfin, explosion du nombre de ceux qui doivent cohabiter avec des demi-frères et sœurs (1 million d'entre eux, environ).

Tout cela fait, évidemment, que le modèle familial traditionnel a subi depuis 50 ans d'importantes transformations de structure.

Pour le dire très franchement, on n'est plus dans le cadre de relations réalistes substantialisées par la filiation génétique. On

8. F. Dagognet, *Une Nouvelle Morale*, *op. cit.*, p. 65.

n'est même plus dans le cadre de multiliaisons bien idenfiées. Même cette « mésomérie » est remise en cause. En réalité, on est dans une situation où les enfants, parmi d'autres éléments matériels ou immatériels, gravitent désormais sur des orbitales moléculaires liantes ou antiliantes, dans des situations de type nuageux, lourdes de difficultés de tous ordres : matérielles, psychologiques, morales, etc.

La représentation d'une telle situation, qui correspond au passage de liaisons sociales au départ quasi-covalentes à des orbitales pseudo-familiales complexes rappelle le modèle quantique du nuage électronique.

Dans ce contexte, le modèle traditionnel de la famille et la morale qui l'accompagnait ne rendent plus compte des faits. Un nouveau modèle, une « nouvelle morale », en effet, deviennent nécessaires pour penser cette situation beaucoup plus complexe, et le philosophe doit naturellement s'interroger : que va-t-il autoriser ou interdire ?

C'est dans cet ensemble de faits, me semble-t-il, qu'il faut replacer les propositions de François Dagognet, qu'on peut résumer brièvement en trois points :

1. Ce qui doit être privilégié c'est la stabilité de l'union familiale, favorable au développement des êtres et à l'épanouissement des enfants ;

Mais :

2. La perte de l'état fondamental de la famille (le bi parental hétérosexuel avec enfants) n'est pas une catastrophe. Elle sera éventuellement largement compensée par l'établissement d'une relation nouvelle, même plus complexe – car de toute façon plus stable que la solitude et l'isolement.

En conséquence,

3. Le philosophe encouragera la liaison matrimoniale, fût-elle homosexuelle – un moindre mal, en vérité : dans son état excité – et non plus fondamental – l'atome social permettra de nouvelles configurations pour un résultat, au fond, assez proche : l'assurance d'un certain lien social, après tout bien nécessaire. Le philosophe tolérera donc ces nouvelles configurations – de nouvelles réparti-

tions des électrons dans les sous-couches, d'où, sans doute, en effet, des liaisons inédites – un ferrocyanure social, en quelque sorte – et même, il leur permettra de se développer en autorisant l'adoption d'enfants, y compris par des couples, si je puis dire, « homo-nucléaires ».

Il me semble que, lorsqu'on replonge cette nouvelle morale dans le contexte épistémologique de l'évolution de la famille, qu'on garde présent à l'esprit que les formes de relation, d'association et de liaison ont été déjà en quelque sorte désubstantialisées par les sciences de la matière dont les modèles ont eux-mêmes du s'enrichir, on comprend mieux cette évolution morale du modèle familial, rendue de toute façon nécessaire par la complexification de la situation.

Certes, la nature ne sert pas de modèle. Je ne prétends pas que le philosophe réduise l'atome familial à l'atome chimique. Mais l'épistémologie des sciences exactes nous incite à mieux comprendre une situation de généralisation et d'extension qu'il reste évidemment au moraliste à fonder par des arguments propres. Ce qu'a fait, à mon avis François Dagognet, et d'une manière à la fois fort convaincante et fort humaine.

DANIEL PARROCHIA,

Université de Lyon III

Diagnostic et remède : les chemins de la raison artisanale dans la science médicale de l'actualité

MARLY BULCÃO

POUR ENTAMER NOTRE RÉFLEXION nous allons reprendre l'œuvre bachelardienne *Fragments d'une poétique du feu* où Bachelard, en reprenant le mythe de Prométhée, montre que le héros grec, qui a eu l'audace de gravir le Mont Olympe pour y voler le feu divin et le remettre aux mortels, exprime l'élan d'aventure grâce auquel il est possible qu'on rompe avec la routine quotidienne pour créer un monde toujours nouveau.

À notre avis, on peut faire une comparaison entre l'acte de Prométhée et la science contemporaine. L'épistémologie actuelle présente la science comme un acte prométhéen, comme une aventure vers le nouveau, l'imprévu, l'inhabituel, ce qui ne peut s'atteindre qu'à l'aide d'une raison qui suppose la richesse de l'imaginaire, et va construire ainsi des enchaînements abstraits et opératoires de la pensée.

Ce que nous comptons montrer ici, c'est comment, vue au travers du prisme du diagnostic et du remède, se déroule cette aventure au sein des sciences biomédicales. Pour y arriver, nous allons reprendre la pensée épistémologique de François Dagognet.

À l'analyse des « pièges » des remèdes et du rôle important du symbolisme pictural dans le diagnostic, il deviendra évident que la position réaliste ne peut exprimer ces deux pôles de la thérapeutique. Comme un médecin et philosophe attentif aux transformations qui caractérisent les sciences de la vie, Dagognet le montre bien quand il propose un point de vue plus ample que celui de Bachelard, et nous mène à déduire de nouveaux paramètres d'objectivité scientifique qui aujourd'hui sont en train de se mettre en place.

Dans *Écriture et iconographie*, Dagognet montre le rôle important que joue le symbolisme figuratif dans les sciences contemporaines. Il relève que celles-ci se caractérisent par leur capacité de parvenir à condenser en un schéma les données apprises, transformant ainsi le langage scientifique en un écrit qui a pour fondement la représentation picturale.

Toutes les sciences de l'actualité bénéficient du symbolisme figuratif et iconographique. On peut dire que partout s'imposent dessins, trajectoires, courbes, plans et figures structurales et géométriques.

L'analyse épistémologique de la médecine contemporaine fait ressortir l'importance de la représentation figurativo-symbolique du diagnostic médical. Le fait de pénétrer à l'intérieur des viscères pour les explorer est devenu une méthode archaïque et peu éclairante. La médecine d'aujourd'hui est soucieuse d'inventer des possibilités d'appréhender le syndrome à distance. C'est dans ce dessein qu'elle fait usage d'une instrumentalité lui permettant la visualisation des organes. Au moyen d'effets polymorphes comme les fibrillations, les extrasystoles ou des ondes diverses, il lui est permis non seulement de localiser avec précision l'endroit de la lésion mais, de plus, d'avoir l'opportunité de connaître l'extension du problème ou son évolution cicatricielle, ce qui l'autorise à émettre un pronostic futur de la maladie.

Le fait de pouvoir faire usage du symbolisme instrumental pour établir un diagnostic médical nous mène à conclure que, plus nous nous éloignons de l'organe en soi, mieux nous arrivons à cerner la cause du mal qui l'affecte. Comme l'affirme Dagognet :

« Le cerveau, le cœur, le poumon – détenteurs de la vie réelle – perdent subitement leur étrangeté fantômale, leur obscurité viscérale : enfin ils deviennent simples lignes ondulantes. On vérifie ici une loi paradoxale de la “représentation” : plus est dépouillé, léger, nerveux, le graphisme inscripteur – plus il risque de traduire l'inaccessible, les aspects les plus enfouis de la réalité[1] ».

Ces organes volumineux sont donc représentés symboliquement et picturalement grâce à une technique qui permet de visualiser leur fonctionnement, leurs trajectoires, et par conséquent de détecter la pathologie dont ils sont atteints. Le plus intéressant de tout cela, c'est que l'on constate dans les sciences une loi paradoxale de la représentation : au plus le graphisme iconographique sera dépouillé, au plus il sera léger et nerveux, au mieux il réussira à traduire les aspects inaccessibles et occultes de la réalité.

Il est important de préciser que la représentation figurativo-symbolique n'est pas qu'un simple accessoire didactique, ni même une illustration commode à interpréter. Il constitue un instrument heuristique privilégié qui permet au médecin de découvrir des relations qui n'avaient pas été perçues précédemment.

Par ailleurs, le symbolisme iconographique n'est pas, quoi qu'il en paraisse, un graphisme violemment réducteur, c'est au contraire un instrument enrichissant et éclairant qui, outre le fait de traduire l'organe étudié, l'amplifie dans la mesure où il en dévoile des caractéristiques impossibles à saisir par la seule observation. La représentation figurative fonctionne donc comme une véritable plastique qui, en effaçant les contours du monde réel, offre d'autres plans et d'autres superficies non perçus au premier coup d'œil. Comme le montre Dagognet :

« La maladie se projette, en effet, sans détour ni résistance, sur un schéma linéaire, qui ne dépend plus du clinicien[2] ».

On peut dire, alors, que la médecine actuelle devient une science de traits et de tracés, de courbes et de trajectoires qui, traduisant la fonction des organes au moyen d'un symbolisme pictural, aboutit à un diagnostic plus précis.

Et il est, du coup, permis de conclure que la pratique figurative-instrumentale objectivante présuppose une raison créative et

1. Dagognet F., *Écriture et iconographie*, p. 87.

2. Dagognet F., *Ibid*, p. 89.

artisane qui, plutôt que de chercher à n'exprimer simplement le réel que par la stricte observation, construit des textures cohérentes et symboliques qui, en réalité, représentent un monde surréel.

La médecine actuelle, en s'éloignant du réel immédiat, en remplaçant celui-ci par une surréalité construite par elle-même et toujours rénovée par une raison démiurgique, constitue un véritable acte prométhéen d'audace qui fait de l'homme le souverain de l'univers.

Dans *La raison et les remèdes*, Dagognet dénonce le faux réalisme qui sert de fondement à l'analyse épistémologique des remèdes. Son souci primordial est de montrer un réel thérapeutique sans équivoque.

Aux yeux de ceux qui défendent la perspective du réalisme, le remède est un médicament pur, simple et délimité qui parvient à neutraliser des maladies déterminées. Le réaliste croit que le médicament réussit à éliminer les problèmes pathologiques qui affectent l'organisme, et peut le mettre définitivement à l'abri des maladies et des dérèglements qui l'atteignent fréquemment.

Si l'on veut comprendre avec clarté le réalisme biologique de l'actualité, il faut avoir une chose à l'esprit, à savoir que le remède n'est ni une forme qui puisse être décrite, ni quelque chose qui puisse être délimité. Le remède est, en réalité, un pouvoir habile qui provoque de nombreux effets et surtout, qui, allié avec plusieurs autres agents, compose un objet de loin très complexe. Dagognet dit :

« Comme l'Amour platonicien du *Banquet*, la matière médicale est fille de Pôros et de Pénia. Et elle aussi est mouvement inlassable. C'est bien pourquoi il ne faut pas la « fétichiser » ni l'arrêter dans une forme, mais pas davantage la dissoudre dans le courant de son propre mouvement[3] ».

Dagognet nous fait osciller entre deux pôles antagoniques mais complémentaires. D'un côté, le remède est quelque chose qui existe indiscutablement puisqu'il peut effectivement guérir. La preuve en est qu'il est possible à la médecine d'éliminer des mal-

---

3. Dagognet F., *La raison et les remèdes*, p. 21.

adies alarmantes comme la fièvre typhoïde, la méningite ou la tuberculose. De l'autre côté, on ne peut séparer cette puissance qu'est le remède de sa contingence et d'une certaine indétermination. Selon Dagognet :

« La philosophie biologique des adaptations et des résistances, des mutations et des évolutions, de l'assuétude et de la mithridatisation, interdit la facilité reposante d'un « en soi » définitif et rend malaisée la croyance en des entités, maléfiques ou bénéfiques : le meilleur s'y perd et le plus redoutable s'y transforme. Nous sommes dans le monde du fugace et du labile. Comment alors embrasser l'objet de notre analyse, le remède et ses vertus, puisque l'usage le disloque et l'altère ? Où trouver une définition omnivalente et stable ?[4] »

Le remède n'est que probabilité et il n'est jamais nécessité. Son pouvoir découle du possible et de l'éventuel, jamais du certain et du précis. La rigueur thérapeutique ne peut s'exprimer en termes de clarté et de distinction ou d'évidence cartésienne.

Les erreurs fondamentales de la perspective réaliste sont analysées dans l'ouvrage dagognien cité ici. L'une d'elles consiste à considérer le rapport remède-pathologie comme une relation causale. La liste des médicaments « heureux » nous porte à le repenser. L'anémie de Biermer n'est-elle pas éliminée par la vitamine B12 et seulement par elle ? La maladie d'Addison ne recule-t-elle pas quand elle est soumise aux hormones surrénales ? La fièvre typhoïde ne se soigne-t-elle pas au chloramphénicol ? Jusqu'à maintenant, cependant, malgré l'énorme quantité de remèdes existants, il n'a pas été possible de résoudre les problèmes causés par plusieurs pathologies.

Comme le montre Dagognet, la maladie dépend d'un ensemble de facteurs et, pour cela, il n'est pas possible de lui imputer un antécédent déterminant. Dans la plupart des cas, le médecin essaie de trouver le médicament authentique et véritable qui sauverait le malade et quand il ne le trouve pas, il a recours à des associations de médicaments qu'il utilise comme une véritable artillerie

4. *Ibid*, p. 45.

qui, comme à la guerre, s'abat au hasard sur les ennemis. C'est dans ce sens que la thérapeutique doit associer à la fois clinique et pharmacologie, et, de la sorte, analyser le rapport remède-maladie au niveau d'une dialectique Voyons :

« En dépit de quelques exceptions, aucun absolu ; la pharmacopée est un livre toujours inachevé et recommencé. Seulement, dès qu'un remède surgit, on le pare de toutes les qualités, on l'affirme « causal », « unique », « radical », mais les affections, comme les causes, changent elles-mêmes autant que les médicaments qui en guérissent ou en soulagent[5] ».

Une autre erreur grave que commet l'épistémologie réaliste, est celle de croire que les failles du remède sont dues au fait que l'organisme est capable d'y réagir et d'y répondre de façons variées et contingentes, et de modifier ainsi les effets de ce remède. En le considérant comme une substance externe, inerte et invariable, on retire toute dignité au médicament, alors que l'organisme est, d'une certaine façon, privilégié dans la mesure où il est vu comme un être vivant doté de pouvoirs d'adaptation.

La plupart des drogues constituent des ensembles dans lesquels agissent le même et l'autre. Il est nécessaire de procéder à la décomposition pour éviter les incertitudes venant d'un réalisme exagéré. L'adrénaline, par exemple, n'est pas une substance aux caractéristiques constantes, elle a, au contraire, des prédicats contradictoires. L'habituel vasoconstricteur résulte d'un équilibre entre deux forces inégales : l'une constrictive qui s'associe à l'autre, dilatatrice. Comme on peut le voir, l'adrénaline est plus qu'un fondement ontologique, elle constitue une diversité matérielle qui sera révélée en fonction de la dose, de la situation et des associations. Et donc, c'est autant l'organisme que le remède qui va contribuer à sa diversité et sa potentialité, et dont le médecin devra tenir compte à l'heure d'établir des associations positives et contrôlées.

La philosophie de la pharmacologie ne doit pas déprécier la réflexion sur la fonction paradoxale de l'inactif dans la guérison. L'histoire de la science apporte sa contribution avec le rapport de

---

5. Dagognet F., *La raison et les remèdes*, p. 323.

la placebothérapie utilisée autrefois. Le placebo est un médicament fictif ayant une action pharmacologique nulle (par exemple un peu d'eau distillée) mais dont la couleur, l'aspect et la posologie convainquent le patient de son effet curatif, obtenant ainsi, et souvent, des résultats surprenants. Le stratagème du placebo équivaut à l'usage d'un faux pour aboutir à un vrai. Le recours au placebo avait pour objectif, outre la guérison, d'arriver à mieux préciser quels étaient les effets provenant de la suggestion psychique et ceux découlant de la substance médicamenteuse en soi. Mais ce qui, de fait, dans cet exemple, doit être relevé comme une erreur d'analyse, c'est le réalisme exacerbé qui est derrière cette attitude, car le médecin qui faisait usage du placebo croyait qu'en écartant le psychique et le suggestif, il pourrait arriver à la substance même du médicament.

En fin de compte, l'une des erreurs les plus fréquentes de la position réaliste est celle de croire que c'est au médecin qu'il incombe d'arbitrer un conflit entre deux protagonistes ennemis : d'un côté la maladie, et de l'autre le malade menacé. Dans ce conflit, le médecin se rangerait aux côtés du malade, le réconforterait, lui remontant le moral. Ce que l'histoire de la pharmacologie montre est tout autre chose. Bien souvent c'est le médecin qui favorise la maladie, et, dans d'autres cas, c'est le remède qui compromet la guérison. Tout médicament devient vénéneux s'il n'est soumis à un contrôle rigoureux et vigilant. Toute altération de quantité modifie la qualité. Une vitamine, un calmant léger peuvent, une fois absorbés, engendrer de graves désordres et une série de complications. Parfois le médecin semble se servir du « mal » pour guérir. Il n'hésite pas à donner du sucre au patient atteint de diabète ou de l'iode à celui qui souffre d'hyperthyroïdie.

L'analyse épistémologique des remèdes induit à conclure qu'il est impossible d'atteindre l'objectivité curative ou même de définir avec rigueur l'être de la cure. Il s'agit alors de renoncer à la notion de remède-substance, de retirer au médicament sa solidité et sa robustesse ontologiques qui s'exprimeraient par cette formule : à tel symptôme, tel remède, telle dose et en vue de l'obtention de tels effets. Comme le dit Dagognet : « l'être du remède n'existe qu'en raison de ses effets ou de ses vertus[6] ».

Considérant que lors du passage du théorique prévu à l'utilisation pratique l'on ne peut éliminer le contingent qui se manifeste là, et accompagne toujours ce processus, la relation remède-maladie ne peut plus se fonder sur un déterminisme précis et rigoureux.

L'analyse dagognienne montre cependant que « la dissolution des « absolus thérapeutiques » et du réalisme pharmacométrique ne doit pas nous conduire vers les philosophies obscures de la guérison ou de la totale contingence[7] ».

Les conclusions montrent le déclin du remède absolu, mais aboutissent aussi à l'affirmation indéniable de la dynamique curative. Rien n'est plus contraire à l'esprit de la médecine que la temporisation et l'inactivité.

L'analyse épistémologique de la thérapeutique contemporaine nous incite également à admettre d'un côté le remède et son dynamisme, et de l'autre les divers facteurs qui le relativisent.

On peut donc conclure que l'adéquation médicamenteuse doit se fonder sur deux principes : la richesse des antinomies et des multiplicités, ainsi que la polyvalence du schéma physiopathologique.

En prenant ces deux principes pour fondement, la pharmacologie s'est enrichie, s'est forgée des armes authentiques, nombreuses mais aussi de jour en jour plus perfectionnées.

Pour reprendre Dagognet : « Ne lâchons pas, dans le labyrinthe de notre discussion notionnelle le fil d'Ariane qui doit nous guider[8] ». La matière médicamenteuse, malgré son invincible indétermination qui écarte l'idée d'un remède universel et « nouménal », ne peut être comprise qu'au niveau

6. *La raison et les remèdes*, p. 42.

7. *Ibid.*, p. 57.

8. *Ibid.*, p. 55.

d'une dialectique. Plutôt que de chercher l'élixir miraculeux qui sauverait le patient en éliminant définitivement la pathologie, la pharmacologie contemporaine fait usage de divers remèdes qui, dans leurs limitations et leurs contingences, arrivent à contrôler et amenuiser les effets de la maladie.

En effet, on peut conclure que la raison scientifique médicale contemporaine ne se tourne pas seulement vers la contemplation passive du spectacle du monde. Le progrès de la médecine qui aboutit à plus de précision dans le diagnostic et à l'invention de remèdes de plus en plus complexes et adéquats à la guérison, se doit au fait que la raison, abandonnant l'attitude passive et oisive du réalisme, se fait raison artisanale, opérante et créatrice. Comme le dit Dagognet :

« Plus, l'œil, c'est-à-dire la seule intuition ou encore l'attentive contemplation du malade, ne donne que des renseignements dérisoires. Pour connaître et diagnostiquer, pour savoir, il faudra intervenir et agir. À seulement regarder, on n'appréhende pas [...] Le médecin doit éprouver ou provoquer son malade, mettre en œuvre ses réflexes, sa motricité, ses fonctions. Un examen est ébranlement et incitation, il n'est jamais ou, si rarement "spectacle"[9] ».

C'est ainsi que, par un labeur fondamentalement démiurgique, la raison artisanale se met à construire des toiles rationnelles de beauté inégalables qui peuvent être concrétisées dans le monde matériel. La raison artisanale, au service des forces de création et de liberté, se lance donc dans le jeu audacieux de la connaissance innovatrice, quand elle fait de la science une aventure osée et efficace, un véritable acte prométhéen.

La science, comme un acte prométhéen, emprunte des chemins sinueux. D'un côté elle remplace le corps en soi par un méta-corps symbolique et figuratif, de l'autre, elle retire du remède son aspect substantiel et ontologique et le plonge dans l'indétermination.

---

9. *Ibid.*, p. 333.

Il reste cependant une question d'une réelle importance :

Cette raison artisanale et démiurgique ne serait-elle pas en train d'imposer de plus en plus une barrière infranchissable entre la pensée humaine et le monde appréhendé par les sens ?

MARLY BULCÃO,

Université de l'État de Rio de Janeiro

Bibliographie

Dagognet François, *La raison et les remèdes* (2e édition), Paris, PUF, 1984.

Dagognet François, *Écriture et iconographie*, Paris, J. Vrin, 1973.

Dagognet François, *Faces, surfaces et interfaces*, Paris, J. Vrin, 1974.

Dagognet François, *Le vivant*, Paris, Bordas, 1988.

Dagognet François, *Le corps multiple et un*, Paris, Les Empêcheurs de Penser en Rond, 1992.

Dagognet François, *Savoir et pouvoir en médecine*, Paris, Les Empêcheurs de Penser en Rond, 1998.

Politique des pathologies et pathologies des politiques

Robert Damien

Ce titre un peu énigmatique et provocateur *Politique des pathologies et pathologie des politiques* n'a pour but que de désigner un point aveugle. Dagognet l'a constamment souligné sans pour autant le thématiser comme tel et moins encore l'épistémologiser comme objet philosophique de promotion des positivités ou de production des systématicités. Je veux parler du rôle, du statut, du fonctionnement et des fins d'une politique du Bien public qu'est la santé de la nation.

À de multiples reprises et selon des axes différents, Dagognet a fait émerger le rôle déterminant de l'état dans la constitution d'une médecine performante et novatrice. Les administrations bureaucratiques qui incarnent son service, les institutions qui le réalisent effectivement comme l'hôpital, la caserne, le musée, l'école ont de manière directe ou indirecte joué un rôle majeur.

Et ce, aussi bien au point de vue strictement politique pour construire et conduire (souvent mal et inconformément à ses propres fins, nous le verrons) une Politique de santé publique centrée certes sur les remèdes et les soins de la guérison des malades mais surtout sur l'hygiène, la prévention, la surveillance des bien portants. Mais aussi au point de vue épistémologique avec ses analyses de la méthodologie systématique des classifications et des collections, des inventaires et des fichiers. Ce paradigme bibliothécaire des rassemblements et des recensements trouve ses origines dans l'ordonnancement des livres et sa véritable efficacité dans le contrôle policier des populations mise en place par la puissance gouvernementale d'un État souverain. La matrice classificatoire des données recueillies et collectionnées est bien le moteur d'une scientificité. Elle donne à saisir objectivement la réalité sédimentée des actions publiques d'un État, les réalisations concrètes comme les déficiences d'une rationalité pratique[1].

De la réunion de ces deux points de vue politique et épistémologique qui se conjuguent en se dialectisant l'un l'autre, quelle philosophie politique de la médecine et de la santé publique s'exprime dans les travaux de Dagognet ? Plus largement quelle philosophie de la politique se dégage de ses analyses ?

Certes et chacun n'en peut qu'être frappé, on sait l'attachement de Dagognet aux démunis comme aux déchets, aux souffrants comme aux misères, aux êtres défaits et abattus, négligés et rejetés, les cailloux et les boues, les déshérités et les exclus. Une même procédure de recueillement attentif les promeut non dans le cadre d'un charitable amour du prochain ou d'une fascination pour les révoltes d'une exclusion créatrice mais pour leurs puissances d'affirmation et leurs vertus de transformation. Dans cette permanente ontogénie du moindre et de l'excentrique, ne se tient-il pas une épistémologie de l'action politique que Dagognet développe et appelle de ses vœux ? En son cœur se tient le « méta-objet » de la cité médicale qu'est la Sécurité sociale, arme centrale d'un État de santé publique. Avec Bachelard, nous y voyons un « cogitamus » de la rationalité médicale, constitutive des « travailleurs de la santé publique ». Qu'en est-il chez Dagognet médecin et philosophe ?

*

* *

1. Sur la dimension bibliothécaire de la rationalité chez Dagognet, nous nous permettons de renvoyer à notre article, « Dagognet, le paradigme bibliothécaire du savoir ou les colonnes d'Hercule » in *Dagognet, une philosophie à l'œuvre*, sous la direction de R. Damien, Les Empêcheurs de penser en rond, 1998.

I Politique des pathologies

Rappelons sa thèse centrale. L'État par ses méthodes de repérage et de qualification, de discrimination et de distribution a produit le grand appareil de lecture sémiologique des pathologies. Ses procédures de catalogage, fichier et inventaire extériorisent et ordonnent en tableaux lisibles aussi bien le vivant que la matérialité, les objets produits que les sujets acteurs, les inventions plastiques que les dépôts sédimentaires, les misères et les maladies. Cette exposition publique des données conditionne la pertinence et la performance des interventions qui mesurent ainsi leurs effets, rectifient leurs conséquences et améliorent leurs positivités. Ce rapport constitutif entre science de l'ordonnancement, ordre du pouvoir et ordonnance prescriptive est un véritable leitmotiv de l'œuvre.

Citons simplement quelques exemples. Dans *Le catalogue de la vie*, faisant l'éloge de la « science universelle du magasin [2] », il souligne cum grano salis juste après mai 1968, que « la science de l'ordre et de l'organisation n'entretient ni ne célèbre l'abdication. Plutôt l'opposé, elle forge l'arme efficace des révolutions ou du moins ce qui doit aménager de nouveaux rapports matériels et sociaux[3] ». Dans *Le nombre et le lieu*, il rappelle combien « la connaissance de l'ordre en tant que tel ne sert pas à le renforcer mais tout au contraire à favoriser la liberté. La raison organisatrice se transforme en une technique d'amélioration et de protection [4] ». Loin d'en dénoncer le caractère restrictif et répressif, il voit au contraire dans les procédures disciplinaires de classification et de réglementation, le moteur d'une énergie bien dirigée et efficace. Dans *Épistémologie de l'espace concret*, il verra dans les règles documentaires de la bibliothécation des textes, l'outil cardinal de la modification :

2. p. 145.
3. p. 9.
4. p. 157.

« la discipline du fichier et de l'inventaire a fini par devenir la science cardinale, celle qui conditionne ou révolutionne toutes les autres[5] ».

La médecine particulièrement doit aux instruments de lisibilité et de visibilité générés par cette excentricité centrale des connaissances, ses progrès révolutionnaires : « la médecine ne naît pas au lit du malade, dans une sorte de rencontre soignante privilégiée (entre le médecin et son patient) mais suppose des salles entières et une large confluence : moins christique – l'assistance et le secours charitable – que populationniste et étatisée. Elle découle directement de l'esprit de la collection et d'un certain contrôle ; elle implique une réunion et surtout un bâtiment qui l'enclôt. Plus que jamais le nombre et le lieu en décident[6] ». La conclusion en est radicale et provocante alors que dominent les protestations subjectives et les revendications individualistes contre les administrations bureaucratiques du monstre froid : « la médecine n'existe pas en dehors d'enregistrements, de dossiers, de contrôles, de l'intervention d'une administration (en l'occurrence, les services hospitaliers), de l'arrachement du corps à ceux qui le détiennent ; il importe de le confier à l'État[7] ». D'autant plus que seule l'institution hospitalière administrée par l'État peut et doit assumer les actes thérapeutiques les plus novateurs comme l'IVG ou l'insémination artificielle : « c'est l'hôpital qui a sauvé et même créé la médecine : l'école clinique est née avec lui[8] ».

Je n'y insiste pas. On pourrait multiplier les textes. Ce qui importe, c'est l'insistance de Dagognet à promouvoir épistémologiquement et politiquement contre les critiques de l'individua-

---

5. p. 213.

6. *Le nombre et le lieu*, Paris, Vrin, 1984, p. 162.

7. *Ibid*, p. 165.

8. *Pour une philosophie de la maladie*, Textuel, 1996, p. 94. On confrontera évidemment ces analyses, particulièrement fermes dans le chapitre IV de *Le nombre et le lieu* avec celles de Michel Foucault dans sa *Naissance de la clinique*, Paris, PUF, 1972.

lisme libéral et libertaire, les administrations de service public comme moteur et matrice d'ordination et d'ordonnance des existences. Leurs puissances de rassemblement synoptique et de réglementation collective font émerger dans un processus de corrélation dialectique des réalités matérielles et des substances inédites, des procédures discriminantes et des pratiques thérapeutiques, des formes sociales d'organisation et des contrôles rectificateurs.

Cette normativité des institutions, Dagognet l'expose méthodiquement dans tous les domaines. En dehors de la médecine, retenons en un seul, exemplaire il est vrai mais Dagognet le systématise : « dans l'agronomie, les transformations matérielles et l'organisation sociale se confondent... Les entrepreneurs et les industriels en tireront les machines, les procédés et les matériaux qui changeront les conditions de travail, les marchandises et les rapports sociaux... L'économie rurale nous semble un creuset brûlant où se mêlent les transformations technologiques, les structures politiques, les hiérarchies sociales, les doctrines économiques. Impossible de traiter des unes sans envisager les autres. Toutes se conditionnent si intensément qu'elles ne peuvent bouger qu'ensemble. Immobiliser les unes, c'est nécessairement paralyser les autres[9] ».

Une conclusion s'impose : l'État est bien le seul maître légitime d'une politique des pathologies : « Une médecine sans l'administration qui l'accompagne et la promeuve, est-elle possible ? Pourrait-elle s'exercer, en France notamment, sans la sécurité sociale –institution éminente– sans la DASS (Direction des affaires sanitaires et sociales) et même l'IGAS (Inspection générale des affaires sociales)...La santé relève en effet de la politique, d'une politique de la santé... La société se trouve en fait entre les mains des plus puissants, notamment dans le secteur de la production : ils imposent la logique de leurs intérêts. Aussi est-il bien naturel qu'on demande à l'État contre cette loi des plus forts la force d'une loi qui s'étend à tous et limite l'influence des uns sur

9. *Des révolutions vertes*, Paris, Hermann, 1973, p. 63.

les autres. On ne peut laisser aux seuls individus –souvent écrasés– la possibilité de réagir [10] ».

Cette fonction moderne de l'État et de ses institutions oblige le philosophe politique à raisonner en dehors des catégories interindividuelles du contrat mais selon les termes de l'universel concret incarnant la réalité effective de l'intérêt général en l'occurrence le Bien public d'une santé collective. Celle-ci n'est plus déterminée exclusivement par les devoirs de l'obligation morale des sujets mais par les obligations juridiques d'un État ayant la charge d'assurer les droits sociaux de la sécurité et de la santé, de la protection et de la prévention. L'épistémologie politique de la médication requiert l'élaboration certes critique des outils de visibilité et la mise en place de procédures de lisibilité. Ils permettent de produire la conscience sociale des pathologies.

L'action politique a la charge de conduire publiquement les interventions prioritaires de remédiation. Par la véridicité de ces objectivations, celle-ci échappe aux compassions privées de la sympathie ou aux consolations charitables de la pitié délivrées individuellement aux souffrants malheureux. Son objectif est d'instaurer dans l'effectivité continue des assurances et l'accès égal des protections, le service du droit social à la santé. Ce droit du citoyen souverain oblige l'État à répondre de ses devoirs en organisant les institutions de cette sécurité bien nommée sociale.

L'administration de cette servuction publique en écrit le grand Livre. Les institutions de ce service public sont à la santé ce que sont les musées et les bibliothèques, les écoles et les universités à la culture et à l'instruction ou les casernes et les prisons à la sûreté ou à la défense du territoire : les exercices d'un droit public. Ces multiples interventions génèrent une humanité solidaire dans ses risques et ses dangers, et fraternelle dans ses malheurs et ses œuvres. Les unes et les autres et on comprend que Dagognet, à travers la variété de ses travaux, les aient toutes analysées selon ce même point de vue synthétique, ont pour finalité de promouvoir la normativité de sa vitalité collective.

10. *Corps réfléchis*, Paris, Odile Jacob, 1990, p. 72.

À la bioéthique des consensus de conscience doit donc succéder la biopolitique des objectivations d'une « administration éclairée[11] ». Les institutions qui la construisent et l'organisent sont conduites non plus par leurs rapports aux bonnes volontés individuelles mais par une morale pratique des conduites collectives. Les faits médicaux s'éclairent par les rapports sociaux qui les produisent comme les événements s'expliquent par les séries régulières de leurs apparitions. Les uns et les autres se traduisent par des sédiments et des traces que les instruments graphiques de transcriptions expriment. Ces médiations lectorales exposent les régularités inductrices du comportement individuel, elles intègrent l'auto-connaissance du cogito médical dans un cogitamus économico-politique. La conscience de soi qui commande les volontés délibérantes est toujours précédée de la prise d'un en soi que le savoir doit publier afin d'inscrire les choix dans une élaboration collective. La société civile des consciences intéressées doit se transformer en une société publique des raisons partagées.

Cette biopolitique de l'action trouve dans la raison sociale des droits et l'intelligence des comportements, les normes de son objectivité appliquée : « nous aurions pu ou dû intituler notre essai *Biopolitique* et non pas *Bioéthique*, parce qu'il nous semble, quelles que soient les réponses apportées aux nombreux problèmes qui se posent, que l'État seul peut en exiger l'application et non moins apporter la solution[12] ».

Par son refus constant d'une philosophie du sujet, Dagognet promeut les savoirs empiriques et statistiques de l'économie sociale et politique qui a su générer des outils cognitifs d'expertise et des réseaux de conseils sur l'ordre social et ses distorsions. De la politique du logement à la médecine du travail en passant par les droits sociaux de l'assurance maladie ou les procédés d'assainissement et de retraitement des déchets, les savoirs rationnels du laboratoire

11. *La maîtrise du vivant*, Paris, Hachette, 1988, p. 14.

12. *Ibid.* Sur ce thème, voir l'article de Jean François Braunstein, « Biopolitique contre bioéthique » in *François Dagognet, une philosophie à l'œuvre*, op. cit. p. 113-129.

sociomédical présupposent l'existence propre du social qui se développe selon des lois connaissables.

Son intelligibilité commande une logique pragmatique de l'action pour résoudre des problèmes construits : « la morale doit-elle être conçue comme une science, la science suprême et en quoi est-elle une science ? D'abord, puisqu'il faut préconiser des solutions aux problèmes les plus brûlants et les plus embrouillés (parce que saturés d'affect) de notre temps, est-ce que le moraliste se guidera sur ses désirs et ses goûts ? Il se condamnerait à suivre un tel chemin. Nous attendons de lui qu'il justifie la ligne qu'il a cru devoir retenir, qu'il dresse le bilan (objectif) des bénéfices ou des dangers de ses prescriptions – une comptabilité méticuleuse. N'est-ce pas là un travail rationnel et partant scientifique… car la décision ne relève pas de l'arbitraire mais se rangerait plutôt dans les sciences de programmation… avec l'obligation première de la réalisation ?[13] ».

Le cœur de cette politique des pathologies et de leurs traitements est bien sûr le tiers payant de la Sécurité sociale : « la Sécurité sociale n'est pas une entreprise comme les autres, elle n'est pas une simple machine à rembourser les soins. Elle est un tiers indispensable qui a le mérite de mettre en commun les situations médicales des citoyens que nous sommes. C'est une immense banque de données qui, comme telle, transforme aussi bien la pathologie que la thérapeutique. Le reproche qu'on peut lui faire, c'est de ne pas profiter assez de cette position d'observatoire pour lancer des campagnes de prévention ou bien informer avec plus de diligence les malades potentiels que nous sommes… Cette institution (permet) à chaque citoyen de se reconnaître et de socialiser son rapport à la maladie… Avec la Sécurité sociale, on est enfin sorti du confessionnal[14] ».

Le prêtre de la direction de conscience découvre derrière les symptômes de la maladie, les stigmates de la culpabilité. Il a été remplacé par le médecin-conseil du service public. Avec ses gra-

---

13. *Une nouvelle morale*, Les Empêcheurs de penser en rond, 1998, p. 13 *sq*.

14. *Pour une philosophie de la maladie*, Paris, Textuel, 1996, p. 87-88.

phes, ses tableaux de bord, ses indicateurs comptables, il extériorise et renvoie l'image synoptique des pratiques du soignant et du soigné. Par ses rapprochements et ses typologies, il dégage les régularités du comportement pathologique et les continuités de la conduite thérapeutique. Par cette représentation, des rectifications se peuvent recommander et des réaménagements se peuvent opérer en évitant aussi bien les surenchères prescriptives que les redondances médicamenteuses.

En fait, le traitement est constamment relié à l'ensemble socio-économique, la médiation épistémologique du médecin-conseil introduit et maintient la communauté civique dans la relation thérapeutique et la libère du colloque singulier. Politique, elle transforme l'obligation morale du soin adapté en obligation sociale de traiter adéquatement : « partout, se substituent donc aux contrats des institutions... Se multiplient partout les agents des services attentifs à la protection, à la surveillance : qui ne s'en féliciterait ? Médecine du travail, hygiène, institut médico-légal, le monde actuel a mis en place des réseaux qui se préoccupent de la santé des individus ; au cœur de cette trame on trouve des médecins spécialisés. La science physiologique ne sert pas seulement ou ne sert plus uniquement la relation « soignant-soigné » – en quoi on l'enferme – mais elle vise dorénavant d'autres fins : le fonctionnement, la reconnaissance des droits, les évaluations les plus diverses. Il s'ensuit un effacement du système libéral traditionnel[15] ».

Dans un remarquable article du *Journal d'économie médicale*[16], François Dagognet radicalise, non sans la jubilation qu'on lui connaît, son analyse provocante. Son épistémologie médicale revendique les bienfaits de la bureaucratie : « premièrement, il n'est de médecine que sur papiers, sur dossier, sur documents » car entre le dialogue fictif et mystifié du médecin et du malade « s'intercale l'essentiel, les examens, les contrôles, les dosages et les implications,

15. *Corps réfléchis*, p. 73.

16. 1987, tome V bis, p. 97-103. On notera que Dagognet ne l'a pas joint dans son recueil d'épistémologie médicale, *Savoir et pouvoir en médecine*, Les Empêcheurs de penser en rond, 1998.

les appareils ». Elle devient alors explicitement épistémologie politique de la rationalité médicale : « deuxièmement, il n'est aussi de médecine que du nombre et à travers lui. On n'avance qu'en brassant des résultats, en traitant une information à la condition qu'elle soit conservée c'est-à-dire archivée et standardisée, codifiée donc susceptibles de comparaisons différentielles ». Les réglementations, qualifications, codifications rendent lisibles les actes médicaux et en permettent la mesure. L'écran administratif en informe la lecture, il ne fait pas obstacle contrairement à la vulgate qui le discrédite mais autorise au contraire la responsabilité d'une décision. Cet équipement rationnel constitue bien le métaobjet de la Cité médicale et c'est grâce à cet outillage conceptuel que se peut conduire une politique des pathologies. « Le médecin avec ses yeux attentifs, sa main et son esprit ne va pas aussi loin que les capteurs de l'usine hospitalière… Seule « la cité médicale », –équipes et équipements lourds– peut assurer et assumer la bataille pour la guérison[17] ».

Mais c'est là qu'est justement le problème pour Dagognet. Quelle politique en effet organise cette cité médicale ?

Le malade n'est pas celui qu'on croit.

II Pathologie des politiques

Cette politique est en effet elle-même pathologique. Elle génère des maladies dans la mesure où elle ne réalise pas elle-même son propre concept, elle ne se donne pas les moyens de réaliser ses propres fins de métaobjet matriciel [18] : elle ne décide pas de la politique sanitaire, elle ne manifeste pas au dehors ses expertises, elle ne conduit pas les jugements du corps social, elle perd sa capacité d'augmenter les lucidités collectives, elle ne fournit pas à la société

17. *Philosophie de l'image*, Paris, Vrin, 1984, p. 135.

18. L'invention de notre monde, encre marine, 1995, p. 25.

le surplus épistémologique et ontologique qui l'autorise à se bien diriger et à faire bien le bien. « La médecine bute moins sur un corps opaque ou indéchiffrable que sur l'économie d'une société mal gérée ou appauvrie. La pathologie frappe surtout les systèmes organisationnels, les politiques de la vie... Bref, corps social et corps malade, l'un surtout en partie à cause de l'autre...[19] ».

Dévoiements, inadaptations, incuries dus à la bureaucratisation du fonctionnariat, certes et on connaît la vulgate antiétatique mais Dagognet n'en participe pas. Opacité des critères, univocité technocratique des expertises, quantativisme aveugle des objectivations, indiscutablement mais Dagognet ne s'arrête pas à ses nécessaires critiques épistémologiques auxquelles il procède néanmoins en en faisant l'histoire.

Pour le philosophe, cette impuissance de la politique de santé publique relève d'une pathologie. L'État de l'intérêt général est phagocyté par des forces contraires qui le détournent de ses fins et annihilent ses moyens. Plus encore, l'idéologie dominante des intérêts le déconsidèrent dans ses valeurs, lui dénient ses utilités et le disqualifient dans ses vertus : la société civile des notables interdit à l'ensemble sociomédical des rapports économiques de se constituer en cité médicale par la médiation de « l'esprit objectif » qu'est l'état. Sa maladie donne à l'administration de ses services une vie routinière, une peine à vivre rétrécie et défensive, un fonctionnement monotone, quasi honteux, paralysé dans une normalisation stérile.

La figure sommitale de la cité médicale pour Dagognet est le médecin conseil de la Sécurité sociale. Ce médecin qui ne soigne pas et qui ne côtoie pas les malades n'est-ce pas lui le vrai malade, n'est ce pas lui qu'il faut soigner ? Pourquoi et comment ?

Si « la maladie naît à l'entrecroisement de l'administration de la santé, de la pathologie et des indicateurs socioéconomiques[20] », on doit tout d'abord s'interroger sur le déficit épistémologique qui amène le médecin-conseil de l'administration sociale de la

19. Philosophie de l'image, op. cit. p. 143.

20. « Gestion médicale », article cité, p. 103.

santé à ne pas profiter « de cette position d'observatoire » pour se transformer en savant biopolitique de l'économie sociale de la santé. Le diagnostic du docteur Dagognet est double et conjugue deux dimensions, l'une que nous dirons de pratique politique, l'autre de philosophie politique, qui, comme toujours, se dialectisent.

D'une part, la transformation promotionnelle du médecin conseil n'a pas eu lieu. Épidémiologiquement, « la question de l'histoire des incidences des sciences de la gestion sur les techniques biomédicales [21] » n'a pas été retenue comme un axe central de la formation des médecins. Le médecin ne sait pas transformer au grand regret de Dagognet, « en pur théoricien de la gestion et en économiste qui traite des informations [22] ». Cette marginalisation entretient une péjoration rhétorique de cette dimension gestionnaire. Elle confère, particulièrement à la médecine de prévention, un caractère négatif qui rend inaudible son conseil et inopérantes ses recommandations.

La prévention semble condamnée à utiliser une rhétorique défensive qui avertit, menace et parfois interdit. En tout cas, elle prend souvent le visage d'un père fouettard qui heurte et glace l'enthousiasme. Elle incite à se méfier, à ne pas faire ceci ou cela en provoquant un « effet de peur sur les passants ». Il y a de l'oiseau de malheur ou du rabat-joie dans la prévention.

Une telle rhétorique provoque un effet inverse : plus la médecine préventive circonscrit étiologiquement le territoire d'une menace et indique une stratégie d'évitement et plus l'on est tenté de passer outre pour faire la preuve d'une liberté aventureuse qui se rebelle contre une tutelle paralysante, peu mobilisatrice. Ajoutons qu'être prévenu contre tel ou tel comportement est souvent assimilé à avoir des préventions c'est-à-dire des préjugés, des idées reçues, toutes faites qui témoignent d'un esprit étroit et apeuré que chacun, à juste titre s'ingénie à détruire pour mieux affirmer, sans doute illusoirement, son autonomie. D'où

21. *Ibid*, p. 97.

22. *Ibid*, p. 103.

parfois un moralisme infantilisant qui incite à la maligne désobéissance si ce n'est même à l'incurie criminelle c'est-à-dire à provoquer les interdits que véhiculent les normalisations négatrices et stérilisantes de la prévention. Enfin le prévenu sent le présumé coupable que de nombreux avertissements n'ont pas dissuadé de se retrouver aux portes de la prison...

Par ailleurs, ce discours, qui ne promeut pas positivement une bonne et vigoureuse santé mais promet des... sanctions prochaines, est tenu par une médecine qui ne soigne pas vraiment et s'adresse aux bien-portants. Une médecine sans malade et sans médecin, une néo médecine, peu gratifiante, une pseudo médecine peu porteuse d'idéaux? Une médecine donc paradoxale qui, d'évidence, n'a pas la même aura héroïque que la médecine curative, qui sauve et guérit. La médecine de prévention souffre d'un déficit de reconnaissance, de visibilité et d'incarnation motrice: le médecin-conseil n'est pas une figure d'ascendant magistral. Elle manque des figures mobilisatrices à la Pasteur qui avaient fait ses premiers succès. Ce qui handicape la politique publique de prévention et son conseil n'est-ce pas son défaut de légende [23]?

La médecine de prévention rencontre par ailleurs un obstacle bien connu des philosophes et des scientifiques: la vérité n'est pas performative, autrement dit l'argument rationnel n'est pas immédiatement un pouvoir efficace permettant de transformer un comportement et d'induire une conduite adaptée. Prévenir des conséquences potentielles de tel ou tel comportement, c'est faire l'expérience d'une impuissance, rencontrer l'inefficacité troublante de la certitude. Le rationalisme savant de l'information se trouve ainsi confronté avec la puissance de l'opinion solidifiée en habitudes et modes de vie. Ce n'est pas à l'erreur ou à l'ignorance qu'est opposée la prévention experte mais à cette normativité mystérieuse qu'on appelle la culture.

---

23. *Cum grano salis*, notons que Dagognet republiant son *Méthodes et doctrine dans l'œuvre de Pasteur*, Paris, PUF, 1967, en a changé le titre devenu Pasteur sans la légende, Les Empêcheurs de penser en rond, 1994.

Cet obstacle requiert de faire appel à d'autres sciences pour construire un message judicieux, audible et performatif. Leur objet est de s'attacher à la part obscure des croyances et des émotions. Les raisons de l'État se conjuguent avec les sentiments d'appartenance. Les obligations de l'identité relient les corps et les affections par des liens qui cernent d'ombres les lumières de l'intelligence : le corps social est un corps religieux et le corps malade est un corps qui souffre de ses obligations. L'entendement de ces souffrances requiert l'entente sinon l'écoute des déraisons de l'enthousiasme, des illusions motrices, des fictions normatives qui ordonnent les conduites. Rendre intelligibles ces dimensions symboliques de l'existence est la condition d'une prise en charge efficace des pathologies.

La biopolitique le fait-elle assez et Dagognet en est-il lui-même conscient ? Dans ses derniers travaux[24], Dagognet aborde clairement les constituants culturels et religieux de la maladie toujours socialement déterminée. En tout cas si l'état de la cité médicale veut véritablement entreprendre le management politique de son action, il se doit d'intégrer ces dimensions redoutables de l'affection sociale.

La normativité, on le sait depuis Canguilhem est inséparable de l'affirmation de valeurs universalisables. Cette universalisation impose deux dimensions déterminantes : la maîtrise du temps et une institution qui incarne l'universel public pour conserver et transmettre les acquis et pour inscrire les anticipations dans une continuité féconde et reconnue.

La prévention intègre constitutivement une dimension temporelle décisive. Prévenir n'est-ce pas faire voir et savoir ce qui vient avant comme étant la condition des conséquences futures : ce qui vient avant détermine ce qui va venir. Préserver, entretenir et augmenter la vitalité de ce préalable donne aux choix du futur une marge de manœuvres, autorise des stratégies du risque et arme le dynamisme de la liberté de ressources préservées dans ses sources. Cette finalité anticipée doit être la cause déterministe d'un

24. Particulièrement depuis 1992 avec *Le corps multiple et un*.

acte présent. Or cette conception suscite des résistances qui la rendent inefficace.

D'une part, elle inscrit la liberté dans des nécessités en déclinant les consécutions contraignantes de tel comportement dont elle devra un jour ou l'autre répondre, ce qui blesse l'illusion du sentiment de liberté contingente, imprévisible et irresponsable. D'autre part, elle implique l'investissement à long terme. Or une des dimensions de l'existence c'est le privilège de l'immédiat saisi comme éternel. Le sentiment de la mort possible et future n'est jamais pleinement intériorisé et son assimilation est d'ailleurs un des moments critiques du passage de l'enfance à l'adolescence, moment souvent tragique, générateur de suicides. Une des difficultés de la prévention est de construire ce sens du temps que nous vivons bienheureusement dans le sentiment de l'éternité du présent. Comment faire intérioriser cette capacité projective dans un avenir saisi comme héritage du présent et maîtrise d'une histoire ?

Par ailleurs, cette universalisation normative requiert la perception d'un tout collectif dans quoi s'assure l'affirmation de la valeur et qui incarne positivement l'autorité des normes publiques. Cette institution est dépositaire légitime de plusieurs fonctions constitutives d'un État. À l'État, nous l'avons vu avec Dagognet, doivent être dévolus la charge des anticipations gestionnaires, un système de sanctions et de contraintes, une planification régulatrice, des stratégies d'évaluation et d'organisation, de bilan et de prévision avec dossiers, tableaux indicateurs, bref une administration publique de la santé. Cette administration renseignée ne peut être pour autant livrée à elle-même, elle devient alors une bureaucratie. C'est pourquoi elle doit être soumise au contrôle des controverses et débats qui définit la démocratie politique du service. À cette condition, elle est véritablement une politique publique de santé par laquelle la prévention prend son sens et devient vraiment une promotion de la normativité dynamique des vitalités. Telle est sans doute ce qui peut magnifier sa fonction que l'on doit à bon droit définir comme une mission.

La médecine préventive pour être promotionnelle, doit cesser d'être normalisante. Pour y parvenir, elle doit d'abord conquérir polémiquement une représentation positive d'elle-même, qui transforme l'image que les médecins s'en font pour mieux modifier l'image que les individus s'en donnent. Dans la médecine de prévention, le malade n'est-ce pas le médecin ?

De plus, ce malade l'est de ne pas avoir l'institution publique qu'il mérite. Ce n'est pas inutilement polémiquer que de constater avec Dagognet que l'État doute de lui-même et se transforme souvent en ennemi de ses propres missions. Pourquoi cette défaillance ?

Dagognet, pour rendre compte de cette défection, avance une raison directement sociale et politique qu'il va ensuite entreprendre de contrecarrer. L'idéologie libérale domine la pensée médicale : « le médecin a été généralement formé dans et à travers une idéologie qui frôle d'ailleurs une légère paranoïa. Il s'en prend au pouvoir qu'il discerne partout[25] ». La cause en est directement sociale : « l'essentiel des classes dirigeantes en France sort d'un milieu d'entrepreneurs, de petits industriels, d'artisans de qualité : en somme, de l'époque de la IIIe et de la IVe République qui table sur le travailleur indépendant, d'où la dénonciation de la Gestion vite qualifiée de bureaucratique ».

Les philosophes plus que d'autres en participent : « de nouveaux philosophes, comme les anciens depuis Alain jusqu'à Michel Foucault se situent dans une tradition française typiquement anti-organisationnelle ». Elle dénonce « le caractère intrinsèquement pervers de toute activité étatique ou de toute entreprise budgétaire ». Cette « paranoïa individualisante née à l'intérieur de la petite et moyenne bourgeoisie française florissante » repousse, avec la véhémence de Courteline sortis de l'École normale supérieure, la Révolution technobureaucratique de la gestion médicale et bloque la constitution d'une biopolitique.

Dans son *Georges Canguilhem, philosophe de la vie*, Dagognet reprend cette analyse néo marxiste pour expliquer la filiation radicale-socialiste, antiétatique et libérale-libertaire exaltant les vertus nietzschéenne des dissidences rebelles. « Pour celle-ci, l'État appa-

---

25. *La gestion médicale*, article cité, p. 97-98. On notera que dans la suite du texte Dagognet se réfère à Engels.

raît sous la forme de la perception d'impôts (la fiscalité) ou celle de la police (la surveillance) ou celle de l'hôpital (le lieu des angoisses et des dépendances). Les enfants de cette classe sociale – les meilleurs d'entre eux – lorsqu'ils entrent à l'ENS (la rue d'Ulm) y apportent des idées qui traversent leurs milieux d'origine ; ils les systématisent et les élèvent (sans oublier le fait que l'École ne brille pas par son conformisme)[26] ».

Dagognet lui-même échappe à cet anarchisme de riche, de par ses origines sociales et son parcours scolaire et universitaire, comme il nous le rappelle[27] discrètement dans son *Cheminement* et dernièrement[28] avec ses *Entretiens sur l'enseignement de la philosophie*. Le dissident n'est pas toujours celui qu'on pense.

En tout cas, Dagognet ne participe pas à ce philosophème dominant et conçoit la tâche du philosophe tout autrement[29]. Il l'appelle au contraire à réfléchir épistémologiquement la « suprагéométrie administrative[30] » qui extériorise la dynamique immanente de l'État et conditionne la réalisation du Bien commun par des transformations institutionnelles. Plus encore, il l'invite *horresco referens* à retrouver, grâce à sa capacité d'expertise critique, sa fonction inaugurale de conseiller du Prince[31] afin de lutter contre le complexe pharmaco-industriel.

L'industrie pharmaceutique a partiellement réussi à dévoyer le succès matériel des médications mais ne cachons pas la face noire : « les prodiges de l'industrie pharmacologique à la santé florissante, ont poussé les médecins à la « médicalisation, qui finit par une intoxication ou une anesthésie sociogénéralisée ».

Philosophiquement elle est parvenue à désarmer la sociopolitique des remédiations et à marginaliser le philosophe politique dans une philosophie bénigne de la marginalité : « le

26. Les Empêcheurs de penser en rond, 1997, p. 55.

27. *Paroles d'aube*, 1996.

28. *Litlle Big Man*, 2004, p. 11-14.

29. *Corps réfléchis*, op. cit., p. 261 *sq*.

30. *Mémoire pour l'avenir*, Paris, Vrin, 1979, p. 104.

31. *Corps réfléchis*, op. cit., p. 16, p. 263.

socio-philosophe du remède se refuse à ce que le remède serve à asphyxier ou à chloroformer la socio-philosophie elle-même[32] ».

Cette asthénie entretient les patients dans la culpabilité individuelle. Le sujet se révèle incapable de se contrôler lui-même dans l'usage de sa liberté de choisir ses remèdes. D'où la réactivation d'une subjectivité autonome, capable de s'autodécider et de se juger dans et par la conscience de sa volonté de s'obliger par soi-même. On sait combien Dagognet luttera constamment contre ce « dévoiement philosophique » et appellera à « chasser les herméneutes » du sanctuaire de l'ego narcissique[33]. Le subjectivisme fétichisé par la tradition protestataire rencontre et restaure ainsi les fondements individualistes du libéralisme. Loin d'en attaquer les bastions, elle les renforce en une défense trompeuse de la liberté contre les tutelles disciplinaires de l'État assimilé au monstre froid de la bureaucratie toujours plus ou moins socialisante voire collectiviste.

Là encore, Dagognet va en sens inverse et sa critique des armes philosophiques trouve des ressources dans un changement de perspective et de tradition. Privilégiant cette médecine sans médecin et sans maladie au cœur de l'excentricité centrale de l'État, son épistémologie médicale se concentrera tout d'abord sur les médecines publiques du travail et de l'hygiène, du logement et de la prophylaxie tant il est vrai « que la société n'a que les maladies qu'elle tolère » de par « l'interaction entre la pathologie et l'administration générale, les systèmes de sécurité, l'hygiène, les forces sociales[34] ». Comme il n'est pas possible de « disjoindre la santé, la médecine, la société, la gestion », les armes philosophiques de la critique sont à découvrir moins dans la philosophie rationaliste des lumières si timide bien qu'inaugurale mais

32. *Deux sources, une seule lumière, comment et pourquoi* in *La philosophie du remède*, Jean Claude Beaune éditeur, Champ Vallon, 1993, p 34.

33. Particulièrement dans *Philosophie d'un retournement*, encre marine, 2001 et dans *Changement de perspective*, Paris, La table ronde, 2002.

34. *La gestion médicale*, article cité, p. 104.

dans la philosophie politique et juridique du XIXe siècle français où s'illustrèrent Saint Simon, Comte, Fourier, Proudhon, Durkheim. Plus que le sillon positiviste à quoi il se rattache, Dagognet est bien un des seuls philosophes contemporains à s'inscrire dans la veine socialiste des droits sociaux et à revendiquer expressément une politique républicaine de fraternité fondée sur une morale pratique des institutions de solidarité [35]. On comprend pourquoi lui importe particulièrement le moment Proudhon [36].

Autant qu'un diagnostic épistémologique, le docteur Dagognet délivre l'ordonnance d'un traitement philosophique et politique. Le programme de soin propose une double tâche :

1–Épistémologiser les expertises gestionnaires de la cité médicale. Après la science bibliothécaire des classifications qui a structuré l'émergence rationnelle de l'administration, la science de la gestion est devenue la science cardinale du management public. L'économie politique de la santé sociale est commandée moins par « la main invisible du marché » que par la « main visible [37] » du manager. Ses technologies normatives organisent une philosophie intersubjective où chacun est l'entrepreneur de soi et contractualise avec autrui dans la transparence d'un engagement personnel. L'épistémologue se doit d'en analyser les opacités comme d'en contester les présupposés [38].

---

35. Particulièrement dans *Pour une philosophie de la maladie*, op. cit., p. 96-101.
36. Voir *Philosophie de la propriété*, Paris, PUF, 1992 et *Trois philosophies revisitées, Saint Simon, Fourier, Proudhon*, OLMS, 1997.
37. Alfred D. Chandler, *La main visible des managers*, Economica, 1988.
38. Ce travail trop ignoré des philosophes est développé remarquablement par Armand Hatchuel et Romain Laufer surtout dans *Les nouvelles fondations des sciences de gestion, Éléments d'épistémologie de la recherche en management*, Vuibert, 2000 et par Salvatore Maugeri, *Du politique dans les organisations, Sociologie des dispositifs de gestion*, L'Harmattan, 2003 et *Délit de gestion*, La Dispute, 2001.

La morale pratique des choix collectifs est un rationalisme appliqué qui, comme science expérimentale, respecte des règles méthodologiques de recueil des faits, d'observation des conséquences et de raisonnement inductif. Comme tout ce qui relève de l'ordre public, le management de la santé se doit de dépasser l'individualisme méthodologique car le collectif n'est pas un conglomérat d'intérêts ou une société par action. Si faire corps ce n'est pas seulement passer contrat en hiérarchisant des préférences selon les calculs d'utilité, comment s'opère cette révolution non newtonienne de physique sociale ? Quelle « nouvelle morale » du républicanisme appliqué s'en peut déduire pour les pathologies du corps social ? Quels outils d'expertise, de gestion et de gouvernement, indépendants du management privé, pour gérer, diriger, conduire une politique de la vie publique ?

2–Réexaminer les fondements politiques de la solidarité et des institutions fondatrices des droits sociaux de la fraternité avec les systèmes d'assurances mutuelles et de garanties réciproques, de crédits coopératifs et de propriétés communes. C'est, en fait, inscrire le travail philosophique dans un spectre historique et conceptuel qui va du catholicisme social au positivisme saint simonien en passant par les utopies sociétaires et les socialismes fraternitaires. Très souvent initiée par la lutte médico-sociale contre les fléaux de la tuberculose, de la mortalité infantile, de la syphilis, une autre matrice du politique s'y amorce qui donne à la relation le primat dans la constitution des comportements sociaux et les conduites politiques.

De nombreuses sociétés d'entraide et de bienfaisance, d'économie sociale et d'hygiène populaire, de prévoyance et de protection etc. en cultiveront les ressources multiples. Dans ce laboratoire social[39] se construiront les cogitamus de la santé publique et de la solidarité nationale selon le pluralisme cohérent des Cités ration-

---

39. On en trouvera un exposé remarquable dans *Laboratoires du nouveau siècle* sous la direction de Christian Topalov, Éditions de l'EHESS, 1999.

nelles de l'action collective. Cette cité des travailleurs de l'épreuve définit le nouvel esprit politique d'une république appliquée [40]. Son ambition est bien de proposer à la vitalité humaine des schèmes toniques d'augmentation et des adresses corrélées de santé normative sans négliger les « latitudes de dissonance [41] » qui impulsent ses ascensions magistrales.

Selon Dagognet, c'est dans ces trames inventives trop vite abandonnées qu'ont émergées des formes sociales de conseil rationnel permettant de traiter les sociopathies de la politique et ainsi de dégager une politique épistémologisée des pathologies sociales. Analyser la genèse de ces mouvements n'est ce pas pour Dagognet la meilleure façon d'en rouvrir l'avenir ?

À consulter l'œuvre du philosophe médecin, nous y voyons le conseil d'un expert. Comment ne pas le suivre ?

ROBERT DAMIEN,

Université de Franche-Comté

---

40. Sur ce thème d'un bachelardisme politique, nous nous permettons de renvoyer à notre ouvrage, *Le conseiller du Prince de Machiavel à nos jours*, PUF, 2003, particulièrement son dernier chapitre.

41. Georges Canguilhem cité par Jean François Braunstein, in *François Dagognet, une philosophie à l'œuvre*, op. cit., p. 127.

Du remède à la philosophie. Parcours d'objectologie autour de *La Raison et les remèdes*, 1964.

Simone Delorenzi

Le remède, qui doit capter la pensée du philosophe, il n'est pas qu'un objet quelconque, une matière semblable à d'autres, il jouit d'un statut privilégié. [1]

Introduction. Un objet pas quelconque.

À ceux qui auront traversé, même une seule fois, « l'œuvre explosé » de François Dagognet n'aura pas échappé l'attention toute particulière que le philosophe porte sur les choses ou, plus précisément, sur les objets matériels. Cet intérêt constant conduit

1. François Dagognet, *La raison et les remèdes*, 1964, p. 5. Je remercie la bibliothèque de l'université de Dijon, où j'ai pu accéder à des nombreux ouvrages utiles à l'élaboration de ce texte ; pour leurs précieux conseils ; M. Lazare Benaroyo de l'université de Lausanne et les intervenants au séminaire d'éthique médicale du D.E.A. « La phénoménologie et les approches cognitives de l'homme » (universités de Genève et de Lausanne, 2001) ; M. Giampaolo Azzoni de l'università degli Studi di Pavia. Ma reconnaissance va tout particulièrement à M. Gérard Chazal qui, par son intérêt, a permis la publication de ce travail et à M. François Dagognet, pour la richesse de son enseignement et son amitié.

jusqu'à la fondation d'une nouvelle discipline philosophique : l'objectologie. « Objectologie » est le terme utilisé par François Dagognet pour indiquer une réflexion, qui a son origine à la fin des années quatre-vingt – avec la publication chez J. Vrin de l'*Éloge de l'objet. Pour une philosophie de la marchandise*, 1989, mais peut-être déjà avec *Rematérialiser. Matières et matérialismes*, 1985 –, sur les objets matériels. S'opposant à certaines déclinaisons contemporaines d'idéalisme philosophique et culturel, l'objectologie se propose de réinsérer de plein droit les objets quotidiens dans le ciel trop raréfié de la pensée philosophique : en se sens la philosophie des objets de Dagognet trouve une place de première importance à l'intérieur d'un large mouvement concernant différents secteurs des sciences humaines de la fin du xxe siècle (de l'ethnologie à la sociologie, à la psychologie et à la psychanalyse, aux sciences de la communication, jusqu'à la linguistique même), qu'on pourrait définir dans les termes d'un objectve turn (ou – pour l'importance que les objets matériels assument à l'intérieur de ces réflexions – objectual turn) en opposition au linguistic turn qui se serait produit, selon le mot de Richard Rorty, au début du siècle[2]. En ce sens, penser les objets comme des éléments internes à – et non seulement comme déterminés à partir de – une forme de vie signifie penser l'expérience comme définie non seulement par un horizon cognitif (le thème transcendantal kantien), mais aussi – voire en large partie – par un horizon matériel. Avec Dagognet donc, pour la première fois, l'objet devient de façon systématique thème philosophique. De tous les objets questionnés par le philosophe, un semble néanmoins se distinguer par l'intérêt constant qu'il a su garder aux yeux de Dagognet : cet objet est le médicament. Le remède est en effet, dans l'économie de sa réflexion, un objet doublement premier : dans le sens de ce qui précède (le plus ancien), le remède est non seulement le premier objet matériel sur lequel le philosophe s'est penché, mais son premier objet philosophique tout court ; dans le sens de ce qui est devant (le plus important),

2. Richard Rorty (ed.), *The Linguistic Turn*, Chicago, university of Chicago Press, 1967.

le remède se maintient, à l'intérieur de toute la réflexion de Dagognet, comme un objet d'analyse privilégié et fondamental. Et c'est en rapport au remède que Dagognet définit les traits principaux de sa démarche philosophique. Dans l'Introduction à *La raison et les remèdes* on retrouve déjà celle qu'on pourrait tenir comme la thèse fondamentale et inaugurale de la philosophie de Dagognet, celle qui en définit la méthode et, pour ainsi dire, le tempérament : « Avant que de se préoccuper du cogito, la philosophie doit prendre en considération les *cogitata*, et même, plus que les pensées, les objets ou les instruments dans lesquels ces idées se concrétisent et s'élaborent[3] ». En d'autres termes, ce que le philosophe se propose c'est d'élaborer une épistémologie matérielle qui doit être développée comme une histoire et une critique des idées scientifiques objectivées – mieux : matérialisées – dans un support matériel : une chose, un objet, une architecture, une institution. Le remède devient dans cette perspective l'objet matériel à partir duquel il est possible d'élaborer une histoire et une philosophie de la médecine et, plus spécifiquement, de la thérapeutique médicale. Et peut-être davantage... Je me propose de développer ici quelques réflexions qui mèneraient du remède à la philosophie même, d'un objet pas quelconque à une philosophie (l'objectologie dagognetienne) qui, elle aussi, a très peu de l'ordinaire.

1. Qu'est-ce qu'un remède ? Qu'est-ce qu'un objet ?

Il y a, à regarder de plus près, une troisième raison pour laquelle le médicament a une place si importante à l'intérieur de la réflexion de Dagognet : il est un des objets exemplaires de l'objectologie. La thèse que j'entends ici développer est que le remède peut être

3. François Dagognet, *La raison et les remèdes*, 1964, p. 2.

considéré, quoi qu'en plusieurs sens de façon assez paradoxale, comme le prototype même de l'objet technique. L'analyse de l'objet technique occupe une grande partie de la philosophie des objets de François Dagognet. À ce propos est de fondamentale importance la distinction – d'ontologie formelle – entre la chose et l'objet : si la chose se définit par son appartenance exclusive à la dimension naturelle (l'ens naturalis qui est donné à l'homme), l'objet est caractérisé par son appartenance à une dimension culturelle (l'*ens culturalis* qui est construit – à travers un travail de production qui peut être aussi bien matériel que catégoriel – par l'homme) : « Il ne s'agit pas là d'une querelle mineure, celle qui oppose simplement l'objet à la chose ; elle touche à l'antinomie entre la nature et la culture, entre le monde et l'homme qui le change, entre la soumission et la victoire[4] ». Or, le médicament, dans la mesure où (et d'autant plus que) il s'éloigne de la compréhension naturelle que nous avons des objets techniques – dont nous tiendrons plus facilement à modèle un marteau, une montre ou un téléphone –, il en expose des caractéristiques essentielles qu'habituellement restent cachées derrière l'immédiateté de notre relation d'usage avec eux. En ce sens, le médicament fonctionne pour le philosophe comme vérité de l'objet technique : en termes phénoménologiques, dans l'immanence de notre rapport au remède se rend visible la transcendance, le mode d'être et de se donner de l'objet technique. Concrètement, la spécificité ontologique du remède peut être recherché dans l'analyse de trois phénomènes liés à l'expérience que l'on a du médicament, dans lesquels émerge sa différence par rapport au paradigme instrumental de l'ustensile, à partir duquel les objets techniques sont normalement conçus. Ces trois phénomènes renvoient à une triple ambiguïté ontologique dont le remède est porteur : entre objet et événement (1), entre objet et matière (2) et entre objet et chose (3). Ces trois dimensions d'ambiguïté ontologique définissent le remède, dans sa différence avec l'outil, selon trois dimensions spécifiques que le paradigme utilitaire tend à dissimuler : la dimen-

4. François Dagognet, *Pour l'art d'aujourd'hui*, Paris, Dis Voir, 1992, p. 36.

sion relationnelle, la dimension hylétique et la dimension potentielle de l'objet. Relationalité (§ 1.1.), matérialité (§ 1.2.) et potentialité (§ 1.3.) seront donc les trois domaines dans le quels sera recherchée la nature spécifique du remède.

1.1. Du remède comme relation : objet et phénomène.

La première différence entre le remède et l'ustensile s'applique au concept de « subsistance ». Si, d'un côté, l'ustensile (par exemple un marteau) subsiste (quasi) identique tout le long de son rapport d'usage par l'homme – l'objet technique connaît au plus comme style propre de consommation l'usure, caractérisée par une temporalité différente –, de l'autre côte le remède est un objet qui disparaît, en tant qu'objet, lors de son utilisation, c'est-à-dire un objet qui se consume (quasi) totalement, qui est anéanti par l'usage (pareillement on ne considère pas la nourriture comme un objet)[5]. En d'autres termes, le phénomène de la consommation définit le médicament à la fois comme objet (avant son usage, il est un étant matériel) et événement (après l'usage, il n'existe que dans ses effets). Dans la mesure où le remède glisse du niveau ontologique formel de l'objet à celui de l'événement, en lui se rend visible une dimension essentielle de relationalité : « Il suffit d'admettre l'existence du remède comme rapport, comme réseau de dépendances et de conditions. Ce remède lui-même n'existe pas isolément, il appartient à un ensemble ramifié[6] ». La consommation du remède par l'homme permet ainsi de thématiser le médica-

5. Sur « les nourritures » voir l'analyse d'Emmanuel Lévinas, *Totalité et infini*, La Haye, Nijhoff, 1961 ; Paris, Livre de poche, 1990, p. 112-121, 133-142 ; *Le Temps et l'Autre*, dans : J. Wahl (ed.), *Le Choix, Le Monde, L'Existence*, Paris-Grenoble, B. Arthaud, 1947 ; Paris, Presses Universitaires de France, 31983, p. 45-46.

6. François Dagognet, *La raison et les remèdes*, 1964, p. 56.

ment, au-delà du paradigme classique de l'extériorité (selon lequel un objet est une simple présence matérielle dans le monde, une *Vorhandenheit*, dans le lexique de Martin Heidegger), dans sa dimension d'événement (le remède est pensé, dans la mesure où il échappe à la prise dans les mains de l'homme) comme une riche présence dans un rapport)[7]. Dit autrement, l'essence du remède ne réside pas (que) dans sa sub-sistence comme une chose (la cause) externe à l'homme, mais précisément dans son existence comme relation (l'effet), dans son rapport à l'homme : « Le remède [...] connaîtra un sort éminemment philosophique, en ce sens que son devenir seul, et même son devenir humain, révélera et déploiera son être. Il est ce qu'il deviendra et rien ne peut dispenser de cette épiphanie. Plus que d'autres matières, celle de la guérison ou de la sédation traverse l'histoire et s'accomplit par elle. C'est pourquoi elle échappe, en partie, à la connaissance trop instantanée et trop anhistorique du laboratoire[8] ». Si la compréhension naturelle de l'objet technique qui s'appuie sur le modèle de l'ustensile dissimule cette dimension propre au remède (parce que, au fond, quand on utilise un marteau on a l'impression que, et le marteau et nous-mêmes, subsistons identiques avant et après son utilisation), dans le remède elle est autant plus forte que le médicament agit directement sur l'homme : « son être se définit par son pouvoir, sa substance par ses effets[9] ». Et encore : « Telle est [...] la force du remède : il ne transforme pas la nature extérieure, mais l'homme même, il le retient en vie, le protège, le soulage ou le métamorphose[10] ». La définition du remède comme rapport doit donc être interprété dans son double versant : d'un côté (puisqu'il est un objet) comme matérialisation d'un rapport

---

7. Martin Heidegger, *Sein und Zeit*, Tübingen, Niemeyer, 1927. En cette perspective François Dagognet définit aussi le remède comme « le dehors d'un dedans » ; François Dagognet, *Les dieux sont dans la cuisine*, Le Plessis-Robinson, Synthélabo, 1996, p. 82.

8. François Dagognet, *La raison et les remèdes*, 1964, p. 50.

9. *Ibid.*, 1964, p. 55.

10. *Ibid.*, 1964, p. 15.

(soignant/soigné, psychique/physique, théorie/pratique) ; de l'autre (en tant que phénomène) comme mise en relation d'une matière (*materia medicans* socialisé). Le remède relève donc d'une réflexion quasi-existentielle : son essence n'est pas figée mais appartient au royaume du possible.

1.2. Du remède comme matière : objet et matérialisation.

La deuxième différence entre le remède et l'ustensile s'applique au concept de « fonction ». Si la forme de l'ustensile, par le lien étroit qui se constitue entre forme et fonction, semble définir immédiatement son essence – par exemple (l'exemple est de Martin Heidegger, *Das Ding*), un verre est tel (un conteneur) grâce à sa concavité, peu importe s'il est en terre glaise, papier ou plastique – la forme semble être un caractère accidentel ou secondaire du remède : elle dépend moins de son essence (ou de sa fonction) que d'impératifs commerciaux ou déterminants la simplicité de son assomption ou posologie[11]. En d'autres termes, le remède est à la fois objets (des pilules ou pastilles dans une boîte, une petite bouteille contenant un liquide, un stick, une perfusion ou une seringue) et matière (*materia medicans* : le liquide, la substance active présente dans les pilules). « En dehors de toute référence aux composants psychiques ou névrotiques [...] le remède lui-même manifeste et révèle un matérialisme discontinu et contrasté [...] La pharmacologie nous livre une matière traversée d'espoirs et sillonnée de désillusions, une matière sans cesse à la recherche d'elle-même[12] ». Dans la mesure où, au-delà du paradigme hylémorphique de tradition aristotélicienne, le concept de « fonction » glisse du niveau morphologique de la forme au niveau structurel de la matière – ou, ce qui revient au même : le concept de « forme » du niveau macro- ou mésoscopique au niveau microscopique (de

11. Martin Heidegger, *Vorträge und Aufsätze*, Pfullingen, Günther Neske, 1954.
12. François Dagognet, *La raison et les remèdes*, 1964, p. 19.

la structure chimico-moléculaire de la matière) – le remède peut être pensé dans sa dimension essentielle de matérialité. L'essence de l'objet ne se situe pas (que) au niveau de la forme qu'il assume mais (aussi) au niveau de la matière que la constitue : la substance active, sa composition, sa quantité, ses rapports avec les autres substances présentes dans le remède (cependant la morphologie semble resurgir au niveau mésoscopique – même si détaché du fonctionnel en sens stricte –, lors de l'utilisation et la reconnaissance quotidienne du médicament, dans l'enveloppe ou l'emballage, sa délimitation, et du logo ou de nomenclature, sa dénomination). En ce sens, le remède peut être pensé comme matérialisation du faire et du savoir l'homme (comme on le verra plus précisément au § 2.).

1.3. Du remède comme puissance : objet, chose et fétiche.

La troisième différence entre le remède et l'ustensile s'applique au concept même d'« utilisation ». S'il est vrai que l'on dit aussi bien « je me sers d'une scie pour couper du bois » ou « je me sers d'un antibiotique pour guérir d'une infection » – s'il est vrai, donc, que le remède est bien un ustensile – il est vrai aussi que, en les utilisant, je fais expérience de ces deux objets de façon sensiblement différente. Quand je coupe du bois avec une scie, par exemple, je perçois les effets de son utilisation comme une conséquence directe de mon acte de manipulation de l'instrument que je serre dans les mains (la modalité d'être originaire de la scie est, selon le mot de Martin Heidegger, la *Zuhandenheit*, l'être un *moyen* – dans les mains de l'homme – *pour* la réalisation de ses projets)[13]. La perception de la façon dont le remède fonctionne n'est pas tout à fait la même : le remède, une fois assumé, *fonctionne par lui-même*, je ne le manipule pas ; au contraire, je pourrais dire qu'*il* me manipule. Le remède est donc un objet duquel on perçoit plus le pouvoir

13. Martin Heidegger, *Sein und Zeit*, 1927.

qu'il exerce sur nous que celui que nous exerçons sur lui (nous l'accueillons, *il nous est donné*). Ici, la modalité d'être du remède s'approche beaucoup à celle du *fétiche*. Cela semble être dû à deux raisons : la première relative à la manière dont on perçoit le donné technique dont le médicament est porteur ; la deuxième à sa nature essentiellement ambiguë (qui transparaît dans l'ancien mot grec *farmakon*). La première raison de la fétichisation du remède renvoie au phénomène, individué par Gilbert Simondon, de la « majorité et minorité sociale des techniques[14] ». L'homme, selon Simondon, se rapporte aux objets techniques selon deux modalités fondamentales : d'un côté, par un statut de minorité « selon lequel l'objet technique est avant tout objet d'usage, nécessaire à la vie quotidienne [...]. Le savoir technique est implicite, non réfléchi, coutumier » ; de l'autre, par un statut de majorité qui « correspond au contraire à une prise de conscience et à une opération réfléchie de l'adulte libre, qui a à sa disposition les moyens de la connaissance rationnelle élaborée par la science : la connaissance de l'apprenti s'oppose à celle de l'ingénieur[15] ». L'asymétrie du rapport thérapeutique installe le patient dans une situation de minorité par rapport au donné technique dont le remède est porteur, c'est-à-dire qu'il en ignore le fonctionnement : par cela même, le soigné tend à accepter le pouvoir du médicament comme quelque chose de mystérieux sinon de magique, que simplement il subit. (Plus que ça : toutes les asymétries des rapports entres les différents acteurs de l'action clinique et thérapeutique (chercheurs et ingénieurs de l'industrie pharmaceutique, pharmaciens, médecins, infirmiers et aides soignants d'un côté et patients de l'autre) semblent se structurer en grande partie selon le degré de majorité ou de minorité de leurs rapports au médicament en tant qu'objet technique). L'étymologie de l'ancien mot grecque *farmakon* renvoie à un second phénomène permettant d'expliquer la nature de fétiche du médicament : à la fois salutaire (remède) et toxique

14. Gilbert Simondon, *Du mode d'existence des objets techniques*, Paris, Aubier, 1958 ; 31989, p. 85-112.

15. *Ibid.*, p. 85.

(poison), le médicament maintient toujours au plus profond de son être une dimension qui se soustrait au contrôle humain, potentiellement (en tout moment) destructrice : « Le médicament concrétise une ambivalence matérielle qui accroît son pouvoir et augmente son prestige : il peut aussi bien léser que libérer et chasser les démons de la fièvre ou de la douleur [...]. Rien ne sépare, sinon une différence minime de la dose, le toxique et le curatif, le mal et le bien. C'est la raison pour laquelle le remède entre dans l'univers du sacré[16] ». En d'autres termes, le remède est à la fois *objet* (il est un étant matériel produit par l'homme) et *chose* (doublement chose : parce qu'il renvoie à la puissance de guérison de la nature – la *natura medicatrix* –, des substances ou drogues naturelles ; étant donné par la nature ou le médecin, il est accueilli comme on accueille quelque chose qui nous dépasse). Ici le remède est perçu dans son *affinité* avec la *maladie* (affinité qui peut être retrouvée dans le grec *tò pathós* (verb. *paschô*) qu'on retrouve dans les substantifs « pathologie », « passivité » ou « passion ») : « La Nature première se définit nécessairement comme un *réservoir sacré d'énergies*, comme une divinité capable de donner la maladie ou d'entretenir la vie[17] ». Dans la mesure où il est accueilli comme une chose, le remède peut être pensé, au delà du paradigme de l'ustensilité (c'est-à-dire du pouvoir que l'homme exerce sur lui), dans sa *dimension essentielle de potentialité* (de son pouvoir sur l'homme)[18]. Écrit Dagognet : « En thérapeutique, *seul compte le pouvoir-être*. L'être du médicament n'existe qu'en raison de ses effets ou de ses vertus[19] ». L'essence du remède n'est pas (que) de servir à une activité thérapeutique mais de la rendre possible : « Le remède [...] n'est que probabilité, nullement réalité et encore moins nécessité. Son pouvoir tient du possible et de l'éventuel[20] ». Ainsi le

16. François Dagognet, *La raison et les remèdes*, 1964, p. 215.

17. *Ibid.*, p. 27.

18. Je retiens ici la définition, donné par Philippe Pignarre, du remède comme « objet au potentiel » ; Philippe Pignarre, *Qu'est-ce qu'un médicament*, Paris, La Découverte, 1997, p. 138.

19. François Dagognet, *La raison et les remèdes*, 1964, p. 42.

remède peut être pensé, dans la contingence de son histoire, comme *matérialisation d'une action possible* : une fois de plus, « *Höher als die Wirklichkeit steht die Möglichkeit*[21] ».

2. Le laboratoire : une nouvelle épistémologie ?

« On ne trouve les principes et la théorie que dans les corps mêmes[22] ». Dagognet interroge les remèdes dans leurs rapports complexes avec la médecine : et en premier lieu vis-à-vis de la théorie médicale – la pathologie – avant de considérer leurs utilisation dans la pratique médicale – la clinique ou thérapeutique. Je chercherai ici à développer trois thèses épistémologiques concernant le remède :

1. en tant que objet technique le remède est le produit d'une théorie scientifique ;
2. en tant que instrument scientifique – c'est-à-dire dans la mesure où le médicament appartient au sous-ensemble des objets techniques qui sont utilisés par une science à l'intérieur de ses activités – le remède produit une théorie scientifique ;
3. dans les deux directions de son rapport à la médecine en tant que science (à la fois technique et théorique), le remède est un objet d'intérêt philosophique pour l'élaboration d'une épistémologie et d'une histoire de la médecine. Le médicament se définit en effet, dans son rapport à la médecine, dans une double position : quand il est produit, il présuppose une théorie qu'il matérialise (la théorie est inscrite dans le remède) ; quand il est utilisé, il concourt à l'élaboration d'une théorie qu'il favorise ou falsifie (la théorie est catalysée, voire prescrite, par le remède). Dans les

20. *Ibid.*, p. 37.
21. « Plus haut que la réalité se trouve la possibilité » ; Martin Heidegger, *Sein und Zeit*, 1927, § 7.
22. François Dagognet, *Éloge de l'objet*, 1989, p. 12.

deux cas, l'analyse du médicament permet de reconsidérer les rapports épistémologiques entre les différentes parties qui constituent la médecine moderne : d'un côté, la physiologie et la pathologie (se confondant dans la médecine moderne en une seule positivité, selon l'analyse de Georges Canguilhem), de l'autre la clinique et la thérapeutique (se confondant par la pharmacologie moderne en une seule activité, selon l'analyse de François Dagognet et Philippe Pignarre)[23]. La pharmacologie, et le laboratoire, se constituent en ce sens comme un terme tiers autour duquel se réorganisent les rapports internes à la médecine moderne. Cette réflexion pourra peut-être contribuer à déplacer le débat, en philosophie de la médecine, entre une approche rationaliste (ou positiviste) et une approche humaniste (ou anthropologique) vers une vision quelque peu plus complexe des dynamiques épistémiques (et socio-politiques) sous-jacentes à l'évolution de la médecine moderne.

2.1. Remède et production.

Le médicament, dans la mesure où il est le résultat du travail de l'homme, est le produit d'une technique. François Dagognet décrit dans La raison et les remèdes quatre méthodes ou modèles fondamentaux de production des substances officinales – transmutation, extraction, surdétermination (ces trois définissant le remède ancien) et synthèse (qui définit, au xixe siècle, la naissance du remède moderne) – ; quatre stades de positivité (dans le sillage de l'épistémologie contienne) auxquels correspond un progressif éloignement du médicament du statut de chose vers celui d'objet. La première opération – à la fois la plus ancienne et la plus simple – par laquelle le médicament est produit est la transformation d'une matière naturelle (le changement d'état de la matière) : « Tout changement matériel ou plutôt sensoriel, de volume ou d'aspect,

23. Georges Canguilhem, *Le normal et le pathologique*, Paris, P.U.F., 1966.

de couleur ou de teinte, d'état ou de lieu, équivaut toujours en chimiatrie à un renouveau, donc à un remède. Le nouveau renouvelle[24] ». Le remède est produit à partir de substances matérielles (terres, métaux, matériel organique) qui sont manipulées par l'homme en vue d'un changement : « Le renouveau matériel implique une promesse, une promotion, donc une genèse exaltante et revigorante. Tout ce qui suscite une transformation, de couleur même, prend un sens d'amélioration : passer du vert au rose, du bleu au rouge et surtout du noir au blanc et au jaune [...] ; pulvérisation et crémation, précipitation et dissolution, apparition puis disparition dans les menstrues appropriées, cristallisation et vaporisation, clarification et fermentation, tamisage et séchage, voire porphyrisation. Toutes reviennent au même : changer et donc mobiliser une matière inerte[25] ». Le renouveau matériel des substances matérialise donc l'espoir des changements et des guérisons. La deuxième opération matérielle par laquelle le remède est produit c'est l'extraction des substances bienfaisantes contenue dans la matière naturelle : « La chimiatrie valorise toute extraction, toute opération qui élimine l'inutile en vue de concentrer et retenir l'essence, le spiritus, profond et caché [...]. La pharmacologie ne manque pas de creuser, d'arracher, d'épurer : elle ne cesse jamais d'aller au fond des choses, et même à leur tréfonds[26] ». Il ne s'agit plus ici de métamorphoser la matière en vue d'une amélioration qualitative et bénéfique, c'est-à-dire de lui donner une valeur, mais d'extraire ce qu'en elle-même a déjà une valeur thérapeutique : les énergies qui sont cachées à son intérieur : « Au mortier de l'amalgame, aux vaisseaux des coctions et fusions, succède l'alambic, voire les diverses macérations et alcoolisations, destinées à tirer des plantes et des animaux, des métaux et des minéraux, leur secrète quintessence. Les deux opérations [...] réalisent toutes deux une genèse. Mais là où la première transforme, la seconde se borne à épurer, à concentrer une nature

---

24. François Dagognet, *La raison et les remèdes*, 1964, p. 68.

25. *Ibid.*, p. 65.

26. *Ibid.*, p. 63-64.

éparse et hétéroclite, donc inefficiente[27] ». En s'appuyant sur une cosmologie du pur et de l'impur, le pharmacien doit moins transformer ou améliorer les substances que le purifier : la pure essence, l'esprit ou l'âme médicinale qui résultent de ce travail de purification combattront l'impur de la maladie, du corps contaminé du malade : « Cette opération extractive doit s'emparer des matériaux les plus vils ou les plus abjects, les plus résistants ou réfractaires [...]. Cette volonté purificatrice ne peut que partir de l'impur, en vue d'en sortir le pur, ou porter seulement sur l'inflexible. Autrement, le remède serait un donné, ce serait la mort de la pharmacie, l'impossibilité de ses fameuses élaborations[28] ». La pharmacologie de l'extraction distille le noble (aérien) caché dans la matière morbide (le terrestre) : avec elle, la thérapeutique commence à se détacher du donné, à s'opposer à la nature plutôt qu'à l'améliorer. La troisième opération de production du remède est la surdétermination (ou composition) de substances différentes : « La surdétermination renforce le pouvoir des remèdes : à cet effet, elle les ajoute les uns aux autres, elle réunit les plus efficients[29] ». Ce procédé se situe à l'opposé de la technique extractive : il ne s'agit plus de séparer les substances, mais, bien au contraire de les unir dans un remède global. Dagognet décrit trois différentes façons d'opérer par surdétermination : 1. la surdétermination quantitative, c'est-à-dire « une simple multiplication, l'addition effrénée des plantes et animaux » : le pouvoir du remède résulte ici de l'addition des pouvoirs des substances dont il est composé[30] ; 2. la surdétermination qualitative, c'est-à-dire non plus la simple addiction de substances (et donc de leurs propriétés) mais la composition laborieuse et diligente (« selon l'art des éléments ») de substance aux fins d'obtenir un remède aux propriétés bienfaisantes[31] ; 3. la surdétermination oppositionnelle, c'est-à-dire la composition d'un « mixte

27. François Dagognet, *La raison et les remèdes*, 1964, p. 71.

28. *Ibid.*, p. 72.

29. *Ibid.*, p. 64.

30. *Ibid.*, p. 64.

31. *Ibid.*, p. 77.

dialectique », par l'union de substances ayant des propriétés contraires (*coïncidentia oppositorum*)[32]. Avec la technique combinatoire, le remède ne se définit plus comme une propriété immédiate de la matière naturelle (à augmenter par une manipulation ou à extraire par une purification) mais comme l'effet ou le résultat d'une relation entre plusieurs matières provoquées par l'homme. En d'autres termes, le remède résulte de la capacité de l'homme de composer les substances offertes par la nature de façon originale et productive. La dialectisation ou provocation de la matière par l'homme produit des nouvelles configurations matérielles bénéfiques, c'est-à-dire des remèdes qui sont matières artificielles, autrement dit : humaines. Les trois procédés qu'on a vus jusqu'à présent – la transformation qui améliore les substances naturelles, l'extraction qui les purifie et la surdétermination qui les dynamise – ont leur commun dénominateur dans l'enracinement dans les substances naturelles qu'ils travaillent, bien qu'en directions et de façons différentes : « Trois opérations essentielles, trois instruments fondamentaux (le mortier, le bain-marie, le pot de grès où se réconcilieront et se conserveront les éléments hostiles), trois schèmes constitutifs du remède officinal, mais toujours, comme nous y avons insisté, une énergétique assez unitaire qui corrige, transmue ou concentre une nature éparse, pierreuse ou florale, minérale ou animale, et qui parvient à la convertir en remède valeureux[33] ». Ce qui les approche c'est donc le donné naturel à partir duquel le remède résulte, la matière offerte par la nature ; ce que les éloigne les différentes opérations techniques de travail sur cette matière pour obtenir le remède. La quatrième modalité de production du remède décrite par Dagognet – qui définit, *grosso modo*, l'essence même de la pharmaceutique moderne – semble être non-homogène aux trois vues en précédence : « Partout, la pharmacologie se libère de ses attaches avec la nature qu'elle capterait, concentrerait ou détournerait à son profit. Un remède, de moins en moins, se récolte ou se cultive. De plus en plus, le médi-

32. François Dagognet, *La raison et les remèdes*, 1964, p. 64.

33. *Ibid.*, 1964, p. 81.

cament actif se produit, en ce sens qu'il se construit[34] ». La synthèse des substances nouvelles marque le passage entre une pharmacologie, pour ainsi dire, naturelle (c'est-à-dire totalement dépendante, dans le choix de ses substances, de la nature) à une pharmacologie immédiatement constructive : « De fil en aiguille, le laboratoire arrive au remède actif. Si le point de départ, par certains côtés, renvoie au naturalisme, la sélection de l'espèce et sa transformation par les rayons mutants, sans compter le reste, inaugurent l'émancipation qui ne manquera pas de se poursuivre. Bientôt l'antibiotique ne dépendra même plus des moisissures, mais de la seule chimiosynthèse, il sera fabriqué, à partir d'éléments chimiques communs[35] ». Avec la pharmacosynthèse, la pharmaceutique se libère des liens et des contraintes que la nature lui imposait : « Cette pharmacologie inaugure une logique créatrice de la synthèse ou de la relation[36] ». Le remède se définit désormais comme le produit immédiat, en laboratoire, d'une certaine configuration matérielle : « Désormais, le laboratoire s'empare de n'importe quoi, des éléments les plus variés, en vue de construire ou d'édifier ses poudres, ou ses solutés. Le Matériau remplace la noble et toujours émouvante matière médicale[37] ». Ce qui caractérise la pharmacologie moderne c'est moins son opposition à la nature que son autonomie, sa liberté même : aussi bien dans son commencement (les atomes ou les molécules à partir desquels le remède est construit sont le résultat d'un travail de laboratoire) que dans son déroulement (leur composition ou configuration se détache des modèles et schémas naturels) et dans son achèvement (une substance nouvelle, inexistante en nature, produite par l'ingéniosité et la connaissance humaine). Avec le thème de la liberté du médicament du donné naturel, on introduit déjà une autre caractéristique fondamentale du remède : son appartenance au monde culturel et – de façon peut-être encore plus radicale – au

34. François Dagognet, *La raison et les remèdes*, 1964, p. 96.

35. *Ibid.*, p. 97.

36. *Ibid.*, p. 286.

37. *Ibid.*, p. 102.

monde social. La reconnaissance de la nature essentiellement sociale du médicament par la pharmaceutique et la pharmacologie définit, selon Philippe Pignarre, le passage même d'une thérapeutique de type traditionnel à la thérapeutique moderne : le médicament moderne se définit en cette perspective à travers un processus de socialisation des molécules qui advient lors de son expérimentation dans les « laboratoires de l'étude contre placebo » ou « laboratoires du double-insu[38] ». Le remède est le résultat d'un processus de construction aussi bien technique que – par son expérimentation scientifique sur des groups d'êtres humains – sociale, ce qui exclurait de fait le rêve d'une pharmacologie rationnelle capable de produire un remède à partir des seules connaissances physiologiques (on retournera vite sur ce point capital).

2.2. Remède et découverte.

Mais le vecteur qui va du savoir scientifique au remède peut être parcouru aussi dans le sens inverse : « Le traitement n'est pas un problème limité d'application, un simple pragmatisme d'efficience, mais la porte étroite qu'il faut parfois franchir pour découvrir les fonctions biologiques et la vérité de l'organisme. Ainsi, la médication ne cesse pas de dépendre d'une théorie, implicite ou explicite, elle permet également de la renouveler, de l'enrichir ou de la consolider[39] ». L'utilisation clinique du médicament (aussi bien en phase expérimentale, dans le laboratoire, qu'une foi commercialisé, à l'hôpital ou à la maison) définit en effet le remède – au-delà de ses propriétés purement thérapeutiques – comme un instrument heuristique, c'est-à-dire comme un instrument de recherche scientifique : « L'idée se dessine à partir des travaux et des opérations, transparaît à travers les succès ou même les échecs

38. Philippe Pignarre, *Qu'est-ce qu'un médicament*, 1997.

39. François Dagognet, *La raison et les remèdes*, 1964, p. 108-109.

devant les choses[40] ». Comme l'écrit Georges Canguilhem, dans *Le statut épistémologique de la médecine* : « L'application médicale des acquis scientifiques, convertis en remèdes, c'est-à-dire en médiations restauratrices d'un ordre organique perturbé, n'est pas inférieure en dignité épistémologique aux disciplines d'emprunt. Elle est, elle aussi, une expérimentation authentique, une recherche critique d'instructions sur l'efficacité thérapeutique de ses importations[41] ». Entre le remède et la théorie médicale s'installe alors un double rapport de dépendance : « Un circuit épistémologique et culturel lie l'un à l'autre la connaissance de la maladie et la détermination du remède : un remède qui permet souvent d'apprendre à connaître le mal en même temps qu'il le transforme et une maladie qui, vu ses perpétuelles modifications, entraîne à son tour des révolutions ou des transformations thérapeutiques[42] ». Le remède est le lieu où non seulement la médecine s'applique à la réalité mais aussi celui où elle peut faire expérience de soi et de la maladie : « En même temps que la thérapeutique avançait et s'enrichissait, elle élargissait la pathologie, les concepts de santé, de maladie et d'infection[43] ». Le remède fonctionne donc comme un catalyseur de la théorie scientifique : « Si la classification des symptômes a certes commencé à se constituer historiquement avant celle des médicaments [...], le médicament a désormais le pouvoir permanent de redéfinir et resegmenter les pathologies[44] ». Ce qu'il faut encore remarquer ici c'est l'implication de réciproque stimulation de pathologie et clinique, science théorique et thérapeutique médicale : « Cette habituelle césure, cette séparation du faire et du connaître nous a toujours semblé infidèle et erronée [...]. On ne connaît, en médecine, que ce que l'on tente de trans-

---

40. François Dagognet, *La raison et les remèdes*, 1964, p. 120.

41. Georges Canguilhem, *Le statut épistémologique de la médecine*, dans : « *History and Phylosophy of the Life Sciences* », 10 (1988), p. 26.

42. François Dagognet, *Surréalisme thérapeutique et formation des concepts médicaux*, 1957, p. 193.

43. François Dagognet, *La raison et les remèdes*, 1964, p. 218.

44. Philippe Pignarre, *Qu'est-ce qu'un médicament ?*, 1997, p. 165.

former : la pratique et la théorie vivent l'une de l'autre, l'une par l'autre, inséparablement[45] ». La pharmacologie se définit donc comme un troisième pôle de la médecine moderne qui s'insère dans l'espace qui se crée entre la clinique d'un côté et la physiologie et la pathologie de l'autre. Comme l'a remarqué Philippe Pignarre, cette structuration triangulaire de la médecine devient nécessaire dans le moment même où, au XIXe siècle, la médecine se veut rationnelle et positive.[46]

2.3. Remède et réflexion.

On peut maintenant développer une thèse épistémologique, pour ainsi dire, de deuxième degré : si, comme j'ai cherché de montrer, les remèdes matérialisent toujours une théorie – à partir de laquelle ils sont produits (technique) ou réclamés (pathologie) – cette même théorie, dans la mesure où elle est objectivée dans le substrat matériel du remède, se rend visible et lisible à l'historien et philosophe de la médecine. Écrit Philippe Pignarre : « Peut-être est-il possible de mieux comprendre la guérison, la maladie et plus généralement toute la médecine moderne, en étudiant le plus longtemps possible l'outil privilégié que nous avons inventé[47] ». À ce niveau, on retrouve les fondements méthodologiques sur lesquelles se construit toute la réflexion de François Dagognet sur les remèdes. Ce qui est à retenir, c'est que dans l'analyse du remède, ce qui se donne immédiatement à voir est aussi la théorie qui soutient la médecine : sa conception de la maladie, du corps, d'elle-même et, enfin, tout l'ensemble des choix aussi bien épistémologiques qu'étiques qui lui sont sous-tendus, son « ontologie curative ». C'est l'*épistémè* même d'une positivité qui se rend visible dans les remèdes. Il s'agira alors

45. François Dagognet, *La raison et les remèdes*, 1964, p. 330.

46. Philippe Pignarre, *Qu'est-ce qu'un médicament ?*, 1997, p. 165.

47. *Ibid.*, 1997, p. 15.

de comprendre comment cette épistémè se configure dans le cas de la médecine – et, en particulier, de la clinique – actuelle.

3. Les dieux dans la pharmacie : thérapeutique et anthropologie du remède.

« Les difficultés commenceront [...] lorsque nous chercherons à réfléchir moins sur le remède lui-même que sur les conduites thérapeutiques relatives à son emploi : quand l'ordonnancer ? et comment ? et que peut-il ? [...] La manière de prescrire ou de formuler compte alors autant que le produit administré[48] ». On touche maintenant aux problèmes d'ordre pratique, qui concernent le remède dans son rapport à l'homme (celui qui le prescrit, le médecin, ou l'administre la plupart du temps, le pharmacien ou l'infirmier, et celui qui l'assume, le malade) : « Le remède ne s'éclaire vraiment que par et dans ses usages cliniques. Il n'est pas seulement un matériau ou une molécule chimique, une poudre ou un extrait ; il ne se réduit pas seulement à un produit susceptible d'entraîner un résultat, mais il s'intègre à une conduite thérapeutique qu'il appelle et qu'il fonde [...]. Pareillement, un instrument ne se conçoit pas en dehors des opérations effectives qu'ils favorisent[49] ». Il est question ici, avant de tirer en quelque sorte les conclusions de cette réflexion, de la dimension sociale du remède, qui n'est pas seulement passive mais – comme je chercherai de le monter – aussi active.

*

* *

48. François Dagognet, *La raison et les remèdes*, 1964, p. 103.

49. *Ibid.*, p. 108.

3.1. Du biologique au social.

L'analyse de l'étude contre placebo.

Le problème principal de l'utilisation clinique des remèdes est le problème de leur efficacité : du médicament, comme de tout objet technique utilisé par l'homme en vue de ses fins, on exige en premier lieu qu'il fonctionne bien, qu'il soit un bon remède contre le mal (on se rappellera ici du sens étymologique du terme « bon », « bonus », c'est-à-dire : « bien fait », « bien construit »). En ce sens, la mise au point, dans les recherches pharmaceutiques contemporaines, des études cliniques contre placebo et du protocole dit « du double insu » (ou « du double aveugle », « *double blind test* »), développés surtout dans les pays anglo-saxons à partir de la moitié du XXe siècle, constitue un tournant fondamental : « On divise un ensemble de patients en deux groupes : le premier reçoit le médicament-candidat, le second un placebo c'est-à-dire un médicament neutre sans substance chimique biologiquement active. Et on compare les résultats obtenus dans les deux groupes, en construisant des échelles composées, lorsque c'est possible, d'indices biologiques, ou, en général à partir de l'évaluation de différents symptômes qui rendent compte de la maladie à soigner. La différence des résultats devra être statistiquement significative[50] ». La placebothérapie, s'efforçant de fournir des preuves expérimentales de l'efficacité thérapeutiques des remèdes, est la grande tentative de la médecine contemporaine de donner aux médicaments – et par là même, à l'ensemble de la thérapeutique – un statut de positivité. Comme le souligne justement Philippe Pignarre : « Il n'y a pas de médicament moderne, quelle que soit son origine, qui ne doive s'affronter à ce risque : celui de voir son effet démenti par le placebo[51] ». Il s'agit en gros de soustraire le remède à la contingence de la relation clinique particulière entre un médecin

50. Philippe Pignarre, *Les deux médecines*, Paris, La Découverte, 1995, p. 35.

51. *Ibid.*, p. 35.

et son malade, pour en garantir objectivement l'efficacité, et fonder ainsi la clinique sur le modèle de la médecine scientifique, en accomplissant le projet positiviste d'une médecine comme science appliquée. Le but de ce processus est assez clair : produire un remède qui soit valable (c'est-à-dire efficace) contre une maladie en toutes circonstances, en faisant abstraction de tout état individuel : « Une universalisation de la molécule : elle devient abstraite au sens où elle sera valable, statistiquement, pour des patients indifférenciés, recrutés et classés pour devenir indifférenciables[52] ». Le remède devient donc un « objet abstrait et universel » : à telle maladie correspondra tel médicament, dont l'efficacité objective est expérimentalement garantie par les preuves contre placebo[53]. Mais cette procédure a, pour la positivité qui l'a mise en œuvre, des revers paradoxaux : l'étude contre placebo, remède de la pharmacologie contemporaine, a (pour ainsi dire) des effets collatéraux. En effet la placebothérapie, si d'un côté réussit à fournir des preuves (bien que d'ordre purement statistique) de l'efficacité objective du remède et donc à fonder (de jure) la thérapeutique sur des bases positives – en la substrayant à toute contingence clinique –, de l'autre, elle réintroduit (de facto) au cœur même de la matière médicale, par la reconnaissance de l'effet placebo, une dimension d'individualité physiologique et psychique qui lui échappe nécessairement : en ce sens, comme l'écrit Philippe Pignarre : « L'effet placebo est l'angle mort de la médecine moderne, à la fois créé dans l'expérience et créateur d'effets non discernables[54] ». L'individualité du malade, éliminée au niveau de l'action thérapeutique, resurgit au cœur même du médicament : c'est la découverte, par la moderne science des remèdes, de la nature essentiellement relationnelle du médicament. Or, dans son mouvement idéal la placebothérapie recherche le remède réel, c'est-à-dire du médicament purifié des variables psychologiques subjectives : « Un remède réel est égal au remède global, quand

52. Philippe Pignarre, *Qu'est-ce qu'un médicament*, 1997, p. 129.

53. *Ibid.*, p. 129.

54. *Ibid.*, p. 225.

on a soustrait de la somme de ses effets, ceux qui relèvent de la persuasion, de l'hypnose, de l'espérance, voire même ceux qui n'existent que par la présence du médecin, susceptible de modifier totalement les résultats[55] ». Ce remède réel (résultant de l'équation : effet global (a) = effets réels (x) ± effets suggestifs (y) ; x (le remède) = a – y) reste cependant pour la pharmacologie un terme limite de la recherche, un objet purement idéel : la réalité du médicament, pour ainsi dire, se maintien sur un niveau purement statistique. Écrit Dagognet : « Il n'est pas possible [...] de parvenir à l'objectivité curative, ou de définir rigoureusement l'être de la guérison. Il faudra renoncer à la notion de médicament-objet, retirer au remède sa solidité ou sa robustesse ontologique, et bannir l'équation[56] ». C'est le point de départ même de la placebothérapie : la constatation que l'efficace du médicament n'est pas due uniquement à sa constitution matérielle (à une causalité de type mécaniciste d'ordre biologique), mais varie selon la façon dont le patient l'utilise et le perçoit (il y a des variantes – difficilement prévisibles – d'ordre psychologique et individuel) : « Dès qu'un remède est dispensé, il perd obligatoirement sa belle neutralité, sa claire objectivité[57] ». Dès ce moment, le remède se voit donc coupé en deux au plus profond de son être, étant la résultante de deux dimensions : une dimension biologique et une dimension psychologique. Or, la grande découverte du laboratoire contre placebo est que ces deux dimensions (de matérialité et de relationalité) du remède ne sont pas distinguables : « Ce prétendu remède, isolé de ses composantes psychiques ou des additions suggestives, à quoi correspond-il ? À un inexistant et à une authentique fiction[58] ». Le remède se définit en cette prospective comme une molécule socialisée : « Ce qu'on appelle effet placebo pour le renvoyer à un effet psychologique n'est en fait que le signe d'une autre opération : la socialisation de la molécule, c'est-à-

55. François Dagognet, *La raison et les remèdes*, 1964, p. 31.

56. *Ibid.*, p. 36.

57. *Ibid.* p. 42.

58. *Ibid.*, p. 42.

dire son passage de l'étude sur cellules et animaux à l'étude sur des humains vivants[59] ». On introduit là une distinction importante : la différence entre la molécule et le médicament (distinction qui pourrait dissoudre l'ambiguïté du *farmakon*, car elle semble ne pas valoir dans le cas du poison). Comme le remarque Philippe Pignarre, le remède diffère de la simple molécule (ou substance active) pour le fait d'avoir soutenu l'épreuve de l'expérimentation contre placebo, de laquelle il sort enrichi d'une dimension sociale : « L'épreuve contre placebo est une étape indispensable dans la construction d'un objet médicament, c'est-à-dire d'un objet « enrichi » à l'inverse de ce que les scientifiques essaient de faire quand ils réalisent des expériences pour comprendre un objet que le dispositif expérimental vise à « appauvrir » [...]. Ce passage est [...] le début de socialisation de la molécule dans sa transformation en médicament[60] ». La molécule se définit donc – avant son entrée dans le laboratoire des études contre placebo – comme un médicament simplement « virtuel » ; à l'envers, le remède comme un effet placebo stabilisé par (ou matérialisé dans) un marqueur chimique[61]. « Il nous faudra toujours osciller entre deux pôles antagonistes mais complémentaires : le remède existe, indiscutablement, il est même une force dont nous aurons à étudier le champ d'action et les multiples opérations qu'elle autorise ; seulement, il est impossible de débarrasser ces puissances de leur contingence, d'une certaine indétermination. Si la première remarque condamne sans appel le scepticisme, la seconde éloigne la croyance ontologique. Le remède n'est pas tout à fait un être qu'on puisse cerner, ni une forme qu'on puisse simplement décrire, il est davantage un pouvoir labile et changeant, qui suscite de nom-

59. Philippe Pignarre, *C'est donc cela la médecine moderne ? François Dagognet et les médicaments*, 1998, dans : Damien, Robert (ed.), *François Dagognet : médecin, épistémologue, philosophe*, Le Plessis-Robinson, Synthélabo, 1998, p. 136.

60. Philippe Pignarre, *Qu'est-ce qu'un médicament ?*, 1997, p. 41-43.

61. *Ibid.*, p. 67-74.

breux effets et surtout qui compose avec une pluralité d'autres agents[62] ».

3.2. La thérapeutique comme pratique médicale indirecte. La clinique médiatisée.

Ce qui nous livre la théorie du placebo ce n'est donc pas la définition du remède réel mais la prise de conscience de sa nature principalement relationnelle : le remède n'existe que dans l'espace tracé par le rapport entre celui qui soigne (médecin, infirmier, aide soignant) et celui qui est soigné (le malade), il « cesse d'exister – expérimentalement, s'entend – en dehors de celui qui en bénéfice ; il ne vaut d'ailleurs que pour lui et par lui ; lui-même ne manque pas de retenir sur cette cause sacrée et salutaire [...]. La médication est donc résonance, elle crée un double courant[63] ». Mais s'il est vrai que le médicament ne peut exister que dans l'espace de la relation entre le soignant et le soigné, il est vrai aussi (et c'est la thèse que je veux ici soutenir) l'inverse : la relation de soin devient possible en grande partie à l'intérieur l'espace tracé par le remède, donc par un terme tiers (et matériel) qui véhicule et canalise les dynamiques thérapeutiques. Dans le même sens semble porter la reconnaissance, en psychanalyse, surtout dans l'œuvre de D. W. Winnicott en relation au thème de l'objet transitionnel, du « troisième espace » (ou « espace potentiel ») qui définit un terrain de médiation entre les deux réalités en compétition du monde psychique interne (l'individu) et du monde externe (l'ambiant)[64]. Ce troisième espace – aux allures dagognetiennes : ni complètement intérieur ni complètement extérieur – peut bien être (et souvent

62. François Dagognet, *La raison et les remèdes*, 1964, p. 37.

63. *Ibid.*, p. 19.

64. D. W. Winnicott, *Playing and Reality*, London, Tavistock, 1971.

l'est de façon privilégiée) un objet matériel, et par exemple : un médicament (on se rappellera de la définition que François Dagognet donne du remède comme « dehors d'un dedans »). Ce phénomène est remarqué aussi par Philippe Pignarre : « Quand nous parlons de socialisation [de la molécule], nous parlons aussi de la manière dont les objets, les non-humains, contribuent à définir le social et non pas de la manière dont ils le réfléchiraient passivement[65] ». Il est maintenant possible d'élaborer un modèle de compréhension de la pratique médicale dans le sens d'une activité indirecte qui a dans le remède son médiateur : Dagognet montre, tout le long de son livre, comme le remède n'agit pas directement contre la maladie, mais de plus en plus par médiation, stratégies latérales, détours : « La thérapeutique [...] repose sur des modèles indirects et sur des médiations qui nous éloignent des combats ou des purifications[66] ». Le rapport clinique entre le soignant et le soigné ne se définit donc pas selon un modèle à deux, mais plus précisément à trois termes : l'acte de soin présuppose un référent matériel (le médicament) grâce auquel il peut agir à l'intérieur du corps malade (même absent il semblerait que le remède continuerait de jouer ce rôle de medium). Et cela autant plus que le remède se définit à l'intersection de deux dimensions de l'universalité scientifique et de l'individualité clinique. Le médicament moderne permet en effet d'un côté une rationalisation de l'activité thérapeutique : il fonctionne comme le terme universel (garanti par la science expérimentale) de la relation de soin. Comme écrit Philippe Pignarre : « S'il était fabriqué par le médecin, il n'aurait aucun moyen d'obtenir le statut d'un « abstrait » et d'un « universel ». Il resterait collé à un médecin particulier et à un patient particulier pour lequel il aurait été fabriqué individuellement[67] ». En d'autres termes, le médicament peut fonctionner comme terme tiers de la relation clinique d'autant plus qu'il a été produit par un tiers qui le garanti dans son universalité. Le médecin se trouve

65. Philippe Pignarre, *Qu'est-ce qu'un médicament ?*, 1997, p. 125.

66. François Dagognet, *La raison et les remèdes*, 1964, p. 272.

67. Philippe Pignarre, *Qu'est-ce qu'un médicament ?*, 1997, p. 130.

alors dans le rôle du simple « passeurs[68] ». De l'autre côté, par la reconnaissance de sa nature relationnelle, qui réintroduit le médicament dans la dimension de l'individualité et de la contingence du rapport particulier entre un soignant et un soigné, le remède se définit comme un objet sur lequel se jouent des dynamiques thérapeutiques particulières. Le remède n'est pas seulement la substance par laquelle le médecin agit le plus efficacement sur le malade, mais aussi le support matériel sur lequel se projettent les attentes, les craintes, les espoirs, les rapport émotionnels et de force entre les deux : « La thérapeutique constitue une expérience indirecte de l'homme (le médecin) sur l'homme (le malade), une inévitable rencontre humaine à travers une matière (le remède), susceptible d'exalter la santé ou de la rendre, elle met fatalement en action une pluralité de forces psychologiques, individuelles, variables autant que puissantes. Dans ces conditions, il devient délicat de distinguer, dans l'ensemble d'une réussite et d'une guérison, l'immatériel et le strictement biologique, les factures anthropologiques et les effets pharmacodynamiques[69] ». Le remède se définit toujours en relation à une « atmosphère anthropologique », dans laquelle se mélangent les différents domaines du faire et du savoir, du soigner et du produire, du rationalisme e de l'imaginaire, du biologique et du vécu[70] : « Le remède véhicule infailliblement une espérance, sinon une crainte, il concrétise une volonté secourante. Pour cette simple raison, il perd sa transparence : nous ne parviendrons pas à l'enfermer dans une formule absolument rigoureuse. Sur sa substance neutre et froide, se condensent et l'énergie du médecin et la confiance du malade[71] ». L'impossibilité d'une rationalisation complète du médicament, de sa réduction au strictement biochimique empêche donc que la thérapeutique fondée sur le remède puisse être pensée en termes de pure application d'une technique (selon le paradigme positiviste) ; au moins,

68. Philippe Pignarre, *Qu'est-ce qu'un médicament ?*, 1997, p. 135.

69. François Dagognet, *La raison et les remèdes*, 1964, p. 30.

70. *Ibid.*, p. 16.

71. *Ibid.*, p. 16.

si pour application technique on entend quelque chose de purement mécanique, voire mécaniciste. Le positivisme de Dagognet ne se situe pas à niveau de la clinique mais à niveau des procédures d'invention et de créativité techniques.

Conclusions.

La raison et les remèdes à la surface de l'éthique.

Mais qu'en est-t-il donc du problème éthique qui semble bel et bien être posé par la nature même des médicaments ? Aurait-on oublié, suivant François Dagognet dans ses réflexions, quelque peu les hommes en faveur des choses et des objets qui l'entourent ? À regarder de plus près, notre analyse du remède rejoint plusieurs fois, et à plusieurs niveaux, l'univers des phénomènes éthiques : premièrement, des analyses d'ontologie sociale nous ont montré que le médicament fonctionne comme médiateur éthique, fondant la relation clinique entre le soignant et le soigné qui s'articule autour de lui ; deuxièmement, esquissant les traits de ce qu'on pourrait appeler une « éthique matérielle » ou « matérialisé », que la façon dont il structure cette relation n'est pas neutre, mais traversé de choix théoriques et éthiques inscrits en filigrane dans sa texture matérielle. Si on a ainsi défini deux dimensions d'éthicité du remède, il est vrai qu'il nous faut encore aborder un problème que l'on qualifierait, plus précisément, de morale. D'un côté, il est vrai que le remède semble prescrire lui-même la façon dont il doit être utilisé (en ce sens on pourrait parler d'une normativité hylétique du remède, qui lui est immanente : la substance matérielle prescrit sa posologie entre un niveau d'inefficacité et un niveau de toxicité) : « De nos jours, la pharmacologie a transformé et ennobli l'attitude médicale : un devoir faire en est né[72] ». De l'au-

---

72. François Dagognet, *La raison et les remèdes*, p. 47.

tre, c'est toujours le clinicien qui décide – avec une relative liberté – de sa prescription (et souvent un pharmacien ou un infirmier qui le transmettent au malade) : le médicament se trouve toujours réintroduit dans une dimension d'individualité définie par une particulière relation de soin, dans une histoire clinique : « Il suffit d'un médecin plus ou moins autoritaire et décidé ou, d'un autre côté, d'un anxieux plus ou moins scrupuleux. Et si le clinicien saisit mal le langage corporel par où s'exprime le patient, si ce dernier induit trop son médecin, trop prompt à ratifier ses sourdes demandes, là encore, la guérison ne sera qu'apparente et la médication ne parviendra guère qu'à indurer ou à fixer une situation névrotique. Il est faux de croire que seul le psychiatre ou le psychothérapeute doive d'abord être éclairé sur lui-même, pour pouvoir mener à bien son projet curatif : cette condition s'applique plus nettement encore à celui qui s'abrite derrière les prescriptions, les seringues et les pansements. Faute de cette analyse préalable, il risque de violenter, de contaminer et surtout d'échouer[73] ». Il y a donc bel et bien un « péril prescriptif », qui se complique remarquablement si l'on considère de surcroît le rôle que l'industrie pharmaceutique et les impératifs économiques jouent dans la structuration de la médecine contemporaine et du système de santé dans sa globalité, le pouvoir de prescrire glissant en quelque sorte des mains du praticien vers celles des laboratoires. Mais s'il est vrai qu'il ne peut y avoir nulle médecine (nulle raison) sans remèdes – parce qu'elle resterait prisonnière d'elle-même, purement virtuelle et incapable d'agir (c'est le versant positiviste de la pensée dagognetienne) –, il est d'autant plus vrai (c'est son versant socratique ou, pour ainsi dire : révolutionnaire) qu'il ne peut y avoir de remèdes sans une raison qui les réfléchit : du côté de celui qui reçoit le remède, ceci signifierait une foi aveugle et magique dans le pouvoir du remède et de celui qui en détient le secret (le thème du fétiche) ; du côté de celui qui le donne, ou les produit, ça signifierait l'oubli de l'humanité qui constitue le remède en lui-même (la réduction de l'homme à chose). Le danger est donc d'oublier

73. François Dagognet, *La raison et les remèdes*, p. 16.

le remède comme lien en faveur du remède qui efface les liens, sa complexité face à la simplicité de son pouvoir immédiat, sur lequel on chargerait la responsabilité propre aussi bien aux soignants qu'au signe. Ce péril prescriptif est transformé donc par Dagognet en une chance (à la fois de salut personnel et de lien social) et plus, en un impératif moral et pédagogique. Le remède, par sa puissance, appelle en effet tous les acteurs de la relation clinique à le prendre au sérieux, à une prise de conscience : « Le thérapeute, assailli par sa propre affectivité, gagné par des représentations élémentaires, engagé dans des situations d'urgence, doit être préalablement amené à réfléchir sur les illusions thaumaturgiques et leur perpétuelle reviviscence. Et rien ne favorise autant la prise de conscience que l'histoire de la pharmacie, parce que les progrès qu'elle manifeste se réfléchissent nécessairement dans l'intelligence individuelle qui le parcourt, le revit et le prolonge[74] ». « L'appel porté par le remède au clinicien est un appel au savoir : d'un côté, à un savoir du remède (« "chose humaine" » et « "matière rationnelle" »), de son fonctionnement et de ses implications éthiques ; de l'autre, à un savoir de soi-même[75] ». Dagognet écrit à la fin de l'Introduction de *La raison et les remèdes* : « Sans un savoir, le pouvoir devient l'instrument d'un mauvais et dangereux vouloir[76] ». En conclusion, les réflexions de Dagognet nous laissent en présence d'un remède qui relève moins d'un positivisme aveugle et inhumain que d'une « rationalité difficile », d'une raison (du connaître et du faire) qui sans cesse cherche, et parfois trouve, sa propre voie[77] : « La médication ne doit jamais appartenir au monde de la tentation ou s'en inspirer, parce que rien n'est plus proche du désir et de ses funestes impulsions, de son trouble naturalisme, embué de magie, mais elle doit toujours devenir et demeurer une

---

74. François Dagognet, *La raison et les remèdes*, p. 29.

75. *Ibid.*, p. 316.

76. *Ibid.*, p. 21.

77. *Ibid.*, p. 334.

78. *Ibid.*, p. 335.

79. « Ne nous demande pas la formule qui puisse t'ouvrir des mondes / • • •

tentative, avec tout ce que le mot implique : risque, expérience, promotion, espérance[78] ». Une raison qui appelle donc sans cesse l'homme à réfléchir sur la raison des choses et sur ses propres raisons. On retrouve à la fin de ce parcours deux sujets que l'on a évoqué au tout début : l'unité difficile de l'univers de pensée de Dagognet, sans cesse tissée autour du rapport entre les deux feuilles que la raison écrit au-dedans et au dehors, et l'instance de réflexion qui définit la possibilité de l'expérience de soi comme l'autre surface de la thèse fondamentale de la philosophie dagognetienne, prônant l'extériorisation et l'ouverture au monde. C'est comme si pour Dagognet l'objet serait métaphore de la raison, et la raison l'imaginaire de l'objet. Dans la philosophie de l'objet est comprise bel et bien une critique de la raison, et c'est celle-ci qui fait l'unité de l'œuvre du philosophe. L'objet est cette double ouverture (du dehors et du dedans) qui se tient à la surface de l'être. Il n'y a pas d'existentialisme chez Dagognet (il fuit les longues dissertations sur le « moi », qu'il tache de « narcissiques ») parce que sa pensée ne s'affronte jamais directement à ce que l'on pourrait nommer l'autre versant de la philosophie, celui du « Connais-toi toi-même », de l'aspiration non plus au savoir mais à la sagesse. Toutefois il le perce, dans son invitation incessante à connaître ce que l'on n'est pas (« *Non domandarci la formula che mondi possa aprirti, / sì qualche storta sillaba e secca come un ramo. / Codesto solo oggi possiamo dirti, / ciò che non siamo, ciò che non vogliamo* »), dans une démarche difficile et humble qui nous invite à prendre au sérieux ce qui diffère, qui nous est étrange, voire qui nous dégoûte (l'abject)[79]. De cet enseignement qu'il en soit pour la première fois publiquement remercié.

Simone Delorenzi,

Universita degli studi di Macerata

••• ainsi quelque syllabe tordue et sèche comme une branche. / Ceci seul aujourd'hui on peut te dire, / ce que on est pas, ce que on veut pas » ; Eugenio Montale, Ossi di seppia, 1925.

Œuvres et articles de François Dagognet autour des remèdes (1957-2001).

Dagognet, François, *Surréalisme thérapeutique et formation des concepts médicaux*. In : Bouligand, G. / Canguilhem, G. / Costabel, P. / Courtès, F. / Dagognet, F. / Dumas, M. / Granger, G. / Hyppolite, J. / Martin, R. / Poirier, R. / Taton, R., *Hommage à Gaston Bachelard. Études de philosophie et d'histoire des sciences*. Paris, Presses universitaires de France, 1957, p. 191-214. Réédition in : Dagognet, François, *Savoir et pouvoir en médecine*. Le Plessis-Robinson, Synthélabo, 1998, p. 193-216.

Dagognet, François, *Essai philosophique sur la thérapeutique médicale. L'évolution des idées sur l'oxygène et la cure d'air*. Thèse de doctorat en médecine, Lyon, [1958].

Dagognet, François, *Éléments pour une philosophie de la biologie et de la thérapeutique contemporaines*. In : « Cahiers de l'I.S.E.A. », 12 (1958).

Dagognet, François, *La cure d'air* : essai sur l'histoire d'une idée en thérapeutique médicale. In : « Thalès », 10 (1959), p. 75-98. Réédition in : Dagognet, François, *Savoir et pouvoir en médecine*. Le Plessis-Robinson, Synthélabo, 1998, p. 127-158.

Dagognet, François, *L'expérimentation thérapeutique : pluralisme et structure*. In : « Les Études Philosophiques », 3 (1960), p. 365-373. Réédition in : Dagognet, François, *Savoir et pouvoir en médecine*. Le Plessis-Robinson, Synthélabo, 1998, p. 219-227.

Dagognet, François, *Sanction et thérapeutique*. Perspectives psychosociologiques. In : Colin, Marcel (ed.), *Examen de personnalité et criminologie. Étude clinique et médico-légale*. Paris, Masson, 1961, I, p. 78-88.

Dagognet, François, *La raison et les remèdes. Essai sur l'imaginaire et le réel dans la thérapeutique contemporaine*. Paris, Presses Universitaires de France, 1964 ; 21984.

Dagognet, François, *Méthodes et doctrine dans l'œuvre de Pasteur*. Paris, Presses Universitaires de France, 1967. Deuxième édition aug-

mentée : Dagognet, François, *Pasteur sans la légende*. Le Plessis-Robinson, Synthélabo, 1994.
Dagognet, François, *Inexhaustible*. In : Beaune, Jean-Claude (ed.), *La philosophie du remède*. Seyssel, Champ Vallon, 1993, p. 21-24. Réédition in : Dagognet, François, *Savoir et pouvoir en médecine*. Le Plessis-Robinson, Synthélabo, 1998, p. 177-181.
Dagognet, François, *Deux sources, une seule lumière. Pourquoi et comment*. In : Beaune, Jean-Claude (ed.), *La philosophie du remède*. Seyssel, Champ Vallon, 1993, p. 29-36. Réédition in : Dagognet, François, *Savoir et pouvoir en médecine*. Le Plessis-Robinson, Synthélabo, 1998, p. 183-191.
Dagognet, François, *Le recours et le détour médical dans le Gorgias*. In : *Platon : Gorgias, figures du pouvoir*. Paris, Marketing-Ellipses, 1994, p. 105-110. Réédition in : Dagognet, François, *Savoir et pouvoir en médecine*. Le Plessis-Robinson, Synthélabo, 1998, p. 27-35.
Dagognet, François, *Pasteur : sa pensée unique a tout révolutionné*. In : « Science & vie », 937 (1995), p. 112-119. Réédition in : Dagognet, François, *Savoir et pouvoir en médecine*. Le Plessis-Robinson, Synthélabo, 1998, p. 84-89.
Dagognet, François, *Pour une philosophie de la maladie*. Paris, Textuel, 1996. [Interview de Véronique Sales.]
Dagognet, François, *Du bon usage de la médecine*. In : « Science & vie », 946 (1996), p. 148. [Interview de Philippe Chambon.]
Dagognet, François, *Savoir et pouvoir en médecine*. Le Plessis-Robinson, Synthélabo, 1998.
Dagognet, François, *De l'exercice du pouvoir médical*. In : Benasayag, Miguel / Brunerie-Kaufmann, Jöelle / Dagognet, François (eds.), *Le pouvoir médical, la mort*. Paris, Ellipses-Marketing, 1998.
Dagognet, François / Pignarre, P. / Domic, Z. / Prevoteau du Clary, F. (eds.), *Les médecins doivent-ils prescrire des drogues ?* Paris, Presses universitaires de France, 2000.
Dagognet, François, *Remède*. In : Dagognet, François, *100 mots pour commencer à philosopher*. Paris, Seuil, 2001, p. 218-220.

Anatomie et psychiatrie, ces deux disciplines sont-elles antinomiques ?

Odile Plaisant

> *« What is the mind ? No matter. What is matter ? Never mind »*
> *G.-M. Edelman,* Biologie de la conscience, *p. 17*

Le corps et l'esprit sont-ils antinomiques ?

Lors d'une rencontre et d'une discussion avec Monsieur le Professeur Trouilloud, anatomiste et chirurgien, nous étions arrivés à la question de savoir quelle était la relation entre l'anatomie et la psychiatrie. Cette question m'est très souvent posée. Il est difficile d'y répondre et de répondre à l'étonnement de mes collègues quand ils apprennent que le double cursus que j'ai suivi me permet de me définir comme anatomiste et psychiatre.

Il n'est pas de mon propos de m'appesantir sur ma vie personnelle, c'est le travail du psychanalyste ou du biographe. J'éviterai donc au maximum d'évoquer toutes références personnelles, toutefois je ne nierai pas que tout psychiatre a des raisons personnelles de s'engager dans la discipline psychiatrique. Peut-être, en est-il de même pour l'anatomie ? Je serai toutefois obligée de parler de mon cheminement universitaire et scientifique pour justifier cette double appartenance. Je partirai donc de l'hypothèse que ces deux disciplines ne sont pas antinomiques.

« Dans l'ensemble de l'Europe, deux principes essentiels présidaient apparemment au traitement des malades mentaux. Le premier était un principe humanitaire... : il faut traiter les malades mentaux aussi humainement que possible. Le second principe était que « les maladies mentales sont des maladies du cerveau » ; dès lors le psychiatre n'avait rien de mieux à faire, pour espérer venir en aide à ses malades, que d'étudier l'anatomie et la pathologie cérébrales avec l'idée que cette recherche lui permettrait de découvrir des traitements spécifiques. Cette attitude aboutit à transformer bien des hôpitaux psychiatriques en centres d'études de l'anatomie et de la pathologie cérébrales. » (Henri - F. Ellenberger, 1994, p 312)

Cette citation d'Ellenberger, décrivant les courants de pensée dans la deuxième moitié du XIXe siècle, est l'illustration même de cette absence d'antinomie entre le corps et l'esprit.

Raisons historiques

Les grands noms de la psychiatrie sont décrits comme d'habiles cliniciens et souvent des découvreurs médicaux importants. C'est le cas de Pinel (1745-1826) à la Salpêtrière. Dans le livre de Maximilien Vessier, retraçant l'histoire de la Salpêtrière, il nous en donne un exemple.

« Et puis, on l'oublie trop souvent, il n'y a pas, pour Pinel que le mental. Il est le premier à étudier ces parties sensibles que sont les tissus (son « traité des membranes » de 1798), il invente l'alimentation par sonde nasale, il découvre la valeur de l'ergothérapie, il pratique le premier à la Salpêtrière, en 1804, des essais de galvanisation des cadavres, etc. » (Vessier, p. 144).

C'est le cas aussi de personnalités dont le nom est passé à la postérité en neurologie :

« Théodore Meynert (1833-1892) et Carl Wernicke (1848-1905), investigateurs acharnés de l'anatomie du cerveau et habiles cliniciens, s'employèrent à construire un système global de psychiatrie organiciste et mécaniciste. Mais ils mêlèrent souvent à leurs découvertes objectives des hypothèses de substratum anatomique et physiologique de l'activité psychique, et vers la fin du xixe siècle, bien des psychiatres avaient pris l'habitude de formuler les troubles psycho-pathologiques en termes empruntés à l'anatomie cérébrale : c'est ce que l'on appela la *Hirnmythologie* (mythologie cérébrale) ». (Ellenberger, p. 313)

Les découvertes d'Auguste Forel (1848-1931) sur l'anatomie cérébrale lui valurent sa nomination de Professeur de Psychiatrie à l'université de Zurich. Des générations d'étudiants en médecine furent bercées par les champs de Forel ou le faisceau lenticulaire de Forel, avant que les éponymes disparaissent du vocabulaire anatomique. Forel se rattacha d'abord à l'école organiciste avant de prendre conscience de l'importance de l'attitude du psychothérapeute dans toute psychothérapie, et d'introduire la technique du traitement hypnotique à Zurich. (Ellenberger, p. 314)

Si les raisons historiques ne manquent pas pour souligner l'intérêt de la connaissance anatomique du cerveau et ses relations avec les structures mentales, elles reflètent souvent un passage obligé plus organiciste avant une orientation plus axée sur l'esprit.

Freud (1856-1939) passa cinq mois dans le service de Meynert et c'est certainement grâce à l'intervention de ce dernier et à celle de Brücke qu'il obtint la bourse de voyage qui lui permit de séjourner dans le service de Charcot à la Salpêtrière. Il ne passa que quelques mois à Paris, mais fut en contact avec celui-ci longtemps après, car il traduisit en Allemand ses « leçons » (Ellenberger, p. 458). C'était l'époque des discussions autour de « l'hystérie masculine », de la nature organique ou fonctionnelle du trouble et de ses relations avec la « névrose traumatique ». Ce fut dans les années qui suivirent, que Freud entreprit son autoanalyse. Il élabora ses théories sur les névroses, montra l'importance des traumatismes dans l'enfance, de la relation entre l'inconscient, le préconscient et le conscient. Le mouvement psychanalytique était né et prit un caractère international avec l'organisation du premier congrès de psychanalyse en 1908 (Ellenberger, p. 479).

Beaucoup plus récemment des psychiatres s'illustrèrent par leurs travaux en anatomie. Le Professeur Brion, Professeur de psychiatrie est reconnu pour ses travaux en anatomie pathologique ; Le Professeur Lanteri-Laura pour ses travaux sur l'histoire des localisations cérébrales (Hecaen et Lanteri-Laura) auquel nous voudrions particulièrement rendre hommage car il a su nous fasciner en nous enseignant les grands courants historiques de la pensée psychiatrique. Le Professeur Raveau, Professeur d'anatomie, psychiatre et anthropologue, nous enseigna les bases de la pédagogie neuroanatomique, mais surtout nous fit prendre conscience de l'importance des variations culturelles et scientifiques dans l'interprétation, l'évolution et la représentation d'un concept.

Il existe d'autres raisons plus modernes et beaucoup moins élégantes qui montrent la possibilité du moins en France de relier les deux disciplines.

Raisons universitaires

Notre première approche sera celle qui, très prosaïquement, relève du carriérisme. Qu'est-ce que l'anatomie en général et qu'est-ce que l'anatomie au sein des universités. Peut-on coupler ainsi impunément l'anatomie et la psychiatrie dans une carrière médicale en France ?

Reprenant les définitions de l'anatomie, celle du Grand Larousse encyclopédique de 1960, nous apprenons que l'anatomie est la : « science qui a pour objet l'étude de la structure et de la forme des êtres organisés, et celle des différents organes qui les constituent ». Le Grand Larousse encyclopédique nous précise que l'anatomie vient du grec, *anatemnein* disséquer ou *ana*, signifie à travers, et *tomê*, section et il ajoute que « L'anatomie est une des deux parties fondamentales de la biologie, l'autre étant la physiologie ; l'anatomie envisage les faits d'ordre statique, et la physiologie, les faits d'ordre dynamique. Toutefois, actuellement, l'« anatomie fonctionnelle » tend à établir les corrélations entre la forme et la fonction ».

Cette définition soulève deux remarques. La première souligne que l'anatomie relève de l'étude de la structure et de la forme. La deuxième mentionne que la technique employée pour l'étudier correspond à « couper à travers ». Si au XIXe siècle, la seule technique disponible était la dissection, le développement des techniques modernes d'imagerie ouvre des perspectives qui sont d'ailleurs largement exploitées, allant de la radiologie simple à l'imagerie numérique. Sans vouloir polémiquer sur l'anatomie médicale, arrêtons-nous un instant sur l'anatomie du système nerveux. Déjérine, en 1895, publie un livre intitulé *Anatomie des centres nerveux*. Il détaille les techniques qu'il va utiliser pour élaborer son œuvre. Des coupes anatomiques sont décrites après coloration selon la méthode de Weigert ; il s'agit bien de section à travers une partie spécifique de l'anatomie c'est-à-dire le système nerveux en l'occurrence le système nerveux central. Il s'agit donc bien d'anatomie, mais le système nerveux est la seule partie de l'anatomie, à notre connaissance, qui s'est progressivement isolée de la science anatomique. Elle a tout d'abord pris le nom de « neuroanatomie », néologisme couplant la notion de système nerveux et d'anatomie. L'illustration en est le livre de Carpenter publié pour la première fois en 1972 et intitulé *Core Text of Neuroanatomy*. Le terme ne va pas s'arrêter là, il va suivre la même évolution que l'anatomie, notamment celle de s'étendre à la neuroanatomie fonctionnelle puis soudainement faire place aux neurosciences et enfin aux neurosciences cognitives. En nous référant aux classiques manuels d'enseignement, deux d'entre eux reflètent notre propos : *Principles of neural sciences* de Kandel, Schwartz et Jessell et le traité de Gazzaniga qui en ce qui concerne sa dernière édition, prend le nom de *The New Cognitive Neurosciences*. Ces deux ouvrages sont aux confins de l'anatomie, de la physiologie et de l'imagerie. Une question se pose alors l'anatomie existe-t-elle ou pour être plus précis la « neuroanatomie » existe-t-elle toujours ?

Avant de répondre à cette question, interrogeons-nous sur la psychiatrie.

La psychiatrie se définit ainsi : « Partie de la médecine qui comporte l'étude et le traitement des maladies mentales ». Or si vous ouvrez le classique manuel français de psychiatrie d'Henri Ey, le premier chapitre s'intitule éléments de psychologie médicale. La psychologie s'est détachée de la philosophie et se définit comme la science des faits psychiques, du grec « *psukhê*, âme, logos, science », en d'autres termes la science de l'âme. Ce n'est certainement pas sans raison que le livre de traduction des textes d'Ellenberger, publiés en anglais à partir de 1954, a été intitulé *Médecines de l'âme ou essais d'histoire de la folie et des guérisons psychiques* (traduction française, 1995).

Anatomie, neuroanatomie, psychiatrie et psychologie est-il possible dans une carrière universitaire de coupler ces disciplines ? La réponse est évidemment positive. Comment cela se peut-il ?

La vie universitaire française est rythmée par les réunions du conseil national des universités qui est connu sous le nom de CNU. Il existe un CNU spécifique pour les disciplines médicales qui diffèrent bien sûr des autres disciplines universitaires.

Le CNU hospitalo-universitaire comprend deux types de discipline : les disciplines biologiques ou mixtes et les disciplines cliniques. En 2004, les disciplines de type mixte étaient : l'anatomie, la cytologie et histologie, l'anatomie et cytologie pathologiques, la radiologie et imagerie médicale, la physiologie, la biologie cellulaire, la biologie et médecine du développement et de la reproduction.

Par définition, ces disciplines dites mixtes peuvent être couplées à une discipline clinique. Les anatomistes sont rarement biologistes à l'heure actuelle c'est-à-dire sans appartenance clinique, mais ils sont au contraire fortement ancrés dans leur discipline clinique. Ils sont à forte majorité chirurgiens, urologues, neurochirurgiens, orthopédistes… Pour être nommé dans la discipline mixte anatomie, ils devront être acceptés par les CNU de leurs deux disciplines. Peu d'anatomistes ont été nommés dans des disciplines médicales. Il existe toutefois quelques radiologues et quelques neurologues, et à ma connaissance un seul psychiatre. Sur le plan purement administratif, la combinaison entre les disciplines mixtes et les disciplines cliniques est, pourrait-on dire, infinie.

Il faut souligner que la discipline neuroanatomique n'existe pas. Tout candidat désireux de coupler une discipline fondamentale et une discipline clinique axée sur le système nerveux sera neurochirurgien, neurologue, ou psychiatre. Leur discipline fondamentale sera l'une des disciplines citées précédemment. Ils deviendront anatomistes, histologistes ou physiologistes. Si l'opportunité leur en est donnée, ils se spécialiseront dans l'étude du système nerveux; ils deviendront alors, neuroanatomistes, neurohistologistes, neurophysiologistes. Il est donc impossible dans les disciplines biologiques ou mixtes de se spécialiser précocement sur une région de l'anatomie humaine. Le neurologue faisant carrière en anatomie sera anatomiste et neurologue, il en est de même pour le psychiatre qui devient anatomiste et psychiatre.

S'il est impossible dans les disciplines médicales fondamentales de se spécialiser sur l'étude du système nerveux, il n'en est de même dans les disciplines appartenant au conseil national des universités non hospitalo-universitaires. Il existe en effet une sous-section la 69ᵉ qui s'appelle les « Neurosciences ». Elle doit regrouper des chercheurs venant de différentes formations parmi lesquelles viennent parfois se perdre quelques médecins.

En conclusion, dans les disciplines scientifiques, vous pouvez être un spécialiste du système nerveux; dans les disciplines médicales, seuls les cliniciens seront spécialisés sur le système nerveux et parmi eux les neurochirurgiens, les neurologues et les psychiatres. En sachant que, ce n'est que récemment que la neuropsychiatrie s'est divisée en neurologie et en psychiatrie forçant les médecins à choisir entre la médecine des « nerfs » et la médecine de l'« âme » !

*

* *

Raisons scientifiques

Toute carrière universitaire médicale regroupe une dimension d'enseignement, de recherche et bien sûr clinique. L'interrogatoire est à la base du diagnostic psychiatrique. Le diagnostic de trouble de la personnalité conduit tout naturellement à travailler avec des psychologues. Bien que la recherche psychiatrique s'oriente selon de très nombreux axes, notre cursus d'anthropologie nous a permis d'être en échange universitaire avec un institut de recherche sur la personnalité et la psychologie sociale de l'université de Californie à Berkeley (Institut of personality and social research, IPSR). Bien que psychiatre, nous avons travaillé avec des psychologues. Or à notre demande mais aussi à la leur, nos échanges vont se centrer sur l'anatomie du système nerveux.

Par deux fois, ma formation d'anatomiste intéressa des chercheurs.

Nina Dronkers, dans un article dans *Nature* (Dronkers, *Nature*, 1996), recherchait les régions du langage intervenant dans la coordination de la parole. En superposant les images par résonance magnétique de 25 de ses patients, elle réalisa qu'une région précise intervenait dans la planification motrice du langage articulé tandis que cette région était épargnée chez les patients ne présentant pas ce trouble du langage. Cette région se situait dans le gyrus précentral gauche de l'insula. Ce travail est le type même de recherche couplant une évaluation neuropsychologique et une imagerie morphologique nécessitant une bonne connaissance de l'anatomie du système nerveux.

Psychologue de formation, neuropsychologue dans sa pratique clinique, spécialiste de l'aphasie, Nina Dronkers se définit volontiers comme chercheur en neurosciences ou « neuroscientist » dans le langage scientifique international. Elle symbolise parfaitement l'évolution des idées et des connaissances sur le système nerveux.

Notre rencontre s'établit autour d'une discussion sur les cerveaux historiques disséqués par Paul Broca.

Paul Broca, en 1861, décrivit à la Société Anatomique de Paris, les lésions et les symptômes d'un malade qui s'appelait Leborgne mais qui fut plus connu sous le nom de Tan-Tan ; seules syllabes que celui-ci était capable de prononcer. Paul Broca donna le nom d'aphémie aux symptômes secondaires aux lésions présentées par Tan-Tan. Ce n'est que plus tard en mémoire du chirurgien anthropologue qu'était Paul Broca, qu'une région du lobe frontal donnant des troubles de la parole lorsqu'elle est lésée, prit le nom d'Aire de Broca. Trousseau donnera aux symptômes secondaires à une lésion de cette aire le nom d'aphasie (d'après de Ajuriaguerra J. et Hecaen H., p. 165).

Le cerveau de Leborgne repose dans un bocal dans une vitrine du musée Dupuytren à Paris. Nina désirait comparer sa découverte d'atteinte de l'insula avec le cerveau qui permit pour la première fois de faire le lien entre une lésion cérébrale et une fonction neuropsychologique à savoir le langage. D'ailleurs elle souligne que : « La plupart des chercheurs en neurosciences conviendront que les fondations de la neuropsychologie moderne et des neurosciences cognitives ont été posées par le chirurgien français, Paul Broca, en 1860 » (Dronkers et al., communication personnelle).

Certes le cerveau de Tan-Tan a déjà été exploré. Les nouvelles techniques d'imagerie avaient été utilisées par Castaigne pour imager son cerveau (Castaigne et al, 1980, Signoret et al, 1984). Après avoir fait le scanner ayant servi dans les publications précédentes, le Professeur Cabanis avait publié l'imagerie par résonance magnétique dans un travail personnel (1994). Le cerveau de Tan-Tan, prélevé au XIXe siècle, avait donc déjà fait l'objet de beaucoup d'intérêt. Était-il vraiment nécessaire de recommencer ?

D'une part, la description du cerveau et les imageries ont été comparées aux atlas anatomiques disponibles notamment celui de Déjerine précédemment cité, mais jamais a des images de patients atteints de différents types d'aphasie. D'autre part, les techniques d'imagerie ont évolué et continuent à évoluer depuis l'introduction du « scanner » dans les hôpitaux. Avec la permission du Pr Paul Prudhomme de Saint-Maur, directeur du Musée Dupuytren, une nouvelle imagerie par résonance magnétique et un scanner ont été pratiqués. Le cerveau a donc été reconstruit en trois dimensions, les sillons redessinés grâce à l'ordinateur, des coupes et des repérages effectués selon les trois axes de référence. En parallèle, le deuxième cerveau décrit par Paul Broca a été travaillé. Il s'agit du cerveau de Lelong dont il ne reste qu'un hémisphère, le gauche bien sûr, et qui repose aussi dans les vitrines du musée Dupuytren. À notre connaissance, personne n'avait imagé ce cerveau.

Outre les lésions déjà décrites dans l'aire de Broca, l'imagerie montre une lésion sur le trajet des fibres et notamment le faisceau longitudinal supérieur qui relie les différentes aires du langage. Cette atteinte, présente chez certains patients aphasiques, n'a pas été décrite par Paul Broca puisqu'il n'a jamais coupé les cerveaux. Or il existe actuellement des techniques d'imagerie de traçage des fibres qui mettent désormais en évidence des lésions spécifiques sur le trajet des fibres. Ces techniques vont certainement venir révolutionner les conceptions sur le fonctionnement du cerveau.

Les cerveaux que Broca avait prélevés sans jamais les couper, donnent donc à la postérité la possibilité de les découvrir grâce des techniques d'exploration en perpétuelle évolution. Ces techniques ne cessent de souligner l'importance des connaissances morphologiques en l'occurrence, neuroanatomiques.

Ces connaissances morphologiques sont-elles importantes dans les recherches en imagerie fonctionnelle ? L'imagerie fonctionnelle est une technique d'exploration in vivo des fonctions cérébrales. Dans les années 1994, la tomographie par émission de positrons était la technique de choix ; l'imagerie par résonance magnétique fonctionnelle n'était qu'à ses balbutiements. À cette époque nous avons été intégrée dans une équipe de neurosciences explorant les fonctions mnésiques de sujets alcooliques ou de patients atteints de maladie d'Alzheimer ou de Korsakoff. Nos connaissances anatomiques furent la raison de notre participation à cette recherche. Le but de la recherche consistait à évaluer le métabolisme cérébral ici l'absorption de désoxyglucose marqué par les cellules cérébrales. Le neuroanatomiste dessinait les régions d'intérêt en comparant l'image morphologique obtenue par résonance magnétique et l'image fonctionnelle. Le recalage de l'image morphologique et de l'image fonctionnelle s'effectuait manuellement.

Découlant d'une théorie de la mémoire (il s'agissait de celle de Mischkin, 1982), utilisant un test neuropsychologique explorant la mémoire (élaboré par l'équipe, notamment A.-P. Shimamura) et une technique mesurant le métabolisme du glucose, il était possible de dessiner des régions d'intérêt et de comparer le métabolisme entre les différentes régions du cortex cérébral de différents groupes de sujets. Cette recherche qui s'inscrit dans les recherches de neurosciences cognitives –elle a d'ailleurs été publiée dans le journal of cognitive neuroscience– nécessitait une bonne connaissance de l'anatomie du système nerveux. Toutefois, les progrès de l'informatique sont tels, que l'automatisation permet actuellement de ne plus recourir systématiquement au traçage de régions d'intérêt (Dupont et al., 2000). La connaissance anatomique de base reste, toutefois, indispensable.

On pourrait me faire la remarque que les liens entre le système nerveux et la neurologie sont évidents et que l'exploration des fonctions cérébrales ou cognitives, l'apanage de la neuropsychologie, font partie logiquement de l'évaluation des maladies neurologiques. Pourtant les recherches sur les maladies mentales ont suivi les courants de la pensée scientifique. Pour illustrer notre propos, nous pouvons citer deux articles ; l'un explore la mémoire explicite et l'amorçage dans la dépression (Danion et al 1991) ; l'autre met en évidence des troubles de la mémoire dans la schizophrénie (Huron et al 1995). Nul ne discutera le fait que la dépression et la schizophrénie sont des maladies psychiatriques ; alors qu'il est vrai que la maladie d'Alzheimer et les syndromes liés à la consommation d'alcool sont des pathologies communes à la neurologie et à la psychiatrie.

Il existe donc actuellement des recherches tant morphologiques que fonctionnelles sur les maladies mentales.

*

* *

Généralisation de ces réflexions

Nous sommes partis du livre d'Ellenberger *Histoire de la découverte de l'inconscient* qui retrace les courants de pensée qui vont aboutir à la création de la psychiatrie moderne. Nous avons vu que les neurosciences regroupent les connaissances sur le système nerveux. De plus, ce n'est pas sans raison que la justification des liens entre l'anatomie et la psychiatrie, qui m'est demandée aujourd'hui, se discute devant des philosophes et des médecins.

Quel lien existe-t-il entre toutes ces données ? N'est-ce pas le moment de réintégrer les neurosciences dans un mouvement de pensée plus général que sont les sciences cognitives ? Or Michel Imbert nous en donne une définition.

« Par sciences cognitives, il faut entendre l'étude de l'intelligence, notamment de l'intelligence humaine, de sa structure formelle à son substratum biologique, en passant par sa modélisation, jusqu'à ses expressions psychologiques, linguistiques et anthropologiques. Cette caractérisation constitue en fait un programme de recherche ; elle exprime la conviction que seule une association étroite entre science du cerveau, psychologie, linguistique, informatique, anthropologie et philosophie, aidée d'hypothèses tirées de domaine d'investigations plus spécifiques, comme la logique ou la théorie des automates, par exemple, peut apporter des réponses nouvelles c'est-à-dire issues de recherches empiriques, aux questions traditionnelles concernant la nature de l'esprit humain. » (Michel Imbert, p. 49, 1992)

Lors d'un voyage initiatique en Amérique du Nord, lors d'une conférence sur l'« intentionnalité », j'ai eu l'occasion de discuter avec Daniel Dennett. Au cours de ce débat, dans un Anglais approximatif, débordée par la notion d'intentionnalité et avec la plus catastrophique des naïvetés, je l'interrogeais sur la conscience. Je n'aurai pas l'audace de discuter ici de ses théories et surtout pas avec des philosophes (*La conscience expliquée*, D.-C. Dennett, traduction française, 1993) mais je vais m'interroger sur l'importance des connaissances en neurosciences mises à la disposition du grand public. Certes, je pourrai choisir *L'erreur de Descartes* (A. Damasio, 1995) mais ce livre est trop « neurologique ». Je choisirai plutôt *La biologie de la conscience*. Gerald Edelman, neurobiologiste, directeur d'un institut de neurosciences, construit des robots. Il n'est pas de notre propos de commenter ses découvertes scientifiques, nous n'en avons pas les compétences et des comités très prestigieux se sont déjà penchés sur ce sujet. Tout au plus voulons nous essayer de suivre en relisant son livre le cheminement de sa pensée. Dans son introduction, il nous résume sa thèse : « Tout au long de ce livre, la thèse fondamentale que je compte défendre consiste à dire que l'esprit est un processus d'un type particulier qui dépend de certaines formes particulières d'organisation de la matière. » (Edelman, p. 18). N'est-ce pas là la question qui m'est posée quand on s'étonne de mon double cursus d'anatomie et de psychiatrie ? Le médecin peut-il dissocier l'esprit et la matière c'est-à-dire le corps ou plus particulièrement le système nerveux de l'esprit. La neuropsychologie n'est-elle pas l'équivalent en psychologie ?

Pour élaborer sa *Théorie de la Sélection des Groupes Neuronaux* (TSGN), Edelman calque la théorie de l'évolution de Darwin. Pour expliquer des phénomènes complexes comme la conscience, Edelman va devoir démontrer que l'apparition de telles propriétés ne peut se faire que grâce à l'émergence au cours de l'évolution de nouvelles sortes de morphologies tant au niveau du corps que du système nerveux.

Selon sa théorie, l'anatomie du cerveau est mise en place par le développement. Un répertoire primaire apparaît spécifique à l'espèce. Au cours de l'expérience, la sélection de groupes neuronaux se fait par renforcement ou affaiblissement ; c'est le répertoire secondaire qui est à la base de cartes. Les cartes qui sont en parallèles et mettent en relation les répertoires secondaires sont continuellement stimulées et connectées entre elles de façon réentrantes (p. 113). Ainsi va apparaître différentes cartographies notamment perceptives ou catégorisations. Toutes ces cartographies intégreront les informations grâce à une cartographie supérieure. Cette dernière mettant en relation les parties catégorisées du cerveau avec les parties non cartographiées. Pour faire un parallélisme avec l'anatomie, les cartographies perceptives sont par exemple les aires visuelles tandis que les structures non cartographiées sont l'hippocampe, les ganglions de la base, le cervelet, structures qui sont plus impliquées dans des phénomènes de mémoire ou de coordination.

Pour illustrer son propos, G. Edelman construit Darwin III, automate de reconnaissance qui se comporte comme une cartographie globale douée de mémoire et s'améliorant avec l'expérience. Darwin III est capable grâce à son anatomie faite de cartes réentrantes de reconnaître des objets, de les prendre et de les suivre du regard. En d'autres termes, il est capable d'apprentissage.

G. Edelman n'hésite pas dans son livre à faire le pont entre sa théorie de la sélection des groupes neuronaux et la conscience. Il décrira deux types de conscience, une conscience primaire et une conscience d'ordre supérieur, avec comme corollaire sous-jacent, l'apparition de nouvelles structures anatomiques au cours de l'évolution sans lesquelles la conscience ne peut apparaître. Il n'hésite pas non plus à expliquer la différence entre les maladies neurologiques et les maladies psychiatriques. Les premières se caractérisent par des atteintes des structures nerveuses par exemple une atteinte de l'hippocampe ou des ganglions de la base ; tandis les maladies mentales, telle la schizophrénie, seraient des perturbations généralisées de la coordination des boucles réentrantes.

La troisième remarque découle de la définition de la science. Selon les propres termes de G. Edelman, pour être scientifique, une théorie doit être testée et réfutée par des moyens expérimentaux. Or Darwin III est un exemple d'application de la théorie de la sélection des groupes neuronaux. Peut-on imaginer comme dans les romans de science-fiction (Asimov 1950), que les automates évoluent pour leur propre compte, aient accès à la conscience et établissent une société d'automates « vivant » en bonne harmonie avec le monde des humains ! Ce débat déborde le cadre de cet essai et doit être rendu aux philosophes.

Le conscient a toujours fasciné, Freud le premier. Or, un article récent nous montre combien le débat des origines biologiques de la conscience intéresse les psychiatres. Le Professeur Allilaire, Professeur de Psychiatrie à la Salpêtrière, fait le point sur cette question en parlant du dernier livre de G. Edelman traduit en français en 2004. Il souligne que la psychiatrie moderne repose sur le postulat dualiste de la dichotomie corps-esprit. Ce dualisme, dit-il, « est au fondement de la psychologie mentaliste sur laquelle nous vivons encore en ce début du XXIe siècle. » Le développement de théorie de la conscience basée sur des théories biologiques devrait faire évoluer « certaines conceptions de la conscience qui restent encore actuellement, pour beaucoup de psychologues, de psychiatres et de biologistes, fortement dominés par la pensée dualiste » (Allilaire, 2004).

Conclusion

Au terme de cette réflexion, doit-on vivre dans la dualité du corps et de l'esprit dans la pratique médicale ? La réponse est spontanément négative. La médecine ne peut séparer le corps du patient de son esprit. C'est grâce à sa fonction supérieure qu'est le langage que le patient peut communiquer au médecin l'état dans lequel se trouve son corps. La douleur s'exprime par des mots.

Si, en France, sur le plan purement administratif, les deux disciplines ne sont pas antinomiques, on peut toutefois s'interroger sur ce qu'est à l'heure actuelle tant l'Anatomie que la Psychiatrie. Si sur le ton de la plaisanterie, il est souvent dit, que, dès que l'on décrit une étiologie à une maladie mentale, elle devient alors une maladie neurologique. Il n'en reste pas moins que de nombreuses pathologies sont communes à la psychiatrie et à la neurologie. Certaines thérapeutiques médicamenteuses sont communes ; c'est le cas des thymorégulateurs des psychiatres et des antiépileptiques des neurologues. Sur le plan de la recherche, le développement des techniques d'imagerie notamment d'imagerie fonctionnelle, couplant des techniques d'explorations neuropsychologiques et des connaissances morphologiques est, là encore, commun à la neurologie et à la psychiatrie.

Si le psychiatre a recours plus modérément aux examens radiologiques morphométriques dans le quotidien de sa pratique, des connaissances sur l'anatomie du système nerveux lui sont indispensables. En contrepartie, le développement des théories de l'esprit et une meilleure compréhension du fonctionnement du système nerveux central sous-tendent le développement de nouvelles techniques thérapeutiques et, comme le souligne le Professeur Allilaire, peut faire évoluer cette opposition entre le corps et l'esprit qui sévit encore dans les milieux médicaux.

L'anatomie est-elle une discipline commune à la médecine ou la propriété exclusive des chirurgiens ? La définition française de l'anatomie médicale est restrictive ne recouvrant pas tous les aspects de l'anatomie. L'anatomie microscopique est séparée de l'anatomie macroscopique ce qui n'est pas toujours le cas à l'étranger. L'anatomie médicale est séparée de l'anatomie biologique. De plus, la forte tradition chirurgicale de l'anatomie française la fait doucement évoluer plus vers une anatomie clinique que vers une anatomie biologique lui faisant ainsi perdre sa valeur de science fondamentale. Devant l'importance des connaissances et des recherches sur le fonctionnellement du système nerveux, seule la biologie a individualisé une nouvelle discipline, les neurosciences qui regroupent des chercheurs venant de formations très différentes, allant de la philosophie à la morphologie. Comment le psychiatre ne peut-il pas être fasciné par l'explosion des neurosciences ?

Odile Plaisant,

Anatomiste et psychiatre, laboratoire d'anatomie, UFR de médecine, université René Descartes, Paris V - Consultation de la douleur, CHU Pitié-Salpêtrière, Assistance Publique des hôpitaux de Paris.

Bibliographie

Ajuriaguerra J. (de) et Hecaen H., *Le cortex cérébral, Étude neuro-psychopathologique*. 2e éd. 1960.

Allilaire J.-F. À propos de *Plus vaste que le ciel, une nouvelle théorie générale du cerveau* de Gerald Edelman, Paris, Odile Jacob, mai 2004. Annales médico-psychologiques, 2004, 162, 764-769.

Asimov I., *Les robots*. Science-fiction, J'ai lu, 1967.

Broca P., *Bulletins de la société anatomique de Paris* 1861, 2e série, tome VI, p. 356.

Cabanis E.-A., Iba-Zizen MT, Abenalet R, Monod-Broca P, Signoret J.-L., *« Tan-Tan » The first Paul Broca's patient with « aphemia »* (1861) CT (1979) and MRI (1994) of the brain. In L. Picard & G. Salamon (Eds) Syllabus4 4 th refresher course of the ESNR, Nancy 1994 Edizioni del centauro Udine 9-22.

Carpenter M.-B., *Core text of neuroanatomy*. Williams & Wilkins, Baltimore, 4 th edition 1991.

Castaigne P., Lhermitte F., Signoret J.-L., Abenalet R., *Rev. Neurol.* 1980, 136, 563-583, 1980.

Damasio A., *L'erreur de Descartes, La raison des émotions*, Éditions Odile Jacob, Paris 1995.

Danion J.-M., Willard-Schroeder D, Zimmermann M.-A. et al., *Explicit memory and repetition priming in depressio*, Arch. Gen. Psychiatry 1991, 48, 707-711.

Dennett D.-C., *La conscience expliquée*, Éditions Odile Jacob, Paris 1993.

Dejerine J., *Anatomie des centres nerveux*, Masson, Paris, 1980-1re éd. 1895.

Dronkers N.-F., *A new brain region for coordinating speech articulation*, *Nature*, 1996, 384, 16, 159-161.

Dronkers N.-F., Plaisant O., Iba-Zizen M.-T., Cabanis E.-A. *MRI Comparison of the Brains of Paul Broca's Historic Cases to Modern Cases of Aphasia* (soumis).

Dupont S., Van de Moortele P.-F., Samson S., Hasboun D., Poline J.-B., Adam C., Lehericy S., Le Bihan D., Samson Y.,

Baulac M., *Episodic memory in left temporal lobe epilepsy: functional MRI study*. Brain, 2000, 123, 1722-32.

Edelman G.-M., *Biologie de la conscience*, Éditions Odile Jacob, Paris, 1992.

Ellenberger H.-F., *Histoire de la découverte de l'inconscient*, Fayard 1994.

Ellenberger H.-F., *Médecines de l'âme, Essais d'histoire de la folie et des guérisons psychiques*, Fayard 1995.

Ey H., Bernard. P, Brisset C.-H., *Manuel de psychiatri*, Masson, Paris, 6e édition, 1989.

Forel, *Untersuchungen über die haubenregion arch f Psych. u nervenh*. 1877, T. VII (cité par Déjerine p. 411).

Gazzaniga M.-S., *The new cognitive neurosciences*, 2nd ed. the MIT Press, Cambridge, Massachussets, 2000.

Hecaen H., Lanteri-Laura G., *Évolution des connaissances et des doctrines sur les localisations cerebrale*, Bibliothèque neuro-psychiatrique de langue française, Desclée de Brouwer, 1977.

Imbert M., *Neurosciences et sciences cognitives*, in I*ntroduction aux sciences cognitives*, Daniel Andler éditeur, Gallimard 1992, p. 49.

Huron C., Danion J.-M., Giacomoni F. et al., *Impairment of recognition memory with, but not without, conscious recollection in schizophrenia*, A.M.J Psychiatry 1995, 152, 12, 1737-1742.

Kandel E.-R., Schwartz J.-H., Jessell T.-M., *Principles of neural science*, 3rd ed., Appleton & Lange, Norwalk, Connecticut, 1991.

Larousse, *Grand Larousse Encyclopédique*, 1960.

Paller K., Acharya A., Richardson B.-C., Plaisant O., Shimamura A.-P., Reed B.-R., Jagust W.-J., *Functional neuroimaging of cortical dysfunction in alcoholic Korsakoff's syndrome*, Journal of Cognitive Neuroscience, 1997, 9:2, 277-293.

Signoret J.-L., Castaigne P., Lhermitte F., Abenalet R., Lavorel P., *Brain and language*, 1984, 22 303 Vessier M., La Pitié-Salpêtrière, 1999.

Le Moi-peau, interface entre le dedans et le dehors

JEAN-JACQUES WUNENBURGER

FRANÇOIS DAGOGNET a, parallèlement aux travaux de Didier Anzieu, contribué à réévaluer la fonction sémiotique et symbolique de la peau, qui n'est plus un simple épiderme, mais une surface où se concentre la vie organique et psychique du sujet et qui peut devenir ainsi un objet de savoirs insoupçonnés. Dans son prolongement, nous voudrions confirmer la vérité sémiologique de la peau en reconstituant quasi phénoménologiquement l'expérience complexe du vécu de la frontière entre le dedans et le dehors, mettant ainsi par des effets de convergences, les données existentielles au service d'une thèse épistémologique qui dépasse largement le champ de la dermatologie.

Les conceptions occidentales de l'individu sont en effet inséparables d'une certaine délimitation des frontières corporelles, la sphère de la subjectivité s'inscrivant dans les limites anatomiques du corps, marquées par la peau et ses vêtements. La surface externe de notre corps constitue ainsi une séparation, une coupure entre deux mondes, le monde intérieur qui m'appartient par son intimité, parce qu'elle fait partie intégrante de mon être, et le monde extérieur, séparable, détachable, disponible, parce qu'il ne contribue pas à mon identité originelle. Cette conception culturelle qui a imprégné la sensibilité, les mœurs, les systèmes de représentations normatives (esthétique, éthique) est loin cependant de structurer le vécu de chacun. Autour du modèle culturel dominant se produisent de multiples oscillations qui font de cette frontière entre le dedans et le dehors une ligne mobile, plastique, parfois transformée en forteresse, parfois exposée à la dissolution.

Il s'agit dès lors de se demander comment rendre compte de ces évasions et invasions du Moi de part et d'autre de la surface visible du corps, comment la représentation et la perception de la peau contribuent-elles à favoriser et à renforcer ces réorganisations perpétuelles des limites du Moi. Quelles conséquences ont ces déplacements de la spatialité du corps sur le vécu subjectif et sur les discours que nous pouvons tenir sur lui ? Dans quelle mesure la peau constitue-t-elle donc une frontière objective entre Moi et le monde, entre le même et l'autre ? Comment découvre-t-on l'ambivalence de ces représentations de la peau qui en fait à la fois un organe de conquête de l'extériorité et un instrument de protection de l'intériorité ? Et surtout quels risques, quels dangers se profilent-ils à l'horizon de ces variations de la frontière de la peau ?

1- Le jeu de la peau au service de la vie du Moi

Les différentes parties du corps engendrent toutes des représentations qui ont trait à l'identité personnelle, leurs propriétés réelles ou fantasmées servant à doter notre être de qualités et de défauts, de forces et de faiblesses, de sentiments de puissance ou d'infériorité[1]. La peau joue sans doute un rôle exceptionnel et hautement symbolique dans la mesure où elle est l'enveloppe de notre chair, de ses organes et fonctions ; elle est la partie visible de notre corporéité, qui vient délimiter l'intérieur du corps comme monde intime et caché, et elle met notre corps propre en contact avec le monde extérieur. Elle est donc cet espace unique de notre corps qui appar-

1. Voir la psychologie d'Adler qui repose sur le sentiment d'infériorité organique.

tient à la fois au registre du Moi et à celui du Non-Moi[2]. On sait d'ailleurs combien cette conscience de la limite corporelle est l'œuvre d'une lente élaboration psychogénétique dans laquelle le schéma corporel joue un rôle majeur[3]. Psychologie génétique et psychanalyse ont cerné ces processus d'exploration corporelle des premières années qui permettent de découvrir et de vivre l'appartenance du corps au sujet : attouchements, succions, introductions d'objet, conduites orales et anales, toutes ces expériences édifient progressivement un système stable de l'identité corporelle. L'ontogenèse parvient ainsi à une appropriation juste du corps, qui permet d'en faire un corps « mien », de le distinguer du monde objectal, par exemple de distinguer la main du jouet qu'elle porte. On peut présumer d'ailleurs que même si la culture minore ou délaisse parfois cette phase de construction du Moi, le processus lui-même n'en est pas moins effectif, car seul il permet d'agir de manière adaptée et finalisée, du moins dans toute action technique.

Mais dès ces stades élémentaires il est aisé d'établir la fragilité, l'instabilité de la formation d'une image de soi incorporée, comme s'il existait une difficulté structurelle d'ajustement de la conscience de soi à la perception sensorielle du corps propre[4]. La conscience a parfois du mal à superposer les deux, à éviter le bougé, le débordement, comme si le psychique et le physique ne pouvaient établir aisément de congruence somatico-fantasmatique. Cette difficulté à opérer une scission entre l'être et l'avoir, entre le sujet et le monde, à distinguer le corps qui m'appartient et les objets qui ne participent pas de mon être, se vérifie d'ailleurs dans les dessins d'enfants qui pendant longtemps nouent ensemble le dedans et le dehors, l'intérieur et l'extérieur (dessin d'habit ou de maison)[5].

---

2. Thème développé par Didier Anzieu, *Le Moi-peau*, Dunod, 1985. Et les développements de J. Doron, *Chaos psychique*, Paidos-Centurion, 1991.
3. Voir Le Men, *Le moi, l'autre et la symbolique spatiale*, Études philosophiques, 1971.
4. Voir M. Merleau-Ponty, *Phénoménologie de la perception*, Gallimard, TEL, 1976.
5. B. Duborgel, *Le dessin d'enfant*, Éditions universitaires, 1976.

Cette fragilité du schème de la peau-limite du moi n'est cependant pas une propriété transitoire de la formation du sujet mais reste une sorte de point sensible autour duquel peuvent se greffer des vécus différenciés aux effets opposés. Par là la peau se révèle constitutionnellement comme une ligne flottante qui sépare moins deux espaces que deux champs de force psychique. Car la peau apparaît bien, tout au long de la vie, par les imaginaires qu'elle engendre, comme une membrane perméable, véritable lieu d'échanges et donc de conflits potentiels ou réels. Autrement dit, les surdéterminations symboliques de la peau ne viennent pas seulement de l'incertitude des marquages spatiaux entre dehors et dedans, entre Moi et Non-Moi, mais de ce que la peau est le lieu de circulation de dynamismes, de mouvements déclenchés par nos affects. Par là la peau devient bien une réalité psychique, où se jouent des peurs et des désirs du sujet. On peut ainsi mettre en évidence deux orientations dominantes de la sensibilité et de l'imagination de la peau :

- D'un côté elle est le lieu où se concentrent des forces psychiques hostiles, négatives, liées au dehors, qui suscitent des affects et des images de menaces, d'envahissement, de destruction. Il en résulte une panoplie d'imaginaires schizomorphes qui se manifestent par les petites phobies ordinaires de médicaments, de piqûres, de vaccins, de pénétration sexuelle. La peau perd alors son pouvoir de protection, passe pour une surface trouée qui laisse pénétrer de la négativité dans l'intériorité. Cette perception d'une peau percée, d'une peau-orifice, suscite souvent chez les sujets des réactions d'autodéfense, d'évitement, de répulsion d'objets ou de personnes, mais plus banalement des attitudes qui maintiennent à distance du corps les formes du Non-Moi. La stratégie la plus instinctive consiste alors à doubler la peau par un nouvel espace maintenu à distance, par la création d'un cercle protecteur plus large, une frontière plus éloignée. Ainsi le vêtement peut souvent remplir cet office lorsqu'il n'est plus seulement fonctionnel ou esthétique mais sert véritablement d'arme de protection et de défense.

La science de la proxémie[6] a ainsi étudié les dispositifs culturels complexes qui participent de cette protection du Moi-peau contre les dangers liés en particulier au contact ou à la promiscuité ou même seulement à la proximité des autres. Chaque culture adopte d'ailleurs des distances standardisées implicitement, en deçà desquelles la présence de l'autre devient source d'émois, de répugnance ou d'effroi. L'expérience de l'ascenseur est ainsi typique de ces perceptions, variables selon les cultures, d'une hostilité latente, qui amène chacun à établir une distance, un vide entre soi et les autres. Et quand l'espace devient trop petit, et que les corps se touchent, le Moi se resserre, se met en boule intérieurement comme pour ne pas être touché et peut-être contaminé par l'autre. L'ensemble des rites d'interaction sociale sert d'ailleurs à réguler les distances critiques et les distances normales qui garantissent une sécurité du Moi-peau (d'où les études interculturelles sur les relations médecin-malade face au corps)[7].

- De l'autre côté cependant, la peau peut jouer psychiquement le rôle d'une surface tonique, d'un corps conquérant qui cherche par elle, à travers elle, à élargir la sphère du Moi. La peau peut devenir le point d'appui d'un élargissement de la conscience au monde, d'une dilatation de soi dans la mesure où par les points de contact et les orifices de la peau peuvent s'exprimer, s'exhiber des forces psychiques centrifuges. Le folklore universel est ainsi riche de telles surdéterminations des orifices (bouche, anus) qui permettent à l'intérieur de sortir de soi, de s'étendre aux portions du monde extérieur[8]. L'iconographie religieuse médiévale n'a-t-elle pas aussi conservé une telle symbolique en montrant comment l'âme des morts s'échappe par la bouche sous la forme d'une véritable expulsion de l'« homoncules » de l'intérieur dans les airs. La conduite anale et le plaisir

6. Voir Hall E.T., *La dimension cachée*, Seuil, 1971.

7. E. Goffmann, *Les rites d'interaction*, Éd. de Minuit, 1974 et les travaux de Tobi Nathan.

8. Voir Claude Gaignebet, *Le folklore obscène des enfants*, Maisonneuve, 1980

fécal de l'enfant témoignent plus prosaïquement de cette manière d'occuper le monde extérieur par les substances internes, le monde devenant une sorte de scène, un miroir d'affirmation du corps individué.

L'importance de cette pulsion vitale qui fait que le Moi déborde les limites corporelles de la peau, affirme son identité intérieure par l'expulsion, se vérifie par la puissance des systèmes d'inhibition activés par l'éducation et la culture. S. Freud a bien montré comment se mettent en place des systèmes d'auto-inhibition qui rendent précisément possible et obligatoire la fermeture du corps sur le monde extérieur, la consolidation de la peau et de ses orifices comme frontière étanche, qui évite les pertes, rejets de l'intérieur vers l'extérieur[9]. C'est d'ailleurs sans doute cette autolimitation du corps au seuil de la peau, ce rétrécissement de l'espace subjectif au dedans, qui ont participé à la constitution de la moralité et à cette instance spécifique qu'est la culpabilisation de la nudité et des orifices dotés de valences d'impureté et d'obscénité. J. Starobinski a d'ailleurs souligné combien la surface corporelle a subi dans l'emprise de l'axiologie judéo-chrétienne une image particulièrement répressive[10]. La bouche et la sexualité ont fait l'objet de représentations négatives ou du moins ont été soumises aux contraintes de l'action sur le dehors qu'est le travail[11]. Et l'on sait combien les idéaux de sagesse des Anciens déjà ont mis en avant le modèle de la rétention, du refoulement, de la maîtrise du corps, qui passent avant tout par la contention de la peau, par la lutte contre les forces centrifuges du Moi[12].

Sur un autre plan, le geste de la caresse affectueuse ou amoureuse illustre une autre forme de déplacement de la peau, puisqu'on touchant l'autre, en effleurant sa peau, on cherche à franchir

9. S. Freud, *Introduction à la psychanalyse*, P.B. Payot.

10. J. Starobinski, *Le dedans et le dehors*, Nouvelle revue de psychanalyse.

11. M. Douglas, *De la souillure*, F. Maspéro, 1971 ; M. Foucault, *Histoire de la sexualité, L'usage des plaisirs,* Gallimard, 1977.

12. M. Foucault, *Histoire de la sexualité. L'usage des plaisirs*, Gallimard, 1977.

l'espace de séparation et à transmettre des signes de la subjectivité. Toute caresse est d'abord désir de sortir de soi, de dépassement des limites du corps. Comme le souligne J. Brun : « La caresse tente de transmettre à l'autre ce que je sens et de me donner à sentir ce que lui-même ressent. Caresser c'est non seulement toucher, mais vouloir être touché afin de découvrir des chemins possibles d'une symbiose dépassant le *principium individuationis*. Dans la caresse l'ici monadique tente d'abolir ses frontières pour se frayer une ouverture[13] ». Par la main qui s'étend sur le corps de l'autre, le sujet cherche à se servir de la peau comme d'un langage qui n'est plus celui de son corps personnel, mais qui porte un message destiné à la conscience de l'autre.

Le vécu de la peau se façonne donc autour d'un ensemble d'expériences sensori-motrices, émotionnelles et imaginaires profondément ambivalentes et bipolaires, les unes liées à la peur d'une peau traversée du dehors vers le dedans, l'autre à la jubilation du passage du dedans vers le dehors. La peau est donc moins une frontière qu'un lieu de passage osmotique, qui donne l'occasion de vivre subjectivement le monde comme hostile et inversement d'expérimenter la puissance du Moi qui vise à le conquérir en s'y prolongeant, en s'y installant. C'est bien pourquoi la peau peut se transformer aussi en un espace séméiologique, qui laisse s'inscrire à sa surface les signes de ses manières d'être au monde. Sur les formes du derme viennent se déposer des intentions, des fantasmes, des désirs, de fermeture ou d'ouverture, de peur ou de désir de puissance. Les symptômes qui s'y objectivent ne sauraient donc se résumer à des signes cliniques organiques, mais accompagnent la manière dont le sujet vit son rapport au dehors et au dedans. Loin d'être seulement une parcelle mitoyenne du corps, la peau est une surface globale qui porte la trace de pathologies organiques mais aussi de significations et d'intentions psychiques. Rougeurs, pâleurs ou sueurs sont les signes les plus triviaux qui peuvent ensuite se déplacer plus sournoisement en allergies, en métastases

---

13. J. Brun, *La main et l'esprit*, PUF, 1964, p 97 ; et aussi *La nudité humaine*, Fayard, 1973.

cellulaires, qui sont autant d'effets collatéraux d'une instrumentalisation de la peau pour assurer l'identité du sujet.

Ainsi donc la peau apparaît comme une surface plastique, malléable, une sorte d'espace transitionnel[14], qui confère au sujet un véritable espace de jeu, un volant de manœuvre de sa vie propre[15]. Loin d'être emprisonnée, immobilisée dans une carapace, sorte d'armure objective, la peau se laisse métamorphoser au gré des états psychiques. Véritable outil d'une rythmique maniaco-dépressive, la peau peut susciter un vécu de rétrécissement du Moi comme de son expansion. Sa réalité objective est sans cesse supplantée par une réalité subjective, puisqu'à travers elle le sujet traduit, objective son rapport à soi, tantôt sur le mode du retrait, tantôt sur le mode de l'agression. Sans les fantasmes de la pénétration ou les désirs d'exhibition de l'intérieur, nous ne pourrions pas donner vraiment corps à notre conscience immédiate de nous-mêmes. Mais ce jeu symbolique offert par la peau ne résiste pas à des dérives, à des paroxysmes qui conduisent tout droit vers des pathologies ou du moins vers des états extrêmes où l'excès devient dangereux pour l'équilibre et est porteur d'effets incontrôlables.

2- La peau comme expérience limite de la désintégration du Moi

En effet cette expérience ambivalente de la peau peut conduire vers des situations-limites, dans lesquelles les relations à l'espace, au monde, s'exacerbent et nous révèlent en même temps que notre rapport originaire, psychobiologique avec le monde, est à la fois un destin et une aventure toujours encore ouverte. Si notre rapport au corps reste généralement marqué par un équilibre homéos-

14. Au sens donné par D.-W. Winnicot, *Jeu et réalité*, Gallimard, 1975.

15. Expression de G. Canguilhem, *Le normal et le pathologique*, PUF, rééd. 1999.

tatique idéal, un jeu de pôles alternatifs qui suivent nos rythmes existentiels, il peut aussi s'amplifier selon deux sortes de passages à la limite, deux formes d'excès, sources de tous les dangers : l'un de type moniste qui voit la conscience s'ouvrir sans frein à l'espace du dehors pour s'y perdre et s'y fondre, l'autre plutôt dualiste qui aboutit à un enfermement dans une prison intérieure sans communication avec l'extérieur.

– Une des traductions psycho-philosophiques les plus célèbres du monisme du dehors se trouve par exemple dans l'œuvre de J.- P. Sartre. Commentant le principe même de la phénoménologie de Husserl, selon lequel « toute conscience est conscience de », Sartre souligne combien cette formule met fin à une conception de l'intériorité qui n'a eu de cesse de s'assimiler, de digérer l'extériorité. Or pour Sartre il appartient à l'existence de se débarrasser de la vie intérieure. Dans *Situations I* il écrit ainsi : « La conscience n'a pas de dedans, être c'est éclater vers... Tout est dehors, tout jusqu'à nous-même : dehors dans le monde parmi les autres. Ce n'est pas dans je ne sais quelle retraite que nous nous découvrirons : c'est sur la route, dans la ville, au milieu de la foule, chose parmi les choses, homme parmi les hommes[16] ». Sartre s'engage donc dans une philosophie de l'action tout entière suspendue à une volonté de nier la fermeture sur soi, la limite du Moi, le fameux huis clos de la conscience spatialisée et spatialisante, optant pour la valorisation d'un espace objectif à l'intérieur duquel la conscience surgit comme liberté. Autrement dit, sous couvert d'un anti-subjectivisme Sartre réintroduit une sorte de spiritualisme vide puisque la conscience n'est plus d'abord incorporée dans les limites déterminées de notre être. Sa philosophie de la liberté le conduit donc à mettre entre parenthèses la condition organo-psychique, l'individuation resserrée autour d'une conscience intime. Au contraire la liberté exige la sortie de soi, l'oubli de ses limites, la négation quasi gnostique de

16. J.-P. Sartre, *Situations I*, Gallimard, 1993.

son corps déterminé pour quêter dans le dehors de nouvelles identités[17].

Par ce renversement métaphysique, Sartre rejoint d'ailleurs les prémisses d'une pensée antioccidentale, qui se caractérise précisément par la négation ou du moins la dévaluation de l'individuation. Le développement dans les années 1960 d'une contre-culture fortement marquée par le taoïsme, par exemple, a en effet accrédité, validé, la quête d'un Moi ouvert, qui se diffracte dans l'infinité cosmique. Ces sagesses néoorientales ont ainsi revendiqué une révolution du corps-sujet dont la peau ne constituerait plus qu'un découpage artificiel. Il s'agit dès lors de dénoncer, de démystifier une pensée de la peau individualisante qui nous rendrait étranger au monde, au Tout des choses. Ainsi Allan Watts soutient qu'il faut chercher à quitter l'île du Moi, à abolir l'atome du Je et commencer à activer en nous une conscience du Tout dans lequel nous sommes englobés. Car nous ne sommes pas devant le monde par notre corps, mais dedans. Le corps n'est donc pas un objet qui m'appartient mais il est dans le monde comme une partie dans un contenant. Il n'y aurait donc aucune raison de maintenir une discontinuité entre le Moi et le non-moi. Nous sommes en fait non coupés du monde mais en symbiose avec lui. L'individu est « un point focal particulier où l'univers tout entier s'exprime… chaque individu est une manifestation unique du Tout [18] ». Je ne suis donc plus un corps dans le monde mais le « monde est mon corps ». Je suis coextensif à la vie universelle.

Ainsi se met en place, sous couvert de rupture philosophico-culturelle, une véritable psychothérapie sauvage censée débarrasser le Moi de ses entraves, de ses limites, pour qu'il se mette à éprouver une sympathie généralisée, une sorte de conscience-monde. Ce type de sensibilité désindividualisante n'est sûrement pas étranger à certaines spéculations de l'écologie profonde post-moderne, qui tente de sacraliser l'unité vivante du monde par une

---

17. Voir J.-P. Sartre, *L'Être et le néant*, Gallimard, TEL.

18. A. Watts, *Le livre de la sagesse*, Denoël-Gonthier, 1966, p 58.

sorte de dénonciation de la psychologie frileuse du moi incorporé. Dans tous ces mouvements on trouve donc une forme de pensée non-européenne qui ramène le cosmos à un phénomène psychique consubstantiel à l'esprit individuel, très ancien modèle monistique des sociétés traditionnelles. La peau est ainsi moins la frontière du Moi qu'un langage du monde. Car il existe bien des constructions alternatives de la personnalité dans des sociétés traditionnelles, qui dotent le corps de toutes autres valeurs. Ainsi M. Leenhardt a bien montré combien chez les Mélanésiens, au début de leur acculturation chrétienne, le corps apparaissait bien plus comme le miroir du monde que comme l'enveloppe enfermant une subjectivité fermée sur elle-même[19]. Par le corps le « je » est ouvert aux influences cosmiques, il capte, intériorise le dehors. L'incorporation-finitude est remplacée par une incarnation-ouverture. Le corps n'est pas d'abord un support du Même mais un attracteur de l'altérité, il entre ainsi dans le cycle des métamorphoses de la nature et du monde. Loin d'être une substance fermée il est un espace vide qui peut être rempli par l'ensemble des relations qu'il contracte avec les objets et les personnes. Le corps ne vit que par participation à d'autres corps, réels ou imaginaires, comme le vérifie son rôle dans le culte des Ancêtres où mon corps peut devenir support d'une possession par des êtres invisibles.

Ainsi la dissolution extrême de la peau conduit à bouleverser le socle anthropologique sur lequel est édifié notre mode de construction de la personne. Que ce soit au nom de la liberté ou inversement du destin, on peut vouloir invalider le vécu de l'intériorité et exposer le corps à l'extériorité qui seule est à même de le remplir, de lui donner sens. S'il existe sans aucun doute une cohérence d'une telle recomposition de l'ordre de la subjectivité il n'est cependant pas certain qu'elle puisse être viable dans un milieu culturel qui ne lui est pas conforme. On peut donc se demander si un grand nombre d'expériences de drogues, d'ivresses et d'extases, stimulées par le désir d'un grand voyage au-delà de notre corps, ne conduisent pas de nos jours à des impasses délétères pour des êtres

19. M. Leenhardt, *Do Kamo*, Gallimard, 2e éd. 1947.

qui ne trouvent pas dans leur environnement les rites et mythes adéquats pour prendre en charge ces états-limites.

– À l'opposé, la radicalisation des vécus schizomorphes, qui assimilent la peau à une trouée incontrôlée, qui la perçoivent comme un espace de violation de l'identité, conduit à une désagrégation de la frontière du Moi aux relents nettement pathologiques. Le sujet a dès lors le sentiment que la frontière est transgressée, que le corps n'est plus à lui, que la peau est déjà une partie extérieure, autre, altérée, aliénée du Moi. Ainsi peut-il difficilement éviter une sorte de régression autistique de la personnalité. Dans le cas extrême des hallucinations on peut constater un détournement de la perception normale du corps. Elle se présente alors comme une perversion de la spatialité qui prive le Moi de toute assise et de tout site d'identification. Comme l'a déjà analysé M. Merleau-Ponty : « Ce qui garantit l'homme sain contre le délire ou l'hallucination, ce n'est pas sa critique, c'est la structure de son corps… Ce qui fait l'hallucination comme mythe c'est le rétrécissement de l'espace vécu[20] ». Cette thèse se trouve bien vérifiée dans l'expérience de la dépersonnalisation liée aux troubles du schéma corporel. Est alors mise en cause la capacité du sujet à percevoir le corps comme constitutif du Moi. Le corps est alors projeté dans l'espace des objets du monde. Le psychiatre H. Ey, en s'appuyant sur Henri Michaux, a décrit ces phénomènes dans lesquels « le corps « se dessèche » « se vide », se « lignifie » ou « devient au contraire évanescent, désincarné et merveilleusement léger[21] ». Le bras se continue avec les jambes, l'intérieur du corps s'extravase ou bien ses images se répercutent à l'infini dans un monde de miroirs ; ses figures anatomiques, ses supports érotiques, ses parties honteuses ou ses points névralgiques s'intervertissent ou se combinent, la pensée solidifiée se casse comme du verre[22] ». Il se produit alors une perte de la spatialité du moi synthétique, le

---

20. M. Merleau-Ponty, *Phénoménologie de la perception*, Gallimard, p 385.
21. H. Ey, *La conscience*, PUF, 1963, p 95-96.
22. *Ibid*. p 97.

corps est objectivé, la scission traverse le sujet et le corps lui-même. L'espace biologique, base de la conscience incorporée, est donc rejeté et avec son effondrement se produit la désintégration du Moi. On atteint ainsi une pathétique aliénation du sujet privé de son corps.

Ainsi la plasticité de la frontière de la peau est exposée à des dérives inverses troublantes, impressionnantes, où le sujet peut vivre des expériences extrêmes. Nul doute qu'elles ne soient au premier abord riches en promesses, chargées d'intensité. L'extase mystique frôle alors la folie et selon le mot célèbre de Rimbaud « je est un autre ». Il reste que l'on revient généralement mal de ces déplacements de la peau. Signe que la peau joue bien une fonction aussi de régulation de la vie psychique. Si elle doit sa richesse à sa plasticité qui nous permet d'exprimer les variations de notre tonalité existentielle, elle n'est pas indemne de promesses frauduleuses voire morbides. Certes la dilatation est sans doute moins pathogène que le rétrécissement, la division du moi plus délétère que la projection mégalomane. Il reste que la peau comme interface nous invite à un jeu délicat où il convient de conserver un équilibre entre les opposés, entre le dedans et le dehors, dont nous avons besoin simultanément pour marcher droit sur nos deux jambes.

Jean-Jacques Wunenburger

Faculté de Philosophie, Université Jean Moulin Lyon III

Malades et maladies : réflexions sur l'état de maladie

JEAN GAYON

NOUS VOUDRIONS ICI ÉVALUER l'adage « Il n'y a pas de maladies, il n'y a que des malades ». L'origine de cette formule est incertaine. Dans les entretiens qu'il a publiés sous le titre *Pour une philosophie de la médecine*, François Dagognet l'attribue à « un grand clinicien », mais il ne dit pas lequel[1]. Certains l'attribuent à Armand Trousseau (1801-1867), mais sans dire où[2]. François Dagognet (entretien oral) l'attribue à Cabanis. On est souvent citée par les homéopathes comme une formule de Samuel Hahnemann (1755-1843), fondateur de l'homéopathie, mais là encore les auteurs ne donnent jamais de référence précise. Quoi qu'il en soit, il est traditionnel d'invoquer cette formule dans le contexte de l'opposition entre deux conceptions de la médecine moderne qui s'est construite au xixe siècle. François Dagognet, dans l'ouvrage déjà cité, résume ainsi cette opposition. D'un côté l'on observe une école qui, à la suite de la physiologie allemande et en France de Claude Bernard, appelle de ses vœux une médecine scientifique, proclame la nécessaire association de l'hôpital et du laboratoire, appuie sans réserve le diagnostic sur des instruments, et objective la maladie autant que possible ; de l'autre, la médecine hospitalière, met en avant le regard médical, le déchiffrement des signes,

1. François Dagognet, *Pour une philosophie de la médecine*, Paris, Les Éditions Textuel, 1996, p. 41.
2. Kazem Sadegh-Zadeh, *Fuzzy Health, Illness, and Disease*, The Journal of Medicine and Philosophy, 25 (2000), p. 605-638.

la prise en compte de l'histoire du malade, et pose le prima absolu de la clinique. Cette tradition clinique, souvent qualifiée comme « humaniste », a été particulièrement développée en France depuis la Révolution. On en retrouve l'esprit dans la philosophie médicale de Georges Canguilhem. On trouvera difficilement dans l'œuvre de celui-ci, notamment dans *Le Normal et le pathologique*, l'adage « Il n'y a pas de malades, il n'y a que des maladies », mais on y trouve assurément une multitude de thèses qui sont en profonde résonance avec la formule : refus d'une conception ontologique de la maladie et de la santé, accent mis sur la normativité individuelle dans l'état pathologique comme dans l'état de santé, refus intransigeant de la décentralisation de la maladie dans les parties de l'organisme, affirmation de l'historicité individuelle de toute maladie.

Dans la suite de notre communication, nous voudrions proposer en hommage à François Dagognet trois remarques sur l'opposition que la pensée médicale moderne a construite entre maladies et malades, opposition dont nous montrerons qu'elle est sans doute trop simple pour comprendre ce qu'est l'état de maladie.

Notre première remarque porte sur la question du statut ontologique des maladies, question philosophique qui a divisé la pensée médicale depuis l'Antiquité. Le discours médical a toujours oscillé entre deux conceptions à cet égard. L'une consiste à réifier la maladie, soit en identifiant la maladie à un être qui est censé en être la cause (par exemple un organisme parasite, ou un poison), soit en en faisant d'un type de maladie donné un intemporel (attitude platonicienne). Cette conception est traditionnellement appelée la conception « ontologique », expression qui n'est pas heureuse, car cette conception n'est en fait qu'une réponse parmi d'autres à la question du statut ontologique des maladies. La seconde conception a été traditionnellement désignée comme « dynamique » ou, à partir du dix-neuvième siècle, conception « physiologique » de la maladie. À la différence de la conception dite « ontologique », qui dispose le concept de maladie en une multitude de types morbides existant de manière intemporelle, cette seconde conception fait de la maladie une notion générale. Ayant ses origines lointaines dans la tradition hippocratique, elle a été exemplairement développée à l'époque moderne par Claude Bernard, qui interprète la maladie en référence à des lois physiologiques générales, et récuse l'idée de lois spéciales de la pathologie. La condition malade est alors conçue comme un écart par rapport à des régularités physiologiques, dans le contexte d'un organisme et d'un environnement particuliers. Comme l'a noté Tristram Engelhardt, la conception physiologique de la maladie, si caractéristique de la médecine scientifique moderne, garantit une évaluation individuelle des maladies, car elle restaure l'importance des circonstances et des idiosyncrasies individuelles. loin d'éloigner d'Hippocrate, comme les médecins-phyiologistes du dix-neuvième et du vingtième siècles l'ont souvent dit (à commencer par Claude Bernard lui-même), la conception physiologique y a ramené. Avec un diagnostic de plus en plus formulé en termes de risque statistique, et avec une démarche thérapeutique qui tend toujours plus à s'ajuster aux caractères propres de l'individu malade, la médecine scientifique d'aujourd'hui est de plus en plus contextuelle. Certes l'arrière-plan théorique est, ou se veut, celui d'une science nomologique, mais les schémas concrets de diagnostic et de thérapeutique tendent de plus en plus à être centrés sur l'individu. Que l'on songe par exemple à l'hypertension, aux cancers, aux troubles psychiatriques, c'est une approche multicausale et multidimensionnelle qui prévaut. Envisagés comme facteurs de risque, la consommation de tabac, le stress et la constitution génétique ont même dignité causale pour le médecin-épidémiologiste contemporain comme pour le praticien. Certes, il s'agit plus que jamais d'expliquer, prédire et contrôler, mais on le fait dans un schéma causal indéfiniment ouvert, amené à varier en fonction de données épidémiologiques nouvelles, de connaissances biologiques nouvelles, de techniques nouvelles, de demandes sociales inédites. On peut donc dire que la scientificité de la médecine moderne n'est pas en contradiction avec une conception dynamique et individuelle de la maladie. Loin de la discréditer, elle la sert.

Notre seconde remarque, de nature anthropologique, porte sur l'ambiguïté sémantique du vocabulaire de la maladie. La phrase « Il n'y a pas de maladies, il n'y a que des malades » a une force intuitive exceptionnelle dans la langue française. Une fois dite, l'auditeur ou le lecteur se sentent obligés de choisir. Mais imaginons que nous voulions dire la même chose en anglais. Nous aurons alors bien de la peine à préserver son impact. Nous aurons en effet d'abord à choisir entre trois termes de la langue ordinaire pour dire « maladie » : *disease*, *illness*, *sickness*. Une fois que l'on aura choisi une traduction pour « maladie », nous devrons choisir un terme pour traduire « malade ». Nous devrons probablement choisir un terme de racine différence de celui utilisé pour dire « maladie », faute de quoi la formule risquerait d'être inintelligible à une oreille anglaise, parce qu'auto-contradictoire. En français, le caractère paradoxal de l'adage est acceptable car notre lexique de la maladie, étant pauvre, laisse place à beaucoup d'ambiguïtés. La traduction la plus répandue est celle-ci : « *There are no diseases, there are only sick persons* ». Nul doute que si nous allions vers d'autres langues, notre image de la maladie s'élargirait et s'enrichirait.

L'écart entre la langue française et la langue anglaise peut fournir un puissant outil pour disséquer les univers de signification en partie hétérogènes qui se juxtaposent dans les mots « maladie » et « malade ». Les anthropologues de la médecine s'appuient aujourd'hui sur les trois termes anglais pour faire apparaître ces univers de signification, quitte à raidir un peu l'usage des trois mots. En anglais, les trois termes mentionnés plus haut existent à la fois sous une forme substantive et sous une forme adjective (tout comme « maladie » et « malade » en français) : *illness/ill*, *disease/diseased*, *sickness/sick*. Dans deux cas (*illness*, *sickness*), le substantif est formé partir de l'adjectif. Dans le troisième c'est le contraire : *disease* donne *diseased*, ce qui ne doit pas nous étonner, car *disease* est le terme affectionné par la langue savante. *Illness* désigne le fait d'être malade (*to be ill*) ou, plus précisément, d'être mal, exactement comme en français. Des trois termes, *illness* est celui qui la connotation la plus subjective. *Disease* est un terme plus savant et d'allure plus objective. Il correspond au fait d'avoir une maladie, formule qui renvoie au savoir médical réel ou imaginaire. *Sickness*, enfin, a comme *illness* une forte dimension subjective. *To be sick* ne signifie pas seulement être ou se sentir mal, mais aussi vomir. Toutefois le terme *sickness* a aussi en anglais une connotation sociale, car l'adjectif *sick* est le plus communément utilisé pour exprimer le fait que quelqu'un est un malade (*a sick person*). Le lexique angalis révèle donc des strates signification de la condition de maladie que le français ne permet pas de dissocier simplement. Bien entendu le français permet de penser les distinctions conceptuelles que révèle le lexique anglais, sans quoi nous n'aurions pas pu les exposer. Simplement, la limitation du lexique français occulte plus ou moins ces distinctions. En réalité, c'est une chose que d'être ou se sentir malade (concept subjectif et individuel de la maladie) ; c'est une autre chose que d'avoir une maladie (concept médical de la maladie) ; c'en est encore une autre que d'être un malade (concept de la maladie comme rôle social). Souvent ces notions de la maladie se recouvrent, mais ce n'est pas une nécessité ? On peut se sentir bien et être atteint d'un mal fatal. On peut inversement « être mal » sans pour autant expliquer cet état par référence à une maladie étiquetée par les médecins : la passion, le malheur, l'épuisement, la possession démoniaque sont d'autres explications possibles. Enfin on peut se sentir malade et avoir une maladie sans que pour autant la société reconnaisse à l'individu le statu d'un malade, statu qui s'accompagne, lorsqu'il existe de droits et parfois d'obligations particulières.

Pour simple et sommaire qu'elle soit, cette analyse lexicale nous permet d'identifier la faiblesse de l'adage « il n'y a pas de maladies, il n'y a que des malades ». Cette formule n'a de pouvoir rhétorique que dans un contexte mettant en scène deux partenaires et deux seulement : le savoir médical et l'individu qui souffre. Cette structure duale ne tient qu'aussi longtemps qu'on fait élision de la dimension sociale de la maladie.

Notre dernière remarque porte sur le caractère normatif de la maladie. Le mot même de maladie le signifie de la manière explicite. On l'a souvent remarqué : le terme « maladie » est par construction même l'expression du fait que quelque chose « est mal » ou « va mal », et doit donc être corrigé ou compensé. Le terme anglais illness a exactement le même caractère, sur la base d'une racine saxonne. Mais le caractère axiologique et normatif du terme disease (littéralement un inconfort) n'est pas moins évident. Quant aux multiples paraphrases de la condition malade, en français comme en d'autres langues, elles enveloppent la plupart du temps des jugements de valeur négatifs (par ex. dyscrasie, dysfonctionnement). Tous les médecins et philosophes de la médecine seraient sans doute d'accord sur ce point : les jugements sur les états de santé et de maladie incluent toujours un jugement de valeur. De là résulte un normativisme diffus auquel n'échappe probablement aucune philosophie médicale.

Ce normativisme a suscité des discussions approfondies entre les philosophes de la médecine contemporains. Il y a en fait deux versions du normativisme. Dans sa version faible, le normativisme consiste à dire que les jugements sur la santé et sur la maladie enveloppent un mélange de jugements de valeur et de jugements descriptifs. Les philosophes qui ont soutenu cette version du normativisme ont soutenu qu'il était possible de dissocier l'aspect descriptif et l'aspect normatif. Par exemple Christopher Boorse[3] a proposé de radicaliser la distinction anglaise entre *disease* et *illness*. Les *diseases* constitueraient une classe objective et naturelle, consistant en des altérations fonctionnelles descriptibles par les moyens de la biologie. Les *illnesses* seraient une sous-classe des *diseases*, contenant les désordres physiologiques qui, dans un contexte médical et social donné, justifient un traitement médical particulier et la reconnaissance d'une responsabilité sociale restreinte. Boorse prend l'exemple de la carie dentaire. Dans les sociétés modernes, elle affecte pratiquement tous les individus. Elle est donc statistiquement « normale ». Mais elle est incontestablement une altération fonctionnelle, qui s'explique par un facteur environnemental, la consommation de sucre. Ce dysfonctionnement fait l'objet de traitements spéciaux par les dentistes. Toutefois, dans les sociétés contemporaines au

3. Christopher Boorse, *On the distinction between disease and illness*, Philosophy and Public Affairs, 5, p. 40-68.

moins, la carie n'a pas d'effets incapacitants assez importants pour que les individus qui en sont atteints soient exemptés de certaines obligations (comme par exemple l'obligation contractuelle de travailler pour un salarié). L'une des conditions stipulées par Boorse pour que l'on puisse parler d'*illness* n'est donc pas remplie. On remarquera au passage que l'analyse serait plus convaincante si Boorse utilisait toutes les ressources de la langue anglaise, et distinguait comme nous l'avons fait plus haut non pas deux mais trois dimensions dans le concept de maladie. Quoi qu'il en soit, l'on a envie d'objecter au philosophe nord-américain que dans des contextes nationaux différents du sien, la carie dentaire pourrait avoir la valeur sociale d'une maladie, avec des prérogatives et obligations en conséquence. Mais c'est là tout l'enjeu et tout l'intérêt de l'analyse proposée par Boorse : elle consiste à défendre l'idée que tout jugement de maladie s'appuie sur des critères objectifs, la dimension normative étant, elle relative au contexte technique et juridique. Dans tel contexte historique, la carie est soignable, dans d'autres elle ne l'est pas ; dans tel cas elle donne des droits, dans d'autres non. Cette conception philosophique de la maladie laisse donc place à une dimension objective de l'état de maladie, existant indépendamment de toute intervention médicale possible. En d'autres termes, pour Boorse, le concept de maladie n'est pas seulement médical ; il s'applique à tous les organismes de toutes les espèces, et est donc au moins en partie un concept biologique.

La conception normativiste dure de la maladie n'admet pas cette dissociation entre une dimension scientifique ou objective de la maladie et une dimension normative. Elle a été illustrée avec talent par le médecin et philosophe canadien Tristram Engelhardt[4]. Celui-ci admet l'entière circularité des définitions de la maladie et de la médecine. Il

4. H. Tristram Engelhardt, J.-R., *The Concepts of Health and Disease*, in H.-T. Engelhardt, Jr & S.-F. Spicker (eds.), *Evaluation and Explanation in the Biomedical Sciences*, Dordrecht, Reidel, 1975, p. 125-141. Voir aussi Arthur L. Caplan, H. Tristram Engelhardt, James McCartney (eds.), *Concepts of Health and Disease*, Interdisciplinary Perspectives, Reading (Mass), Addison-Wesley Publishing Company, A981, « Introduction ».

soutient que la qualification de quelque chose comme une maladie implique toujours un jugement de valeur. Mais il se refuse à réduire ce jugement de valeur à l'appréciation subjective de la personne malade. La normativité de la maladie, selon Engelhardt, est en effet une affaire éminemment sociale. Qualifier chez quelqu'un quelque chose comme une maladie implique que l'on s'engage dans une expertise et une intervention médicale. Cette grille d'analyse, construite pour comprendre le statut de la maladie dans les sociétés contemporaines, a l'avantage de s'appliquer non seulement aux affections physiques graves, qui incapaciteraient de toute évidence tout individu dans toute société humaine présente ou passée, mais aussi à des troubles ou des souffrances physiques ou morales qui sont à la limite du champ médical classique. Engelhardt cite à titre d'exemple le daltonisme, l'alcoolisme, l'homosexualité. Ce qui importe, pour Engelhardt, c'est qu'une souffrance associée à un trait physique ou moral résulte de circonstances qui sont d'une manière ou d'une autre accessible à une expertise médicale et à une réponse médicale. Si nous comprenons bien l'analyse du philosophe canadien, elle aboutit à dire que plus la médecine affirme avec efficacité sa présence dans la société, plus la normativité de la maladie est évidente, et non le contraire. Le point important dans cette analyse est qu'il est vain de chercher l'unité de tous les états que l'on qualifie comme « maladie » hors du fait que ces états sont l'objet d'une attention médicale. Il est vain, en particulier de vouloir identifier une sorte de noyau objectif, purement biologique de la maladie. Pour comprendre la notion même de maladie, il vaut mieux partir de la pratique médicale. Ce que cette pratique a de caractéristique, c'est qu'il lui est demandé par la société de prendre en charge tout un spectre de plaintes qui n'inclut pas seulement les maladies au sens fort du terme, mais les infirmités, les handicaps, et d'innombrables insatisfactions psychologiques or organiques (comme par exemple la stérilité, la fatigue, l'appartenance sexuelle). Ces insatisfactions sont identifiées comme médicales dans la mesure où elles sont associées à des conditions organiques susceptibles d'expertise et/ou d'intervention médicale[5]. C'est cela qui justifie une

5. Arthur Caplan et al., *loc. cit.*

conception intégralement normativiste de la maladie. Dans cette conception, la circularité des concepts de maladie et de médecine n'est pas un problème. Elle est l'élément principal sur lequel il faut s'appuyer si l'on veut y voir clair, et éviter les pièges des conceptions intemporelles de la maladie.

En conclusion, les débats et controverses que nous avons évoqués au sujet des maladies et des malades nous convainquent que la question « Existe-t-il des maladies ou seulement des malades ? » est une question mal posée. Pas plus que les maladies n'existent comme des choses en soi, pas davantage il n'existe de malades indépendamment de tout contexte médical et social, sur la base de la seule évaluation subjective.

Nous avons, en résumé, soutenu trois thèses. (1) Il n'y a pas de véritable opposition, mais au contraire collusion entre l'idée selon laquelle l'état de maladie est un état éminemment individuel et la scientifisation de la médecine. Loin de désindividualiser l'état de maladie, es méthodes physiologiques et quantitatives de la médecine moderne conduisent à une nième résurgence de l'hippocratisme. (2) L'état de maladie ne peut se comprendre à partir du seul couple constitué par la médecine et l'individu malade. La médiatisation de la société est essentielle. Les dimensions objectives et vécue de l'état de maladie doivent toujours être rapportées aux rôles sociaux que jouent le médecin et le malade. (3) Enfin la normativité de la maladie, justement soulignée autrefois par Georges Canguilhem, ne doit être pensée seulement en référence à l'individu, mais comme intrinsèquement liée à l'expertise médicale.

Il ne serait sans doute pas difficile de trouver écho à ces thèses dans bien des propos de François Dagognet au sujet de la médecine. Nous avons simplement voulu tisser quelques liens entre son œuvre Dagognet et les débats que d'autres philosophes ont eus, en d'autres lieux, au sujet de la maladie.

JEAN GAYON,

Université Paris I-Panthéon Sorbonne

François Dagognet, l'opacité, la transparence

JEAN SVAGELSKI

L'impur, l'atypique, l'incomplet, le mêlé comptent finalement plus que le cas « idéal », rare et théorique. Pour nous, philosophe, il s'ensuit un univers baroque... Une part d'ombre tombera sur nos définitions.
La vie ne manque pas d'échapper à ce qui l'emprisonne, de là, avec elle, un nuage d'indétermination qui l'enveloppe. Le trouble - l'invasion d'une essence par ce qui l'altère, la déloge d'elle-même, la voile, d'où une sorte d'opalescence qui pourrait en résulter - n'épargne pas la vitalité.
Le Trouble, p. 40-42

Ou comment Francois Dagognet est arrivé à cette idée qui intensifie son œuvre : « une épistémologie ontologisée »

EN 1996, à la question : « Que vous a appris la médecine, au juste » ? François Dagognet répond : « Tout[1] ».

S'il est traditionnel d'entendre dire que la philosophie n'apprend rien puisque le philosophe ne sait rien la réponse est tout de même étonnante. Dagognet a terminé en 1948 ses études universitaires de philosophie. Elles ont été couronnées de la façon la plus brillante. Faudrait-il conclure que pour lui les études philosophiques ont été décevantes, et même si décevantes qu'il se retrouverait dans un état d'ignorance aggravé ?

1. Dans cette communication nous omettrons désormais le prénom de François Dagognet. Lorsqu'on perd son prénom on gagne une place reconnue.
– *Pour une philosophie de la maladie*, entretien avec Philippe Petit, p. 20 (1996).

Pourtant Dagognet, il le dit avec reconnaissance, a eu le rare privilège dans ses études d'entendre plusieurs Maîtres, « deux historiens de la philosophie stricto sensu [Georges Leroy à Dijon et Martial Gueroult, à Paris] et deux philosophes qui ont marqué leur temps [Gaston Bachelard à Paris et Georges Canguilhem à Strasbourg][2] ».

À l'issue de ses études un domaine de l'histoire de la philosophie placé sous le signe de Spinoza lui fut réservé. Le sujet de sa thèse portait sur la structure de l'*Éthique*. Il avait commencé à y réfléchir et à y travailler sérieusement lorsque ce projet philosophique lui parut brusquement étranger et loin de ses attentes intellectuelles.

Mais – parenthèse ! - il nous semble que Spinoza qu'il ne cite presque jamais, avec qui il ne polémique jamais alors qu'il ne cesse de le faire avec Platon, Descartes ou Kant, reste comme un spectre qui hante l'horizon de sa pensée. Cela nous semble révélateur. Ce non-dit est un aveu. Le brasier Spinoza a effleuré Dagognet et les brûlures sont visibles ici et là, par exemple dans la mise en place qu'il opère du rapport du corps et de l'âme, même si elle n'est pas fidèle à l'analyse spinoziste[3] ou, de façon plus directe, lorsque, commentant la découverte HLA par Jean Dausset, et donc de notre identité biologique de base il avance qu'« on est toujours malade de la même maladie » et que « chaque sujet persévère dans son être et va toujours dans le

2. *Cheminement*, entretiens avec Patrick Vighetti, p. 14-15 (1996).

3. Pour Dagognet « le corps humain n'est pas sans âme : seulement l'âme n'est rien d'intérieur ni de caché. Le mental se corporéise, l'âme est l'idée du corps au sens spinoziste : ce que dans l'attribut pensée nous disons de l'étendue… chez François Dagognet… nous lisons l'attribut pensée dans l'attribut étendue mais jamais l'inverse… L'âme n'est pas dans le corps, elle est répandue en lui, jusque dans ses moindres replis. L'âme, l'esprit, la subjectivité, autant de manières de plus ou moins bien nommer le tissu compliqué et les formes du corps – mais aussi les fonctions liées aux supports, les forces liées aux formes », Yves Michaud, *Extérieur sans intérieur, corps sans âme ?* in *Anatomie d'un épistémologue*, p. 79 (1984).

même sens[4] » ou encore lorsque, soutenant que la psychologie « est et n'est qu'une physique affaiblie » il sait gré à Spinoza d'avoir exterminé dans *Éthique III* le dualisme de la physique et de la psychologie[5].

Spinoza a écrit à propos de l'origine et de la nature des affections : « Je traiterai… de la nature des Affections et de leurs forces, du pouvoir de l'âme sur elles, suivant la même Méthode que dans les parties précédentes de Dieu et de l'Âme, et je considérerai les actions et les appétits humains comme s'il était question de *lignes, de surfaces et de solides*[6] ». La mécanique passionnelle est rationnelle. Elle renvoie à la géométrie ou science divine et générale de l'étendue.

On peut même se demander d'une façon plus complète si sa critique constante du je du je pense, du cogito, de l'intériorité de l'esprit, si sa conception de l'absolue extériorité de toutes choses n'a pas des racines spinozistes de sorte que Spinoza serait une des clefs, et non la moindre, de la philosophie de Dagognet, penseur de l'unicité signifiante de tout[7].

L'inflexible signifiance de la Nature est l'unique source du sens pour Spinoza. L'homme n'est jamais que signifié. Il n'est pas un empire dans un empire.

Le retour continuel sur le passé de la philosophie, les commentaires des œuvres des philosophes sans cesse revus et corrigés par les uns et par les autres lui semblent relever d'un double déficit.

4. *Pour une philosophie de la maladie*, entretien avec Philippe Petit, p. 39.

5. *Une épistémologie de l'espace concret*, p. 169-171 (1977).

6. Souligné par nous.

7. « Rien n'arrive dans la Nature qui puisse être attribué à un vice existant en elle ; elle est toujours la même, en effet ; sa vertu et sa puissance d'agir est une et partout la même, c'est-à-dire les lois et règles de la Nature, conformément auxquelles tout arrive et passe d'une forme à une autre, sont partout et toujours les mêmes ; par suite, la voie droite pour connaître la nature des choses, quelles qu'elles soient, doit être aussi une et la même ; c'est toujours par le moyen des lois et règles universelles de la Nature » *Éthique III* (tr. Appuhn). Dans le cours et vers la fin de cette communication on entendra mieux ces idées.

L'histoire de la philosophie manque à l'histoire et manque à la philosophie.

Mais écoutons la parole de Dagognet :

« Georges Le Roy, mon premier Maître, officiait à la perfection ; son cours tenait lieu d'une cérémonie. [...]. L'histoire s'était arrêtée pour lui à Bergson. Les noms de Freud ou de Marx lui étaient,... semble-t-il, inconnus. Et si l'on excepte Bergson, il n'allait pas au-delà de Leibniz. Ce manque renforçait justement la sacralité du culte : on ne se frottait pas au récent [...] Si l'un de ses élèves - sans doute Dagognet ! - prononçait devant lui le nom d'un philosophe actuel, Georges Le Roy souriait. On évoquait pour lui un autre Monde.

Le second historien de la philosophie que j'ai connu et admiré était aussi opposé au premier qu'il est possible : Martial Gueroult donnait, à l'époque où je l'entendais, ses cours sur Descartes, Malebranche et Kant. Il atteignait une certaine sublimité. Ce n'était plus le chant grégorien mais les grandes orgues. [...] Mais ils étaient – oserai-je irrespectueusement l'ajouter – ils n'étaient qu'historiens de la philosophie. Aussi ma propre vie a-t-elle tourné lorsque j'ai assisté à une autre dramaturgie, moins scénique d'ailleurs et moins liée à l'écriture.

[...] Bachelard parlait avec son souffle. Sur un point précis, quasi local, il parvenait (sans notes) à vous informer en même temps qu'il mettait le feu. Jamais l'histoire des sciences ne trouvera un théoricien aussi compétent, aussi éloigné du régime convenu... Comment allier la féerie, la lumière, parfois l'amusement, avec la scientificité et le fondamental ? Bachelard devait emporter avec lui son secret.

Je ne parviendrai pas à "portraitiser" convenablement le second de "mes Maîtres en vraie philosophie". [L'enseignement de Georges Canguilhem, à Strasbourg] fut un bouleversement. Jamais je n'avais assisté à une telle opération, – un tel surgissement de précision problématisée. Cet enseignant n'effleurait pas, ne creusait pas, il forait, il perçait. [...] Ce philosophe-médecin tenait plutôt du chirurgien : il disséquait sous nos yeux, fragment après fragment, fil après fil, non sans lui-même éprouver quelque douleur en dedans, car il ne savait pas encore quelle découverte (philosophique) l'attendait. [...] Je ne connaîtrai plus un tel moment, en effet rarissime, le travail de celui qui accepte d'inventer devant vous, dans l'extrême tension.

En bon élève, j'ai sûrement procédé à l'induction suivante : ceux qui ont philosophé – l'un, dans le feu, l'autre, dans la lutte – avec tant de maîtrise y ont réussi dans la mesure où ils ont quitté la demeure philosophique. [...] Il faut donc quitter la philosophie pour la mieux retrouver ou la comprendre. Toutefois j'ai hésité...[8] ».

Si Dagognet s'est enfin décidé à quitter « la demeure (la prison) philosophique » il ne conseillerait plus à personne, cinquante ans après cette décision, d'imiter sa démarche car il avoue rétrospectivement une certaine déception.

Il se proposait, pour susciter et nourrir une réflexion philosophique en acte, de la mettre en rapport direct avec les problèmes du temps présent. Ceux-ci sont logés par excellence dans les activités scientifiques. Indifférentes à leur histoire, aux erreurs de leur histoire, oublieuses de leur passé, elles sont toujours contemporaines d'elles-mêmes. Il convient de décrypter la signification philosophique de leur activité, c'est-à-dire le sens général de pensée qu'elles induisent en dehors du sens et des résultats de leur activité propre. Quelque chose d'autre se dit dans ce qu'elles disent[9].

Mais quoi ?

La philosophie qui essaye de dire cette autre chose ne prend pas trop de retard.

Le développement des sciences physico-chimiques et biologiques, de la médecine qui les accompagne, engendre aussi des problèmes complexes et nouveaux, bouleversants, sur les plans

8. *Cheminement*, p. 15-17.

9. Cette remarque s'applique aux arts plastiques qui, eux aussi, sont toujours actuels. Dagognet n'a pas manqué d'en voir l'importance pour percer l'opacité de notre temps puisqu'il les met au rang des sciences physiques bien qu'ils relèvent, selon lui, d'une physique qualitative. Ses nombreux livres sur les plasticiens d'aujourd'hui sont d'une rare valeur philosophique.

éthique et juridique et, plus encore sur le plan plus fondamental, donc métaphysique, des finalités du monde de la vie.

Où allons-nous ?

Ce double butin a-t-il été à la hauteur des efforts qu'il a fallu déployer pour l'acquérir ?

Ne pouvait-on en faire l'économie ?

Notre souhait serait de contribuer à une partie de la réponse. Avec Dagognet, la philosophie est actuelle, dans son temps, armée pour s'engager en force dans la guerre entre les conceptions du monde qui s'affrontent aujourd'hui.

Sans doute des travaux en histoire des sciences ne peuvent être validés que par une information au plus proche et la constitution d'une épistémologie exige évidemment un ancrage scientifique.

De ce côté le butin rapporté par Dagognet est considérable. Une partie de son œuvre porte sur ce problème capital pour lui : comment faut-il comprendre le sens des travaux qu'ont entrepris les diverses sciences expérimentales pour rendre intelligible l'exubérance multiforme des phénomènes auxquelles elles sont confrontées, c'est-à-dire en les classant et en les ordonnant ou, pour mieux dire, en les mettant en relation dans l'horizon d'une systématique spécifique qu'il leur a fallu construire au prix de longs et pénibles efforts ? (Pour illustrer cela, il suffit de penser à ce modèle des modèles que constitue la classification périodique des éléments de Mendeleïev). Dagognet dans trois ouvrages qui « lui tiennent à cœur », *Tableaux et Langages de la chimie*, *Le catalogue de la vie*, *Le nombre et le lieu*, a dégagé les tenants et les aboutissants épistémologiques des diverses solutions que les sciences ont trouvées.

Mais son projet n'est pas simplement épistémologique. Il s'inscrit dans un projet plus général, philosophiquement ambitieux, un projet de pure création philosophique, c'est-à-dire un projet de fondation d'une métaphysique. Il l'a d'ailleurs dit lui-même, en 1990, dans un de ses livres, *Corps réfléchis*,

Dagognet y exprime son désaccord avec François Lyotard qui prend acte de la désertification du champ philosophique dont les sciences de la nature se sont emparées. « Les scientifiques réalisent la métaphysique… Il est clair que la réalisation du projet métaphysique qui est constitutif de l'Occident laisse la philosophie sans objet. Ce qu'on appelait "philosophie", au sens du projet métaphysique, n'existe plus. Il faut que ce soit dit ».

À quoi Dagognet répond de manière non moins abrupte : « Pour de nombreuses raisons, nous pensons exactement le contraire[10] ».

C'est dans cette perspective philosophique radicale qu'il convient de se placer pour apprécier la valeur de son détour, celle du butin qu'il a ramassé et pour éclairer l'affirmation qui a ouvert notre propos : il aurait tout appris de la médecine.

Comment interpréter cela ?

Comment comprendre ce tout ?

Ce terme peut s'entendre en extension et en compréhension. En extension, quoique de façon négative, cela signifie, mais on l'a déjà signalé, que la réflexion philosophique ne peut se prendre pour objet de réflexion et se complaire dans une sorte de narcissisme stérile. Ses études de médecine ont confirmé tout de suite ses doutes sur la valeur philosophique de l'histoire de la philosophie et sur ce qu'il nommera l'égologie, le culte du moi, l'attention portée principalement au seul esprit entendu comme le sujet souverain d'un monde intérieur et pris comme la mesure suprême de toutes choses.

Il faut rendre philosophique le non-philosophique.

Cela donne une ampleur et un avenir presque sans limites à l'exercice de la philosophie. Il a souvent rappelé la pensée qui inaugure la thèse de médecine de Canguilhem : « La philosophie est une réflexion pour qui toute matière étrangère est bonne, et nous dirions volontiers pour qui toute bonne matière doit être étrangère ».

Cette année encore, dans un ultime retour sur son itinéraire d'existence philosophique, Dagognet insiste sur l'importance qu'a constituée, pour lui, cette déclaration programmatique de Canguilhem dans l'élaboration de son projet philosophique.

---

10. *Corps réfléchis*, p. 262 (1990).

Cette insistance permet d'entendre maintenant le terme Tout dans l'expression « la médecine m'a tout appris » en compréhension, non plus en surface mais en profondeur, c'est-à-dire dans sa signification essentielle, ou osons le mot, qui n'est pas un gros mot comme on l'entend dire ici et là, et cela indique dans quelle misère philosophique nous sommes aujourd'hui, le mot métaphysique.

Il est temps de signaler que dès son entrée, comme un jeune étudiant ordinaire, à l'hôpital de Dijon, Dagognet a subi un choc, celui de la rencontre concrète avec la misère de la condition humaine, avec la maladie, la douleur et la mort. « Il y a un gouffre entre la maladie telle que je l'imaginais en tant que philosophe et la maladie que j'ai approchée comme médecin. La maladie, c'est la douleur. J'ai donc fait la constatation que moi, philosophe, je n'avais aucune idée du malheur, de la mort et de la souffrance ».

Cette introduction à la métaphysique expérimentale Dagognet n'a cessé de l'amplifier et d'y ajouter des chapitres à tel point que lui qui, à toute force, se veut positif, ennemi de toutes les déchirures, il a développé, comme malgré lui, en somme, une tragique vision du monde de la vie et de l'existence, travaillé par la violence du négatif et ordonné par le destin, catégorie dramatique par excellence.

C'est ainsi que pour lui « être malade c'est aller vers son destin », « la maladie et l'existence sont liées fondamentalement entre elles, et il y a donc un destin. Les philosophes grecs l'avaient compris. Quand on choisit sa vie on choisit sa maladie[11] ».

Le futur de la maladie qui nous emportera est un futur antérieur. C'est notre maladie, notre seule maladie véritable. Elle est constitutive de notre être.

Dagognet admet la validité de la médecine prédictive.

Cette maladie matricielle définit ce qu'il nomme « la courbure de l'être ». Nous sommes tous tordus différemment par les mêmes forces de torsion. On tombe malade – c'est bien une chute - d'une maladie généralement connue et répertoriée, mais sur notre pente,

---

11. *Pour une philosophie de la maladie*, entretien avec Philippe Petit (1996), p. 40.

selon l'allure singulière de cette maladie signifiante[12]. « La maladie ne fond pas sur vous du dehors de façon aléatoire... [...] La maladie est trop profonde dans l'être pour qu'elle soit un phénomène circonstanciel[13] ».

Il y a plus.

Ce qui se passe sur le plan de la vie s'étend au plan de l'existence. Plus exactement avec la maladie on se situe dans le biopsychique[14]. On ne peut disjoindre l'âme du corps pour la bonne raison qu'il n'y a pour Dagognet, en vertu de raisons philosophiques confortées par des considérations médicales, ni âme ni corps conçus comme deux entités distinctes. Le dualisme est pour lui une thèse absolument insoutenable parce qu'elle repose sur une idée du corps, produite pour les besoins d'une cause, plus ou moins théologique, telle que l'âme ne peut évidemment n'y être qu'étrangère et extérieure. Il affirme que l'âme et le corps sont deux mots pour désigner une même réalité. « Nous devons immerger l'âme dans son corps... » écrit-il, et de poursuivre : « sans que toutefois afin d'éviter l'erreur du dualisme on adopte cette autre erreur, le monisme », un certain monisme, faut-il ajouter car

12. « On ne peut pas penser ni même imaginer « un être éternel », soustrait à la dégénérescence... Sa disparition constitue son lot et commande à ses structures basales... Bref ce qu'on nomme le mal (la maladie) pourrait se loger en nous dès l'origine », *Philosophie de l'image*, p. 97 (1984). « Peut-on être foudroyé par n'importe quoi ? Bien sûr que non, ce serait scandaleux, cela voudrait dire qu'on n'aurait pas d'existence. [...] Je rappelle les trois propositions. Premièrement, on peut prévoir la pathologie, deuxièmement, il n'y a toujours qu'une pathologie, troisièmement si l'autre arrive, elle est de la même essence que la première », *ibid.*

13. *Ibid.*, p. 38.

14. « Le malade est deux fois malade. Malade parce qu'il l'est, et malade parce qu'il crée autour de lui une situation telle qu'il entretient de la confusion. En même temps, il y a tellement de craintes, de phobies, d'éléments psychiques qui s'ajoutent à la maladie que tout cela vient s'imbriquer. [...] L'union de ces deux mots, bio et psychique, est indissociable et convient à toutes les pathologies » *ibid.*, p. 37.

Dagognet se veut résolument moniste, qui serait la réduction de l'un à l'autre, l'aplatissement de l'un sur l'autre, la méconnaissance de ce que malgré tout ils ont de spécifique[15]. Sans poursuivre plus avant dans ce sujet toujours particulièrement opaque du corps et de l'âme sur qui, sans l'épuiser et sans en dissiper vraiment l'obscurité[16], selon nous, l'âme de Dagognet a déployé toute son ingéniosité il convient de revenir à l'existentiel biopsychique de fait.

Si la vie est coextensive à la maladie[17], si, en accentuant le trait, la mort est ce qui ordonne la vie, si elle est la fin de la vie dans les deux sens du mot - la sexualité et la reproduction ne s'éclairent qu'à la lueur du soleil noir de la souffrance et de la mort - alors le

---

15. Refusant de disjoindre substance et accidents Dagognet dénonce « le dualisme ou [les] distinctions que combat notre philosophie résolument moniste hostile à ces discriminations », des détritus, des déchets, de l'abject, p. 215 (1997).

    Dans un entretien, en 2002, avec Martine Robert, il nuance, c'est-à-dire estompe, nous semble-t-il cette position théorique : « il y a mieux que la matérialité, c'est la corporéité. [...] Je ne crois pas avancer une idée originale, ni contestable, la corporéité est une supra-matérialité et la conscience est une supra-supra matérialité. On a tout un échelonnement et au sommet de la pyramide, l'esprit, la mémoire, la décision, la liberté, qui sont les propriétés de l'esprit. Je ne suis ni moniste, ni dualiste, je suis un dualiste qui suppose le monisme, c'est un dualisme qui est parti du monisme, mais le monisme a des raisons de persévérer : votre âme je la vois à travers votre corps, le corps a été d'abord capable de se résumer, de se concentrer et de se différencier. [...] Si votre corps se résume... votre corps je le vois sur votre visage et votre visage reflète déjà un peu votre esprit, votre conscience. [...] Le visage est déjà le commencement de l'âme ».

16. Dans un livre récent, *100 mots pour commencer à philosopher* (2001), le mot corps a disparu du glossaire de Dagognet. Seule l'âme mérite un article. « L'âme doit retenir l'attention du philosophe ; elle n'appartient pas entièrement au visible, bien qu'elle le suppose (elle le soulève) et conspire avec lui. Reconnaissons son statut mixte : nous la tenons pour une « immatérialité », qui coiffe pourtant la matérialité corporelle et s'ajoute à •••

vivant humain n'existe que sur un fond dépressif de désenchantement et de désillusion, sans oublier que, sans cesse, il est assailli par des soucis et des conflits de toutes sortes. « La vie humaine, écrit Dagognet, – avant de connaître la maladie – est tissée d'innombrables et douloureux conflits : entre le mari et la femme, entre le propriétaire et le locataire, entre l'employeur et l'employé, entre le vendeur et l'acheteur, entre les voisins, entre les proches, entre un pouvoir répressif et un sujet qu'il écrase [18] ».

D'où le si fréquent recours par nos contemporains aux bons soins de M. Prozac et de Mlle Morphine dans les cas extrêmes. Il s'est expliqué là dessus avec Philippe Petit : « Il est paradoxal, dit-il, que je sois un défenseur acharné du Prozac. [...] S'il est un

••• elle (comme à la jeunesse sa fleur) ». Le problème de l'âme est insoluble. C'est « le problème de ce qui à la fois existe et n'existe pas ». « Il s'agit de trouver un statut à ce qui ne peut pas en revendiquer un. Avec l'âme, nous sommes enfermés dans un cercle, sinon une aporie : elle est à la fois matérielle (nous en percevons quelques traits) et immatérielle. La mort l'empêche, mais elle ne saurait pour autant la supprimer » p. 16-17. En effet pour Dagognet une fois que nous sommes disparus notre âme passe dans d'autres âmes par la médiation du souvenir, un présent à contre-temps. Notre immortalité, ajouterions-nous, est alors aussi précaire que notre finitude.

17. L'analyse de Canguilhem sur la normalité de la maladie n'est pas étrangère à celle de Dagognet. « Pourquoi s'évertuer à dissimuler aux gens qu'il est normal de tomber malade du moment que l'on est vivant ? [...] L'homme est ouvert à la maladie... par sa simple présence au monde ». *Une pédagogie de la guérison est-elle possible ?* in Nouvelle revue de psychanalyse, printemps 1978, p. 21-22.

18. *Cheminement*, p. 63.
   – En relation avec les névroses inévitables, selon certains, qui affecteraient la famille monoparentale Dagognet objecte « il est trop facile de dire qu'on ouvre la voie à la pathologie, mais je trouve que la famille normale est tellement pathogène aussi. On ne fera pas pire », *Pour une philosophie de la maladie*, p. 58.

moyen d'échapper à certaines crises existentielles, je suis pour. [...] Tout le monde traverse des moments difficiles dans la vie, par contre les gens sont plus ou moins bien armés pour les affronter et il faut pouvoir demander à un support de rendre ces moments moins douloureux ».

Dagognet amplifie encore son propos et le radicalise tout en ajustant la cible. À la question de Philippe Petit: Peut-on échapper à la dépression ? Il répond sans ambages: « On n'y échappe pas. On ne peut pas y échapper. La vie est une longue dépression, puisque la mort nous attend ».

Mais là ni Frère Prozac ni Sœur Morphine ne peuvent y remédier car le souci de soi où s'exprime la tristesse de la vie humaine, ne relève pas de la médecine. On n'en guérit pas. « [Les médicaments de l'esprit] ne touchent pas le fond ».

Il n'y a pas de méta-médecin et il n'y a pas de méta-médicaments[19].

L'homme est définitivement inguérissable, d'où sa propension à rêver sa vie tout en la vivant. L'existence humaine se développe sur plusieurs plans. Les surréalistes, s'inspirant de Freud avaient défini l'être humain comme un rêveur définitif. Dagognet reprend lui-même, à sa façon, les analyses freudiennes. Freud a reconnu, écrit-il, : « que l'homme, à l'état de veille, n'interrompait pas ses rêves: il vit toujours en somnambule[20] ».

Cette lueur jetée sur la vie et l'existence par la médiation de la maladie il la doit à la clinique et à la médecine d'hôpital où, en ce temps-là, on entrait immédiatement. Se trouver tout de suite près du lit d'un malade qu'il fallait suivre et quasi prendre en charge alors qu'on était encore ignorant et inexpérimenté devait être une dure épreuve. Il en a fait l'aveu : « la lecture, dans la bibliothèque feutrée des livres de la pensée, nous éloigne de la souffrance et de la mort qui traversent le texte pathologique énigmatique. En somme [j'avais] alors échangé une hermé-

---

19. *Pour une philosophie de la maladie*, p. 63-66, passim.

20. *Faces, Surfaces, Interfaces*, p. 173 (1982).

neutique douce et légère contre une violente et souvent insoutenable[21] ».

Mais ce n'est pas le tout de ce tout que la médecine lui aurait appris. Il y a en effet beaucoup plus. C'est à une vision générale du monde que la médecine l'a introduit. Ses derniers ouvrages, comme *Philosophie d'un retournement* (2001), *Changement de perspective* (2002) l'ont systématisée et radicalisée mais les éléments qui la composent étaient déjà repérés, explorés et analysés comme le prouve l'attention portée à la dermatologie, sans oublier la psychiatrie qui n'est pas sans relation avec elle, et, curieusement, la médecine des morts ou médecine légale.

À l'École de médecine de Dijon, c'est d'abord la dermatologie[22], alors discipline médicale marginale et peu estimée, qui, dans un « éblouissement » a fait entrevoir à Dagognet ce que Valéry, irrité par l'emploi intempestif à tout propos du mot profond, a exprimé de manière incisive : « Ce qu'il y a de plus profond en l'homme, c'est la peau ».

En 1990, faisant retour sur ses années d'études il précise le sens de cette révélation : « Un "stage" chez un dermatologue d'exception - nous a montré jusqu'où il allait. [...] À l'époque, la dermatologie ne constituait pas une discipline noble, éminente : elle restait confinée dans une pathologie étroite (les éruptions, les eczémas, les lichens, les scrofules, etc.) [...] Surtout cette pathologie ne se séparait pas de la syphiligraphie en voie d'extinction.

Mais ce maître lisait cependant sur ou dans le miroir cutané de ses patients (un vrai palimpseste) leur passé comme leur avenir.

---

21. *Cheminements*, p. 51.

22. « "Puisqu'il s'agit de problèmes dermatologiques, je n'ai évidemment pas examiné le malade" m'écrivait un jour un collègue qui se défaisait ainsi d'un cas qui l'encombrait et l'effrayait aussi par son côté "surface" ». Préface à *La peau découverte* (1993), p. 8, par Jean-Paul Escande, qui ajoute en commentaire : « Évidemment » ? Le livre de François Dagognet me paraît être tout bonnement une réponse à cet « évidemment ». Cet évidemment n'avait pas la simplicité de l'évidence.

De la moindre dégénérescence, de l'évolution de telle ou telle plaque, d'une sclérose débutante... il tirait des lumières ou des vues sur la physiologie interne. Il anticipait, il dévoilait. Dans la périphérie, il apercevait "le centre" et effaçait ainsi le clivage séculaire (celui de la surface et du fond) : comment résister à ce bouleversement méthodologique qui remettait en cause nos distinctions et nos repères ?[23] ».

Tout Dagognet est là.

Il convient d'ajouter que ce service de dermatologie était « une vraie Cour des miracles [...] Il accueillait [...] tous ceux qui n'avaient pas trouvé place ailleurs : il en profitait pour [...] commenter les "erreurs de diagnostic" ou les insuffisances des médecins qui avaient délaissé ou renvoyé ces malades que, pour sa part, il retenait et traitait ».

Ces propos sont remarquables.

Ils indiquent, en toute transparence, les chemins de pensée, pensée métaphysique comprise, où va s'engager Dagognet. Il l'écrit explicitement au début de La peau découverte : « Nous prions [...] le philosophe de ne pas négliger ce qui se joue ici, rien moins que la dialectique de l'intérieur et de l'extérieur, les prémisses d'une métaphysique à allure topographique » (souligné par nous).

Enfin on décèle dans son propos une des sources de l'intérêt empreint de tendresse qu'il manifeste pour le degré zéro de l'être, pour tout ce qui est marginalisé, abandonné, écrasé, bref considéré comme sans intérêt.

Mais on doit expliciter davantage ces propos révélateurs.

La peau humaine, cet organe déjà si important dans l'ordre quantitatif, par son poids et la surface qu'il couvre, ne l'est pas moins du côté qualitatif. Dagognet l'assimile même à un cerveau périphérique et il va jusqu'à soutenir qu'elle est le lieu où finissent toujours par s'inscrire les maladies générales de telle sorte que « la médecine dermique, obligatoirement concernée, se situe au

23. *Corps réfléchis*, p. 26-27.

cœur de la pathologie (et du diagnostic), au lieu d'être reléguée sur ses bords[24] ».

Il désigne désormais la dermatologie comme le modèle d'une dermo-science.

Sans que nous ayons compétence pour juger de la valeur scientifique de cette thèse extrême de la peau-miroir, puisqu'il va jusqu'à la relier au système digestif et au système pulmonaire[25] – même une maladie qui surgit brutalement, sans avertissement préalable, comme l'infarctus du myocarde « n'éclate pas à la façon d'un orage dans un ciel serein ; mieux elle pouvait s'entr'apercevoir[26] » – nous pouvons du moins en exposer les conséquences philosophiques.

L'œuvre de Dagognet est une généralisation du signifiant pelliculaire. Il l'élève à l'absolu. Il a donc de ce fait valeur métaphysique.

Muni de cette idée que la clinique et la dermo-science lui ont fournie il va la mettre à l'épreuve dans d'autres domaines de la connaissance que celles des sciences de la vie et dans d'autres

---

24. *La peau découverte*, p. 123. « Nous pensons qu'aucun désordre organique ne peut se développer sans atteindre plus ou moins « le corps en entier » qu'il infiltre et déstructure. Or l'un des systèmes les plus mis à mal par cette sourde révolution n'est-il pas, ne doit-il pas être celui qui commande à notre défense particulièrement mobilisée ? [...] Quelle maladie pourrait échapper à ce passage sur la scène dermo-épidermique, à ce déplacement obligé ? » p. 127.

25. Dagognet toutefois met au conditionnel la liaison de ces trois systèmes « qui formeraient même un bloc indissociable ». Il reconnaît que ni l'-histologie ni la physiopathologie ne l'accordent. « C'est notre conception du dehors/dedans qui nous a poussé à ce rapprochement », *La peau découverte*, p. 128., autrement dit il se place sur un plan philosophique et non sur celui de la médecine, ce qui lui permet de former les hypothèses les plus audacieuses et d'imaginer les relations les plus osées. Il faut dire que l'heureuse inventivité de Dagognet le porte à prendre tous les risques philosophiques.

26. *Ibid*. p. 13.

domaines de la culture, particulièrement ceux des arts plastiques d'aujourd'hui, pour construire une séméiologie générale. Tout est sous nos yeux, soit directement soit de façon oblique par le moyen d'outils et de techniques appropriés qui extériorisent ce qui est dedans. Mais pour Dagognet si ce dedans peut être mis en dehors il n'est pas vraiment un dedans. C'est un dedans dehors.

Une véritable intériorité serait indéchiffrable et invisible. Elle ne pourrait être extériorisée sous peine de perdre ce qui la constitue comme intériorité. Cette contradiction ôte tout sens à l'idée d'une intériorité intérieure, d'un dedans dedans. Cette abolition logique vaut abolition de fait.

Il n'y a pas d'espace du dedans.

Inversement il n'y aurait pas de dehors s'il n'y avait pas de dedans. Un dehors en dehors de lui-même est une négation logiquement destructrice. Un dehors dehors n'est pas dehors. Il est nulle part, donc il n'est pas. Il ne peut y avoir qu'un dehors dedans.

Dedans dehors et dehors dedans sont équivalents.

À la verticalité, aux dimensions verticales très valorisées du haut et du bas, qui sont celles que les philosophes préfèrent, Dagognet substitue celles, horizontales, de l'espace, des phénomènes, de l'apparence[27], des faces, des surfaces et des interfaces[28]. Les concepts de dedans et de dehors doivent être dépouillés de toute référence à une spéléologie quelconque.

Cette dialectique[29] permet de comprendre que l'espace étant pure extériorité n'a pas de fond. On ne peut y entrer. Il n'y a pas de profondeur de l'espace.

D'ailleurs rien n'est profond. Tout est en surface, à la surface, donc tout est là sous nos yeux et sous nos yeux il n'y a que des for-

27. « le paraître suffit à dire l'être », *Changement de perspective*, p. 20 (2002).

28. Le dehors est « l'interface entre le monde et nous [...] l'intériorité récolte ce que l'extériorité lui a en quelque sorte légué » *Changement de perspective*, p. 20, 86 (2002).

29. Nous nous permettons de douter que c'en soit vraiment une, car il ne nous semble pas qu'il y ait dialectique là où seuls deux termes sont en jeu, face à face, et se contrarient dans leur renvoi réciproque.

mes, des structures, des objets qui sont des ensembles signifiants. L'enveloppe, le contenant ont plus de valeur ontologique que leur contenu[30]. Il faut même aller jusqu'à l'apologie de l'image et du reflet. « L'image dépasse le réel qu'on lui oppose. Loin de le dégrader, elle l'éclaire. [...] On a souvent voulu sauver les phénomènes mais il convient d'aller encore un peu plus loin : préservons ce qui les réfléchit et semble les irréaliser ; défendons jusqu'au reflet des reflets ; descendons d'un degré encore du côté des ombres et des apparences[31] ».

L'habit fait le moine.

Les mystères sont en pleine lumière.

On ne voit pas ce qu'on a sous les yeux parce que cela crève les yeux. Aussi c'est un enchantement pour Dagognet d'être conforté par Valéry dont il a souvent cité cette pensée : « Un artiste moderne doit perdre les deux tiers de son temps à essayer de voir ce qui est visible, et surtout ne pas voir ce qui est invisible. Les philosophes expient assez souvent la faute de s'être exercés au contraire[32] ».

Le temps est venu de laisser la parole à Dagognet qui a éclairé lui-même le sens philosophique de son parcours d'études scientifiques : « dans le cadre des études de cristallographie... j'ai été amené à suivre des enseignements passionnants sur la science des roches qui englobait celle des paysages (la géomorphologie).

Sans confondre les disciplines j'y retrouvais un peu ce que la clinique m'avait appris : l'attachement aux moindres indices, la sensibilité aux accidents, aux excavations, aux décrochements, aux saillies, aux effondrements aux glissements. La terre était ou bien un immense livre, avec des caractères ou un alphabet géant (la géo-écriture), ou bien un immense épiderme malade, parce que remplis de crevasses, d'éruptions ou de rides.

Un cours annuel portait sur la « gitologie ». Il s'agissait de savoir comment l'industrie est avisée à l'avance de la probable présence de minerais ou d'hydrocarbures recherchés. N'est-ce pas, *mutatis*

---

30. *Les dieux sont dans la cuisine*, p. 9 (1996).

31. *Philosophie de l'image*, p. 250 (1984).

32. *Introduction à la méthode de Léonard de Vinci*, éd.. de la Pléiade, t. I, p. 1165.

mutandis, l'équivalent d'une recherche médicale qui sonde aussi le corps humain et en explore le sous-sol ?

Le projet de constitution d'une sémiotique[33] de la nature a trouvé son achèvement : « la littérature philosophique, la pathologie hospitalière et la géochimie finissent par confluer et se joindre (une séméiologie comparable, la science des relevés et des indices).

Toutes formeraient la science générale des corps…[34] ».

Telle est la conclusion de Dagognet.

Elle n'est pas une fermeture car la recension des corps est une tâche interminable. Des corps ne cessent de s'émietter, d'émerger, de se délier, de s'assembler.

Dans le compte rendu d'un ouvrage de Dagognet, *Éloge de l'objet*, Canguilhem a écrit : « Le métaphysicien, aujourd'hui, s'il trouve bon de conduire une automobile ou de s'asseoir devant un poste de télévision se réfute lui-même sans y penser ».

Le nouveau philosophe qu'est Dagognet se veut le métaphysicien sans nostalgie de ce monde phénoménotechnique dans lequel nous vivons, monde indifférent à toutes les cultures du moi et de l'intériorité, selon lui idéalistes et élitistes, qui mettaient, ou mettent encore, l'accent sur le seul signifié[35].

---

33. Dans un ouvrage important Anne Hénault définit très bien la sémiotique comme « l'étude du rapport d'expression », *Questions de sémiotique*, p. 1 (2002).
34. *Cheminement*, p. 57-58.
35. Parenthèse personnelle, et peu dans l'air du temps : Égarés, éperdus, nous sommes, dans tous les domaines, entrés dans l'empire formel du signifiant, source de toutes les incompréhensions. Pour rester dans le domaine médical, le primat du signifiant explique le déclin de la clinique, de la médecine relationnelle. Triomphe de l'imagerie médicale et du laboratoire. Il y a des maladies mais il n'y a plus de malades. Un malade est bloqué sur le signifié de sa pathologie. N'étant pas médecin il ne peut s'élever au signifiant pathologique qui est le lieu objectif de la maladie. Le médecin sait cela. Spontanément il reste silencieux ou se dérobe ou parle à peine. Il ne parle que contraint par son patient ou la famille mais sans illusion sur la réception de ce qu'il dit.

Dagognet est l'analyste admiratif de tout ce qui existe techniquement, et plastiquement, aujourd'hui, et si, comme il l'a écrit, « l'ontologie [est] la science de ce qui existe[36] », toute son œuvre s'inscrit dans cet horizon… L'automobile, la télévision, l'ordinateur, la robotique, etc., vérifieraient la validité de sa métaphysique centrée sur l'extériorité.

Dans le même article Canguilhem écrit encore : « L'histoire de la philosophie devrait nous apprendre que, au sujet de l'être, il a été dit tout et le reste ».

L'œuvre de Dagognet démontrerait le contraire. Tout n'a pas été dit et il reste toujours un reste, même si c'est zéro.

Zéro n'est pas rien. Il est encore du côté du reste quand il n'y a plus de reste.

Le reste de l'être – il y en a donc toujours un – avait été jugé à tort insignifiant. Ce reste, pour Dagognet, c'est encore de l'être. C'est même pour lui tout l'être car il n'y a que de l'être.

Pars totalis.

D'ailleurs le moins est un plus. Il est même beaucoup plus que le plus. Rien, surtout pas le presque rien, n'est négligeable ou méprisable. La métaphysique cathare, tournée vers l'Un, c'est pour Dagognet la métaphysique idéaliste, ne s'est jamais aventurée dans les mondes des pauvres objets d'en bas, qui sont plutôt des non-objets, des moins-êtres, des zéros. Ils sont innommables, infréquentables, parfois immondes et fétides. Lui ne craint pas de les approcher et de les accueillir[37].

Dagognet est un médecin urgentiste.

Il est leur médecin hospitalier. « Nous nous intéressons à ces "êtres" non pour des motifs industriels ou techniques, mais dans une optique philosophique, parce qu'il convient, selon nous, de leur rendre leur substantialité qui leur est refusée. Nous irons jusqu'à repérer dans le démoli, le souillé, l'élimé – plus que dans le

36. *Des détritus, des déchets, de l'abject, une philosophie écologique*, p. 31 (1997).

37. « Il n'est pas de penseur qui n'ait parfois contemplé les magnificences d'en bas », Hugo, Les *Misérables*, V, I, 1.

neuf et l'intègre – une abondance réelle, les signes d'une appartenance à ce que l'on nomme "l'être" [38] ».

On a pu lire autrefois que le philosophe était le berger de l'être et l'homme un être des lointains.

Le philosophe Dagognet n'est pas le pasteur de l'être.

Puisqu'il traverse et prospecte les domaines les plus divers pour en recueillir au plus près, sans souci hiérarchique, les données les plus proches il est, ici et maintenant, le passeur, l'explorateur de l'être.

Mais mieux encore.

Selon lui le travail philosophique suppose dans un premier temps la collecte et même le ratissage le plus large des informations avant de les cataloguer et d'en tirer et le grain et la paille.

Il n'est pas le berger contemplatif de l'être.

Il est un philosophe à l'ouvrage dans les champs du savoir.

Dagognet est le moissonneur de l'être[39].

Jean Svagelski,

Inspecteur d'Académie honoraire

---

38. On pense ici aux réflexions de Hugo sur les égouts de Paris dans un sublime passage des *Misérables* : « L'égout, c'est la conscience de la ville. Tout y converge et s'y confronte. Dans ce lieu livide, il y a des ténèbres mais il n'y a plus de secrets. Chaque chose a sa forme vraie, ou du moins sa forme définitive. Le tas d'ordures a cela pour lui qu'il n'est pas menteur. Le masque de Basile s'y trouve mais on en voit le carton, et les ficelles, et le dedans comme le dehors, et il est accentué d'une boue honnête. […] Le dernier voile est arraché. Un égout est un cynique. Il dit tout. Cette sincérité de l'immondice nous plaît, et repose l'âme. […] La philosophie est le microscope de la pensée. Tout veut la fuir mais rien ne lui échappe. […] Dans l'effacement des choses qui disparaissent, dans le rapetissement des choses qui s'évanouissent, elle reconnaît tout. Elle reconstruit la pourpre d'après le haillon et la femme d'après le chiffon. Avec le cloaque elle refait la ville ; avec la boue elle refait les mœurs ».

39. C'est d'ailleurs ainsi qu'il se définit dans *Corps réfléchis*, p. 264. Cette conclusion rejoint le sens de ce qu'il a voulu fonder : « une épistémologie ontologisée, bien que l'union de ces deux termes ait été rarement prônée », *Des détritus…*, p. 19.

La « matière vivante » dans l'œuvre de François Dagognet

JEAN-CLAUDE BEAUNE

DANS LES PREMIÈRES PAGES de *Rematérialiser*, F. Dagognet définit trois modalités du réel reliées selon un principe de complémentarité : 1- la matière, le matériau qui stabilisent ; 2- la vie qui, en son premier déploiement, conserve ; 3- l'esprit qui complexifie et concentre. Ce cadre très simple nous servira de guide.

Il n'est pas question évidemment de prétendre explorer par ce biais la totalité d'une œuvre aussi vaste, variée et fascinante. On tâchera pourtant de justifier ce choix en nous limitant à un ensemble restreint d'ouvrages dans lesquels on puisera dans le souci de demeurer le plus proche possible de l'auteur mais en insistant sur la période chronologiquement « centrale » de son œuvre.

Pour ce qui est du cadre énoncé ci-dessus, les affirmations très explicites ne manquent pas. Dans *Rematérialiser*, après qu'il a marqué les possibles extrapolations d'un énergétisme débridé, il affirme : « La matière doit être pensée comme un ensemble complexe et structuré. On l'a trop rapetissé et sans raison[1] ». Cette réhabilitation de la matière et de ses significations constitue l'un des principes essentiels de F. Dagognet. Quand nous devons, d'autre part, faire appel à une science biologique qui concerne de près notre existence rationnelle et sa qualité sensible : « la vie aura d'abord été le maillon intermédiaire, le premier laboratoire de la nature[2] » – on retrouve ainsi l'esprit déclaré du « Matérialisme

1. *Rematérialiser*, Paris, Vrin, 1985, p. 240.
2. *Ibid*, p. 242.

rationnel » de G. Bachelard et la volonté de considérer un pouvoir organique (et aussi phénoménotechnique) instauré entre le Monde et l'expérience. La science ne perd jamais ses droits dans ces analyses même si elle s'autorise l'exploration de nombreux champs nouveaux et la philosophie reste à l'horizon de toute compréhension. On note ainsi l'injonction : « il ne faut plus séparer la matière et la vie qui l'accomplit[3] ». L'esprit, pour sa part, relève de valeurs iconographiques, taxinomiques, encyclopédiques où s'accomplit la liaison des deux instances selon des procédés systématiques mais toujours ouverts sur la réalité[4]. Tel est le programme que nous tenterons d'expliciter : on doit essayer de montrer comment on peut dépasser sans renier : garder toujours le souvenir ou plutôt la présence de la matière dans la vie et son dynamisme, dans ses multiples expressions : telle est la condition d'une définition ferme de celle-ci. Réciproquement, la matière qui « stabilise » ne se limite donc pas à quelque substrat inerte ou contemplatif mais elle contient d'emblée comme propriété fondamentale une sorte de vibration et surtout une capacité d'enrichissement que la vie sait non seulement récupérer à son profit mais instruire de sa qualité propre, qu'elle doit impulser et formuler en son langage pour atteindre en sa compagnie une expression mentale significative et constructive de la réalité.

*

Puisqu'on choisit d'ouvrir la question sous ce titre rapidement justifié de la « matière vivante », on tente d'établir quelques principes fondamentaux – accompagnés de leur importance heuristique. Les parentés entre la matière et la vie sont signalées à maintes reprises par F. Dagognet, on l'a dit et il est impossible ici d'en établir la liste. Mieux vaut noter les engagements philosophiques, scientifiques et méthodologiques qu'elles impliquent concernant notre question rapportée à l'ensemble de l'œuvre :

Dès le début de *Rematérialiser*[5], F. Dagognet affirme son refus

---

3. *Rematérialiser*, Paris, Vrin, 1985, p. 242.
4. Voir en particulier : *Pour une théorie générale des formes*, Vrin, 1975.
5. *Rematérialiser*, p. 15.

de toute croyance initiale en quelque chaos ou désordre originaire, qu'il soit matériel ou vital : « l'ordre existe au fond des choses » - d'où l'impossibilité de parler d'élément primitif mystérieux ou ésotérique. L'esprit construit ses structures en perpétuelle collaboration avec la réalité et lorsqu'il prend une dimension esthétique, ce n'est pas pour dénicher une profondeur qui resterait toujours quelque peu insondable : en conséquence, même si nombre d'affinités subsistent, sa poésie des objets est sur ce point assez différente de celle de G. Bachelard ; la matière possède d'emblée son sens organique et si, pour la vie, de mêmes bases produisent en toute variété des émergences dissemblables, cela n'empêche que « la matière pèse de tout son poids[6] » donc : « pas de dilapidation, ni d'essai, ni d'aventure ; cependant la vie n'a pas été entravée au contraire, elle a connu le débordement numérique et une richesse prodigieuse[7] » mais sans rompre avec la stabilité initiale de la matière.

Cet ordre n'est pas substantiel ni métaphysique, il ne cautionne pas quelque ontologie ou holisme surdéterminés ou incertains mais il émerge de manière fonctionnelle dans la réalité de la vie, et celle-ci même diversifiée, en exprime la dimension la mieux perceptible et d'abord la plus tangible. Le vivant se donne toujours en situation dynamique et suggestive : « La vie n'est qu'un montage subtil[8] », « un réseau à multiples embranchements[9] ».

Cet ordre n'est pas, non plus « mécaniste » : « la matière vivante ne se comprend que dans son fonctionnement et non dans la description des parties[10] » et F. Dagognet manifeste une méfiance très nette à l'égard du mécanisme cartésien même si certain mécanisme ingénieux, celui d'inventeurs comme E.-J. Marey l'intéresse puissamment, en un autre sens du terme bien sûr – on note toutefois que l'on peut tirer quelques leçons des néo-mécanistes (post-

6. *Le vivant*, Bordas, 1988, p. 154.

7. *Ibid*.

8. *Ibid*, p. 146.

9. *Ibid*, p. 67.

10. *Faces, surfaces, interfaces*, Vrin, 1982, p. 41.

cartésiens), trop « enthousiastes » mais qui ont cherché à savoir si la locomotion animale était hasardeuse ou programmée. L'animal est un thème philosophique essentiel auquel il consacre l'« Introduction » au *Traité des animaux* [11] de Condillac, et constitue un thème fort suggestif au siècle des Lumières pour Buffon, Réaumur, Maupertuis et bien d'autres auteurs qui s'interrogent sur le langage et la pensée de la bête, donc sur certaine cohérence intrinsèque entre la vie et l'esprit.

Plus important encore, on remarque la position très critique prise à l'égard de tous les dualismes qui parsèment la philosophie traditionnelle classique dont l'une des principales finalités consiste à justifier ses tendances idéalistes : ainsi sont mises en doute l'opposition platonicienne, cartésienne de l'esprit et du corps, la séparation kantienne entre noumène et phénomène, la distorsion phénoménologique entre un moi intentionnel et une « chose en soi » Même s'il en use parfois, ce terme « chose » ne satisfait guère Dagognet, toujours méfiant quant à ses relents métaphysiques et son ambiguïté : il lui préfère celui d'« objet » en lequel la dynamique de la matière et de la vie prend d'autres accents.

Également le refus de toute attitude contemplative à l'égard d'un objet beau mais immobile, une matière « édulcorée » et transparente à l'esprit comme la « pierre » de F. Ponge. Un bel objet naturel, comme tout objet, doit être lu et déchiffré pour faire émerger non le secret qu'il pourrait contenir mais le travail des matières, des couleurs qu'il nous livre, à condition que notre regard ne soit pas une simple contemplation mais la volonté délibérée de définir les repères successifs et organiques que l'on y rencontre. On perçoit encore la volonté de poser ainsi une « matière vivante ». De même, en un autre genre, une forte suspicion est manifestée à l'égard du « romantisme du vivant » qui relèverait d'une création naturelle ou divine, tributaire de quelque mythe originaire ou d'une fatalité leibnizienne, principe à bien distinguer du vitalisme de Goldstein ou Canguilhem auquel il rend hommage sans toutefois l'accepter tout à fait puisque le

11. *Traité des animaux*, Vrin, 1987, p 9 -131.

pathologique reste en suspens dans son contexte de l'ordre fondamental.

Puisque tout substantialisme échoue, c'est de manière concrète qu'il faut poser que l'extérieur des êtres traduit leur intérieur matériel et vivant, que la peau, l'enveloppe [12] contiennent les marques, les traces nécessaires à cette connaissance. C'est de la surface qu'il faut partir et non de quelque « noyau de sens » pour éclairer, comme dans une élaboration de couches plus ou moins nombreuses de matérialité vivante, le travail qui donne accès à l'objectivité. Canguilhem l'affirme : « Valéry semble avoir lu Dagognet par anticipation lorsqu'il écrit : « ce qu'il y a de plus profond en l'homme, c'est la peau » » et encore : « nous avons à apprendre de F. Dagognet comment le mystère de l'intériorité est levé, non par dévoilement du fond mais par déplissage de la surface [13] » – ce dernier concept non seulement élimine de fait toute éventuelle tentation déterministe mais affirme surtout la validité d'une « iconographie systématique » considérée comme l'enjeu d'une « lecture » approfondie et scientifique des signes et des significations découverts.

On touche ici à une question qui peut sembler subsidiaire mais s'avère importante et complexe : celle de la technicité, des instruments et machines pour F. Dagognet. Dans l'*Éloge de l'objet*, on discerne une valorisation sans partage de la qualité fonctionnelle et non théorique de la « fabrication » : « on a trop fétichisé la création morphique. » L'idéal du verre serait pour Descartes celui d'un « verre sans verre – et sans envers - permettant à la sensibilité perceptive de se réduire à la lumière naturelle. « Or la création morphique ne suppose pas des énergies inconnues : elle met à l'œuvre, à partir d'un matériau dont nous avons reconnu la fabuleuse malléabilité, le système des combinaisons sans restrictions [14] ». Une tentation démiurgique pourrait naître de ce programme, si elle

12. Voir sur ce point : *La peau découverte*, Les Empêcheurs de penser en rond, 1993.

13. In : *Anatomie d'un épistémologue* : F. Dagognet, Vrin, 1984, p. 10.

14. *Éloge de l'obet*, Vrin, 1989, p. 107.

n'était corrigée (et certaine vision de l'art « post-moderne », celui des rebuts le confirme)[15] par certaine suspicion à cet égard : « le sujet, dit-il, éprouve une jouissance d'autant plus intense à démolir que la cassure et l'émiettement réalise une sorte de création à l'envers[16] ». Il reconnaît l'importance des technologies nouvelles, pour l'iconographie, la découverte des messages provenant de l'enveloppe des choses, la médecine appliquée à un vivant affecté ou exploré, donc provisoirement stabilisé et à qui il convient de rendre sa mobilité, pour l'utilité des images, mode privilégié de correspondance active avec les objets. Mais son point de vue renvoie à cette expression : « le matérialisme véritable consiste à devoir admettre la richesse inexhaustible et sans cesse renouvelée de ce qui est étendu[17] ». Et encore : « nous commençons à être envahis par une étonnante « artificialité » appelée à devenir notre « néo-nature ». Et ces corps récents relèvent aussi bien du règne dit minéral que de l'organique : la vieille séparation, autant physique que métaphysique, qui les distinguait depuis toujours est tombée[18] ». S'agit-il d'une « néo-matière vivante » ? Entre art et nature, nature et culture, il faut penser de nouvelles relations.

Enfin, l'homme n'est pas oublié : « notre liberté s'inscrit, en premier lieu dans les structures corporelles. Briser le temps et l'espace, les deux simultanément, voilà ce qu'accomplit notre organisme[19] ». On aborde là une question de responsabilité morale, politique mais d'abord d'affirmation de soi comme être matériel et vivant. Et pour conclure, on parvient à cette formule lapidaire mais décisive : « nous agissons et pensons avec, par notre corps[20].

On peut percevoir combien ces principes trop rapidement énoncés conditionnent notre problème, celui d'une « matière

---

15. cf. : *Des détritus, des déchets, de l'abject*, Les Empêcheurs de penser en rond, 1997.

16. *Éloge de l'objet*, p. 48.

17. *Rematérialiser*, p. 166.

18. *Rematérialiser*, p. 9.

19. *Faces, sufaces, interfaces*, p. 87.

20. *Rematérialiser*, p. 12.

vivante », qui n'a pas qu'une signification anecdotique mais, tout en conservant sa spécificité, propose une voie d'accès légitime bien que partielle et partiale au Tout de l'œuvre. La science et la philosophie bénéficient d'un espace accru. Mais jamais sans ordre, ni sans limites. La matière et la vie ont de fortes exigences que la raison n'ignore pas même si, par orgueil, elle pourrait se laisser prendre à ses propres déviances. Mais la raison ne se renie jamais et lorsque, dans *Les dieux sont dans la cuisine* [21], on rencontre une apologie de l'ordinaire, du « jetable », ce n'est pas, on l'a évoqué, pour tomber dans le piège qui consisterait à refuser tout sens à leur matière dégradée mais, au contraire, pour affirmer combien celle-ci ouvre sur une nouvelle conception de l'objet, tout aussi rationnelle que « l'autre ».

★

Il faut maintenant envisager le point essentiel de ce discours : comment peut-on parler de « matière vivante » ? Comment s'effectue la liaison entre les deux réalités et les deux notions ? Sont-elles équivalentes, synonymes, approximatives, complémentaires ? Dans *Rematérialiser* [22], il est dit : « on ne ramènera pas tout à fait la matière à la vie ». Même justifié alors du « mécanisme », on pense que ce « pas tout à fait » ouvre d'autres horizons. Il peut provisoirement servir de prétexte analytique et critique. Il est, si l'on veut, éclairé par une autre phrase décisive du même texte : « nous accordons beaucoup à la vitalité, parce qu'elle constitue effectivement un incomparable intermédiaire, à la fois matériel et non - ou plutôt méta - matériel. On peut aussi expérimenter sur elle ; en outre, elle complexifie le substrat, croyons-nous, révélant par conséquent toutes ses potentialités [23] ». Cette expression méthodologique reste à l'horizon de notre discours, il en constitue le principe fondamental et la première expression de la « restriction », si l'on peut dire, qu'engage le « tout à fait ». L'« intermédiarité » entre matière et intellect ouvre également des portes, ainsi que cette référence à

21. *Les dieux sont dans la cuisine*, Les Empêcheurs de penser en rond, 1985.

22. *Rematérialiser*, p. 242.

23. *Ibid.*, p. 12.

une « expérimentation vivante », conforme aux attributs de son objet. Mais, partant de la matière, on veut la prendre autrement, toujours dans le « sens » du « pas tout à fait ».

Pour envisager la matière comme éventuellement équivoque, on commence par interroger une science apparemment peu « vitale », la chimie dont les « Tableaux et langages » indiquent combien, à partir des travaux de Lavoisier, Laurent, Mendeleïev, en ces temps au moins, la classification des éléments premiers s'avère indispensable à la dénomination des matières élémentaires. La taxinomie, l'encyclopédisme expriment ces « tabeaux et langages de la chimie [24] »avec une précision et une qualification positive, un « surplus de sens » : « C'est l'univers qui est pauvre et le tableau abondant », au centre du schéma, règne « cet extraordinaire tableau, foyer de la science et cetre du monde [25] ». On évite le danger qui peut venir de la tentation éventuelle d'identifier chacun des éléments matériels à une « chose en soi », de manière ontologique. Les matières en leurs cases perdraient alors toute leur capacité constructive. Or, en chimie appliquée, celle du travailleur physique ou intellectuel, les données des tableaux changent de sens et de fonction lorsqu'elles entrent dans un processus qui amène à leur conférer une vie, même d'emprunt. Elles n'existent jamais seules, ne correspondent pas aux matières dites premières quand elles nous interrogent : le charbon n'existe pas n'importe où pour des raisons géologiques évidentes – et jamais à l'état de pur carbone ; ses détections, ses affleurements sont des indices qui nous mettent en « bascule », entre l'intérieur et l'extérieur, nous sommes à la fois reconstruits et disloqués par une matière qui nous parle mais en toute son opacité délivrée car la profondeur s'exprime à la surface. Pour le chimiste et le mineur, le prétendu secret est devenu sécrétion, un paysage récurrent et complémentaire de l'être et de l'avoir, de la vie et de la mort ; la houille en effet vieillit, brûle, explose, se sédimente de manière quasi-organique ou humaine ; de même nous n'avons jamais affaire à un fer origi-

24. *Tableaux et langages de la chimie*, rééd, Milieux, Champ Vallon, 2002.
25. *Ibid*, p. 216

nel mais à un objet travaillé, modelé selon de multiples opérations. Le textile reprend à son compte l'image du fil de soie, dû au « bombex mûri » mais aussi celle du fil d'or et d'argent et même du verre effilé. La coagulation et l'étirage chimique, le travail des pâtes et des plastiques participent à une chimie des matières actives et s'imposent selon une technologie circonstanciée. La critique du monisme, même différentiel, doit être accentuée et, dans un autre registre, celui du *Catalogue de la vie*[26], on voit comment « rien ne sert de décrire la plante, ce qui la redouble inutilement » mais il faut fonder une « algèbre florale » qui « bourgeonne », qui induise commerce, échanges, sémantique et travail du végétal. La vie de la plante ne se réduit pas à la matière de la racine, même si celle-ci n'est pas exempte de potentialités. Quand la vie apprend et assume les jeux des différences, elle réalise aussi « la variété des liens, leurs pouvoirs respectifs, leur force, les emplacements ou les sites, les orientations de ces composants[27] ». Mais comment exprimer mieux la nuance, le « pas tout à fait », de manière plus convaincante ?

Il y a d'abord ce qu'on peut sans doute nommer une « ruse de la raison » matérielle et surtout vivante - domaine où elle est plus explicite. F. Dagognet le dit lui-même dans *Faces, Surfaces, Interfaces*[28] : « il y a des ruses de la vie ingénieuse » – dont l'un des exemples est le caméléonisme. Dans *Le Vivant* [29], il est question d'une « matière qui s'oppose à l'aide de moyens matériels à la matière elle-même et parvient à la tourner, l'obligeant autant à s'individualiser qu'à perdurer comme telle ». La « dialectique » du vivant apparaît alors clairement : il conserve l'objet, usant ainsi de la stabilité des matières mais, profitant de leur mobilité structurelle, se différencie, se démultiplie. On passe sans rupture brutale mais de manière perceptible de l'un à l'autre monde. On débouche par exemple, à partir de l'exemple du glucose, sur « un vivant qui accueille, à

26. *Le catalogue de la vie*, P.U.F, 1970.

27. *Rematérialiser*, p. 242.

28. *FSI* p. 80.

29. *Le vivant*, p. 53.

l'intérieur de ses microprolongements, qu'il a d'ailleurs pu ou su synthétiser, de très nombreuses variantes [30] ». Et encore, dans *Le Vivant* : « la vie a consisté à la fois à prolonger la matière et à la nier, à la tourner donc à susciter des architectures capables ou bien de garder l'information (ADN) ou de capitaliser nos avantages (ATP) afin de nous soustraire à l'entropie, à l'effacement ou à la disette. Le seul problème revient à comprendre comment la matière stricto sensu réussit à inscrire en elle ou à « détenir » et à enfermer ce qui d'habitude disparaît [31] ». La « ruse de la raison » est alors patente, elle comporte une part du questionnement d'abord matériel et dont la fluidité vitale est le porte-parole. On touche aussi à des conséquences anthropologiques. Sauver la matière ou la grandir, résoudre les problèmes biologiques en suspens (d'abord ceux des maladies contagieuses) revient à conférer à l'homme une part de liberté. Liberté à travailler, à accomplir et non don du ciel. Cette conception de la « matière vivante » en est le gage.

Puisqu'il s'agit ici de quelque allusion techno-anthropologique, on ne veut pas abandonner la « ruse de la raison » sans noter combien F. Dagognet a analysé la « philosophie » et les potentialités de la bio-matérialité : « reflet et témoin de l'identité, de la singularité[32] » – on retrouve ici les deux aspects du vital, conservation et différenciation – à partir des symptômes du diabète et de la boîte noire des glucides, selon également la proposition de C. Bernard pour qui le vivant possède une capacité à se « rééquilibrer » ; il insiste sur des appareils exemplaires, tels la RMN qui insuffle en biologie les méthodes de la chimie organique, permettant de comprendre la vie au niveau moléculaire, presque matériel en son genre. Fidèle à ses principes, il affirme aussi dans la Philosophie de l'image que « la maladie ne vient jamais du dehors. » Pour la connaître et intervenir sur elle, il faut disposer d'images qui créent « des doubles, des simulacres, des répétitions, des spectres », qui tendent vers une « carte factorielle du vivant », qui trouvent leur

30. La maîtrise du vivant, Hachette, 1988, p. 71.

31. *Op. cit.* p. 147.

32. *Philosophie de l'image*, Vrin, 1984, p. 117.

place inconfortable « sur les frontières du réel et de l'irréel, de la nature vivante et de la culture technique et impersonnelle. » De fait la matière alors élaborée n'a pas disparu dans cette nouvelle entreprise : elle implique même une nouvelle expression technologique et heuristico-iconographique dont dépend la conservation adaptée du vivant ; en changeant de moyens, il semble parfois qu'elle retourne tout simplement à son tour la dépendance. L'image utile est fondamentale en ce nouveau royaume : elle devient source et vice-versa, elle anime et renforce le rapport entre la lecture et l'écriture d'où émerge le sens. De même que les vieux mineurs connaissaient les signes du charbon, une médecine moléculaire nécessite un authentique travail du faux-vrai indispensable à toute connaissance efficace. La « matière-vivante », par ses ruses, ses détournements, ses images, la référence à la peau qu'elle induit, le fait que la profondeur ne soit pas quelque mystère mais « du lisible », l'intervention souvent inexorable d'une technologie même parfois suspecte, fait que la traduction de cet ensemble en un travail rationnel n'implique pas quelque amateur poète, tant pour sa pratique que pour sa pédagogie mais que celui-ci soit confié à de vrais « professionnels », au sens littéral du terme. D'autre part, ces travailleurs du réel, médecins ou chimistes, biologistes ou ingénieurs ne peuvent se contenter de la connaissance accordée par une spécialité trop restreinte : il est nécessaire de poser ici une relation précise entre la science et la philosophie. Quand on passe d'autres textes, à la *Peau découverte*, aux *Corps réfléchis*, au *Trouble*, à la *Philosophie de la Propriété*, pour aller très vite, F. Dagognet, en son œuvre encyclopédique, plaide pour une véritable pluridisciplinarité où la stratégie demeure l'essentiel du vivant, plante, animal et homme, où la matière reste aux aguets, difficile d'accès parfois mais jamais totalement inconnaissable et où l'esprit, comme il se doit, concentre mais aussi complexifie (au sens également bachelardien) et reconstruit la réalité. Un espace sans transcendance, une surface sans profondeur : tel est le programme d'une recherche qui, dans *Mémoire pour l'avenir* [33] évalue le passage d'une

33. En part., chap. IV.

accumulation désordonnée à une science de l'information et de l'éducation, à une version muséale dynamique, à cet encyclopédisme caractérisé par : « l'Encyclopédie, non celle qui totalise ou rassemble, mais celle qui, à partir d'une masse d'informations et d'entrées, tend à les transfigurer, à en tirer des énoncés opérationnels et décisifs [34] ». Ces énoncés concernent les objets, par exemple ceux qui, dans tous les textes déjà mentionnés entre 1973 et 1982, dans *Le nombre et le lieu* [35] également, font appel à de multiples champs de recherche : l'écriture, la géologie, la botanique, la zoologie, la géographie, le graphisme politique, la ville et l'architecture, la micro-électronique et la biologie cellulaire, l'organologie, la physiognomonie, les portraits et la biopsychiatrie, la mine, la médecine, la sociographie pour résumer constituent autant d'ouvertures encyclopédiques. On note pourtant l'importance évidente de la chimie et de la biologie, qui semblent les fils directeurs de cet ensemble intellectuel et taxinomique, heuristique et organisé globalement parlant comme « un tableau de matières », mais en mouvement. Nous retrouvons bien le triptyque de départ rapporté à l'ensemble de l'œuvre.

★

Nous décelons aussi un engagement philosophique inédit : la philosophie prend enfin l'objet au sérieux, sur toutes ses faces, mais elle ne confond pas réflection et reflexion. On a envie de dire qu'elle est enfin « descendue dans la caverne » mais il serait plus juste de dire que c'est la caverne qu'elle a tirée vers elle, étendue à un espace ordonné et gigantesque et qu'elle ne cherche jamais à réduire mais à explorer, sans le recours à ces extases et ces angoisses qui donnaient au sujet la grâce de sa primauté transcendantale. De ce point de vue, la « révolution épistémologique » est évidente : l'objet sur lequel la science et la technique portent est devenu un objet « terrestre » même s'il plonge au fond de la vie et de la différence chimiques et bio-moléculaires – notons certaine absence

---

34. *Mémoire pour l'avenir*, Vrin, 1979, p. 137.

35. *Le nombre et le lieu*, Vrin, 1984.

voulue de la cosmologie ; Dagognet pourrait reprendre à son compte la phrase de Bachelard : « je ne pense que lorsque j'accommode… l'idée d'Univers se présente comme une antithèse de l'idée d'objet[36] ». En un sens un peu différent peut-être que pour Bachelard, l'importance de celui-ci n'est plus à démontrer. C'est un objet laïc, un objet du monde mais dépourvu de ses arrière-mondes. Autre originalité : cet objet n'est pas abordé en termes de « facultés » et selon les hiérarchies du sensible et de l'intelligible. L'homme convié à ce nouveau festin, par cette modestie primordiale, aménager l'objet mais jamais de manière empirique, non seulement le diriger mais le « digérer », le faire renaître transfiguré mais toujours fidèle en son image exemplaire qui, si l'on veut un référent poétique (déjà mentionné) évoque Paul Valéry. Il s'agit donc d'une démarche inverse des démarches intellectuelles classiques, d'un retournement des pratiques sur les théories : les tableaux, les marques, les dessins réalisent non seulement le dialogue de la pensée et des choses mais la présence, l'insertion de l'homme dans cette surface du monde dont il n'est pas la profondeur. Une question effleurée arrive : Dagognet peut-il à ce prix se vouloir « vitaliste » : la richesse de la matière dynamisée permet-elle de jouer tous les coups possibles ? Pas sûr. Il est inscrit dans tout objet et dans ces connaissances une exigences de perception de ses limites heuristiques. On ne court jamais le risque du hasard pur et dur - ce qui rejoint la position d'un ordre initial. Mais encore, dans notre contexte : peut-on traiter de la vie comme de la culture ? L'analyse de la ville dans « Le nombre et le lieu » présente quelques éléments de réponse : on doit réajuster le dedans et le dehors, la centralité et la variété, l'espace et le temps. Il est une mobilité vaine : c'est l'alignement répétitif… et l'on retrouve le principe encyclopédique en ce lieu : « l'*Encyclopédie* (de Diderot) ne doit pas être tenue pour un alignement, il faut la regarder comme une méthode, un « *ars inveniendi* ». Elle est à la fois des renversements et des renvois. Concentration et déplacement : elle a réalisé ce que nous demandions et qu'il suffit de moderniser ou

---

36. *Univers et réalité*, in : *L'engagement rationaliste*, P.U.F, 1972, p. 103-4.

de réactualiser, le livre des livres, au sens propre ou figuré, celui qui les dépasse et les contient tous[37] ». « La raison organisatrice si décriée se transforme en une technique de protection et d'amélioration[38] ». Une technique de visibilité aussi. Sur ce plan, la *Philosophie de l'image* s'est attaquée à des situations directement observables et repérables : le fond des océans, les labyrinthes corporels, la médecine des sons et des sangs, l'authenticité des œuvres d'art... En tous ces lieux complexes, l'image devient l'outil premier de l'expérimentateur et du philosophe. Elle rend l'invisible visible. Elle accommode. Contre les ontologies et les purs formalismes, contre Sartre qui sauve ardemment le Moi mais du coup « choséifie » l'image et place le Néant là où doit se tenir l'Être, on est plus simplement, comme l'indique Bachelard et sa « topoétique » mais en prolongeant cet aspect, user de la vidéo par exemple, appliquée à une question génétique bien connue : celle de la reproduction de la mouche drosophile. Ainsi cela permet-il d'établir la carte factorielle du vivant et de mettre à nu les correspondances entre les apparences et les micro-supports génétiques... La mouche du vinaigre, finalement, se donne ou s'écrit comme un cunéiforme[39]. « L'image devient l'original ; elle possède par rapport à l'être réel, quatre mérites : son extrême petitesse, le fait qu'elle ne copie pas mais recrée le réel, les possibilités de réécriture qu'elle offre, sa richesse de suggestion et d'invention[40] » « Elle contient plus qu'elle ne donne. La Nature, pour se répéter, l'a inventée elle-même. » Sous une autre forme, « l'image numérique actuelle achève la métamorphose : l'ordinateur tient le représenté pour une matrice de chiffres[41] ». On comprend que cette thèse conduise à réinterpréter le sensible, que l'image améliore les données, que sa raison technique « lutte contre

36. *Univers et réalité*, in : *L'engagement rationaliste*, P.U.F, 1972, p. 103-4.

37. *Univers et réalité*, in : *L'engagement rationaliste*, P.U.F, 1972, p. 134.

38. *Op. cit.* p. 157.

39. *Philosophie de l'image*, p. 51.

40. *Ibid*, p. 51.

41. *Ibid*, p 58.

tout ce qui éparpille, le temps aussi bien que l'espace[42] ». L'image est reine, elle n'« a plus besoin du support traditionnel, elle s'exprime électroniquement, directement ». Ainsi a-t-on aussi volé le pittoresque à la nature mais ce n'est que le puriste qui s'en émeut: « jamais le réel ne saurait coïncider avec le natif[43]» et c'est dans le domaine médical que la technogie trouve ses meilleures applications: « toute la médecine réside selon nous dans cette volonté: inventer des moyens qui permettent d'explorer, de repérer et de visualiser les profondeurs, là où se tapit le morbide[44] ». Cette phrase pourrait laisser penser qu'un secret, un malin génie est au centre du pathologique : en fait, le rôle de la technique la mieux outillée est de mettre au jour, donc à plat cet étranger au corps en tenant compte aussi (par le système immunologique) de l'individualité de chacun. L'immobilité et l'attitude mélancolique sont les deux principaux éléments du pathologique mortifère[45]: c'est à ce moment que l'alliance se rompt entre la matière et la vie, et que l'esprit, en sa double identité négative, ne sait assumer les techniques de traitement et entre lui-même dans le piège de son autodestruction. Cette bio-psychologie pathologique possède chez F. Dagognet ses bases: les ouvrages consacrés à la pharmacologie[46], à la méthode pasteurienne[47], à la *Philosophie biologique*[48]. On reconnaît évidemment dans ces recherches sa vocation et son statut de médecin : c'est par ce chemin qu'il va aborder la science physique, ses multiples travaux encyclopédiques et la philosophie qu'il n'a jamais quittée. Les aspects techniques du rapport aux divers « objets » ainsi concernés sont toujours au rendez-vous et, à ce propos, on pense que *Rematérialiser* constitue le point nodal de son

42. *Philosophie de l'image*, p. 145.

43. *Ibid*, p. 183.

44. *Ibid*, p. 104.

45. *Ibid*, p. 132.

46. *La raison et les remèdes*, P.U.F, 1964.

47. *Méthodes et doctrines dans l'œuvre de Pasteur*, P.U.F, 1967, remanié : Pasteur sans la légende, 1996.

48. *Philosophie biologique*, P.U.F, 1954.

encyclopédie. Dans *Mémoire pour l'avenir*, la « science des données est vue comme une « méta-science » dont l'utilité techno-mnémonique est incontestable. Mais *Rematérialiser* gratifie la méthode d'un contenu adéquat, elle concrétise celle-ci, s'intéressant en particulier aux techniques appliquées aux matières fluides, plastiques, aux colles, à certaines métallurgie ou verrerie en acte : on retrouve la parenté sinon la symbiose de la matière et de la vie qu'elle transmet et qui en retour lui fournit sa qualité originale. Rematérialiser, c'est aller plus loin que voir au sens pourtant très élaboré de l'i-mage ; c'est au nom de cet impératif, dépasser la dialectique de l'abstrait-concret car, quelle que soit la puissance de la machine invoquée, ce sont tous les dualismes du naturel et de l'artificiel, du vivant et de l'inanimé, du corps et de l'esprit, du même et de l'autre qui sont interrogés, avec les précautions d'usage. Ces remarques résument aussi bien les gestes de la mixité artisanale, du mélange calculé et traditionnel des matières, parallèle au mélange des couleurs du peintre que les technologies médicales qui se situent « à la couture du biologique et du cérébral ». Les philosophies de la nature ont « glorifié l'extériorité ». « Nous souhaitons le contraire, non pas ramener la nature à l'animisme mais obliger cet animisme sourd à se loger dans l'« en-soi » et son organisation dernière autorise les constructions et peut donc porter en elles les fondements de ces multipropriétés[49] ». D'autres activités « mixtes » apparaissent plus tard : le triomphe de l'immatérialité dans le passage de la monnaie d'or au billet, les œuvres d'art des néo-plasticiens, les liens automatiques entre nature et artefact et Diderot arrive à l'aube d'une technologie des mélanges qui veut qu'« on s'oppose au fait que le dehors du matériau soit pensé comme simple, un et identique[50] » Mésomorphes, cristaux liquides entre autres se situent encore au confluent de la matière et de la vie ; l'impossible catharsis du réel se soumet à la viscosité des colles, des adhésifs, des opaques et des glauques, de tous les objets dont l'art nouveau s'empare alors que la science aristocratique

49. *Philosophie biologique*, P.U.F, 1954, p. 9.

50. *Op. cit*. p. 166.

voyait en eux des « misérables ». La conclusion de l'ouvrage - et de ce procès – affirme qu'un philosophe « doit aborder le non-moi sans passer par l'ego et ses drames [51] » et l'injonction s'étend au langage philosophique lui-même : on doit « rematérialiser l'histoire de la philosophie », substituer les mixtes aux ruptures, s'enrichir de la prolifération des fonds amenés au jour, de la richesse de ces pratiques, de cette technologie que certains voient nocturne mais qui, si elle ne résout pas absolument la question, permet de mieux comprendre le paradoxe d'une civilisation qui se méfie de manière culturelle, éthique et politique d'un monde industriel et post-industriel sur lequel elle fonde pourtant sa puissance.

★

On peut, pour considérer de manière quelque peu différente notre problème, le placer sous la rubrique de la Nature[52], thème d'un ouvrage où son rapport à la matière et à la vie apparaît évidemment important. Que devient-elle dans ce schéma ? Dans *La maîtrise du vivant*, (chap. I), on sent percer quelque nostalgie pour *L'interprétation de la nature* de Diderot dont il loue l'aristotélisme réinterprété, sa vision d'une « nature opiniâtre et lente dans ses opérations », ses « degrés sensibles » – selon l'exemple des pierres précieuses que la nature a mis des siècles à fabriquer alors que la technologie y parvient en un instant. F. Dagognet parle alors d'« une puissance sourde des matières », belle phrase qui relativise quelque peu l'ordre des choses sans le mettre en péril. Mais on ne peut en rester là. Il faut réécrire l'histoire de la nature, faire l'économie du naturalisme et de ses embûches et ne pas oublier que ce terme en son sens actuel est « moderne », qu'il vient de la littérature, est attaché à l'art des jardins. Il est pourtant fondamental. S'il est dans la nature de l'homme d'y « recourir, de s'y accrocher[53] », si l'on doit savoir que la biologie du XXe siècle a élucidé l'essentiel des mystères de la vie (perspective assez confiante), il reste que la Nature « joue un rôle défensif » par rapport à la toute puissance éventuelle

51. *Philosophie biologique*, P.U.F, 1954, p. 233.

52. *Nature*, Vrin, 1990.

53. *Ibid*, p. 80.

du technique. Elle permet de « renaturer », donc de rematérialiser quelque peu le réel, elle propose des tableaux, remèdes, condensés chimiques qui correspondent aussi aux « conditions élémentaires de notre survie. » Et si l'homme en use à sa mesure, « la matière suggère et induit le geste ». Elle sait communiquer avec des objets manufacturés naturalisés par l'histoire et l'usage ; elle ouvre également sur d'autres objets qui gagnent leur nature nouvelle là où on ne l'attendait guère, – et l'on comprend naturellement leur utilité ramarquable dans l'acte des souffleurs de verre, des hommes du textile – on retient dans *Rematérialiser* l'analyse érudite et passionnante de l'histoire de cette profession. La matière retrouve ses couleurs et l'organicité ses modèles réticulaires. Sur ce plan, il est d'ailleurs difficile de ne pas penser au système nerveux selon son rapport métaphorique au tissage de la soie.

On peut dans ce contexte ne pas abandonner trop vite un problème qui peut sembler indirect mais possède une réelle importance, celui du « naturalisme » de F. Dagognet. Il se défend – partiellement – de cette qualification mais il affirme, questionné par F. Azouvi en 1988 : « Être naturaliste, cela ne veut pas dire bloquer la nature sur elle-même, la sacraliser. Je suis pour lui permettre de jouer son jeu, de rendre possibles tous les possibles qu'elle enferme : pour moi, la nature se caractérise par trois dispositifs : elle est pour la différence, elle est pour le brassage (d'où son intérêt pour les végétaux qui ont rejeté l'autogamie au profit de la mixité), elle est pour une forme d'adaptation. C'est pourquoi je demande qu'on ne respecte pas à tout prix certaines formes dévoyées ou arrêtées [54] ». Azouvi le traite d'« eugéniste » ce dont il se défend en notant que l'eugénisme noie les différences alors qu'il veut les valoriser. On doit respecter la nature mais « on doit l'aider quand elle s'est dévoyée ». Cette phrase est très aristotélicienne (l'art imite la nature ou la prolonge en exécutant ce dont elle est incapable dit Aristote) – il se revendique aussi de ce philosophe dans le premier chapitre de *La maîtrise du vivant* et on constate que cet héritage (comme celui de Diderot) est l'un des plus impor-

54. Interview de F. Azouvi publiée dans le journal *Le Monde* du 2 juin 1988.

tants pour lui, et elle se situe dans un contexte passionné et précis : celui des débats alors engagés sur le plan des questions bioéthiques et des interventions chirurgicales, expérimentales sur l'embryon, donc des nouvelles définitions potentielles de la vie et de la mort considérées de manière déontologique, juridique, morale, religieuse, politique et, d'emblée technologique. On n'est pas encore au clonage humain mais la transplantation d'organes bat son plein et Dagognet prend sur ce point des positions « drastiques » : l'état doit pour lui intervenir en tant que responsable de techniques propres à « sauver les germes et les cadavres ». Laïcité des interventions, souci pour les techniques médicales de connaître leurs limites : on sait combien la question est délicate mais on discerne aussi à quel point la « matière vivante « est partie prenante » dans cet ensemble. « L'être vivant devient, dit-il, plus que jamais le centre de la civilisation à travers les manipulations qu'il peut subir [55] » et on remarque ce terme : manipulation. D'où la question : « Pourquoi ne pas échapper à la tyrannie du naturel comme du séculaire ?[56] » Ni maître, ni esclave dans ce jeu de la technique obligatoirement matérielle et de la vie considérée sur ses marges. Maîtrise ne signifie ni despotisme ni cynisme : « Nous voulons être naturaliste afin de dépasser la nature [57] ». L'artificiel possède ses valeurs et ses charges mais « il ne nous menace pas d'asphyxie [58] ». Le mythe naturaliste demeure pour lui un ennemi à combattre mais la Nature doit être confirmée pour sa part comme une instance respectable. Il ne s'agit donc pas de tomber dans l'excès inverse, de tout bloquer sur un méta-mécanisme de l'artifice pur : « si le mot nature doit conserver un sens, il signifie étalement et surtout polyphénoménalité sans frein. Prolonger cette nature ne pourra que favoriser son déploiement. Elle ne tend que vers la réalisation du multiple [59] ». Il n'est pas difficile de reconnaître dans

55. *Le Vivant*, p. 189.

56. *Ibid*.

57. *La maîtrise du viva*nt, p. 11.

58. *Ibid*, p. 19.

59. *Ibid*, p. 69.

ces phrases nombre des concepts déjà utilisés et auxquels cette question prend sur un mode critique. L'être vivant posséde son équilibre, son harmonie mais la nature n'est pas un donné intangible, elle fournit l'occasion d'un vrai travail et les dilemmes contemporains se nourrissent aussi à la source aristotélicienne… Plus fondamentalement, le principe rationnel qui dirige ceux-ci peut se résumer à ces trois impératifs : comprendre son exubérance, déterminer des lois simples pour les variétés, reconstruire l'histoire de la campagne, plus que de la nature… « La nature n'est pas naturelle… puisque la matière nous invite non à la conservation mais à l'artificialité[60] ». Matière et vie sont une fois de plus associées : l'« usine végétale », le bouturage, le marcottage, les greffes, la zootechnie peuvent effrayer l'homme en leurs applications potentielles. Il s'agit pourtant de très vieilles techniques, presque universelles. Le biologiste d'aujourd'hui retrouve un nouveau champ à travers ces techniques qu'il croit inventer : « Fabuleuse démiurgie, dit pourtant Dagognet. Le biologiste est entré dans un nouveau monde[61] ». Ancien-nouveau monde, naturel-artificiel : les dualismes cette fois encore sont mis à mal, comme le prouve cette évaluation des avantages des « vaches-éléphants » et autres monstres : « Qu'on atténue la violence technique, qui ne le demanderait ou ne le souhaiterait ? Cela dit, nous lui restons favorable… Nous défendons les principes zootechniques, nous n'en blâmons que les excès inutiles[62] ». Avec toutes les nuances appropriées, la même opinion s'applique aux expériences médicales-limites. Savoir jusqu'où on peut aller trop loin. » Jusqu'où aller sans créer l'irréparable ?[63] » Dans *Le vivant*, Aristote, Descartes mais aussi Hegel sont évoqués - Hegel qui pense que le médecin ne peut rien sinon aider les forces de la nature – et Darwin évidemment qui prône une vie rusée qui ne connaît que l'utile d'où une définition « matérialiste » du vivant, mais la matière en l'occurrence se retourne sur

60. *La maîtrise du vivant*, p. 49.

61. *Ibid*, p. 108.

62. *Ibid*, p 138.

63. *Ibid*, p. 137.

elle-même pour s'individualiser, accepter ses différences. Le « pas tout à fait semblable » des concepts de matière et de vie peut d'éclairer ici – on a tenté de le garder comme un fil directeur même au prix de ce rapport au « surplus » vital plus ou moins accentué selon les perspectives.

En fait, et sur ce point F. Dagognet rejoint G. Canguilhem, nous vivons en Occident dans un troisième monde qui témoigne du déficit de la reconnaissance du technique, de certaine angoisse éthico-biologique et d'un matérialisme de mauvaise tenue : tout se passe en fait comme si nous devions moins savoir de ce qui fait notre réalité quotidienne ou pathologique – à ce propos, le médecin de soi (et parfois malgré lui) réside en nos corps et nos esprits comme un fantôme : la vertu de « sécurité » est devenue plus que « biblique » mais fort utile surtout à l'économie politique et à la santé publique en cartes. Le malheur, si l'on peut dire, tient à ce que son fondement est constituée par une ignorance entretenue. C'est la tâche de la philosophie que de dire ce qu'elle en pense et, à ce propos, l'« encyclopédie de Dagognet » contient toutes les leçons nécessaires. Le Naturalisme et le Matérialisme ne sont pas de simples slogans mais des prétextes à expérimenter, avec les dangers ésotériques que l'on devine : « Actuellement le laboratoire, parce qu'il a arraché à la vie son secret, s'apprête à se substituer à elle[64] ». Néo-secret et néo-nature nourriraient-ils quelques accointances ? La philosophie biologique de F. Dagognet nous laisse aux prises avec ce dilemme.

★

La réponse, si elle existe, on l'a dit d'entrée de jeu, réside dans le Corps trop longtemps dévalué et dont Dagognet a bien exposé les images convergentes, qui synthétisent la quasi-totalité de ce qui précède[65]. Dans *Faces, surfaces, interfaces*, comme un autre objet mais en sa singularité, le corps doit être considéré comme un indicateur de l'âme, un ensemble de marques et de figures qui se

64. *Le vivant*, p. 132.

65. Voir en particulier : *Le corps multiple et un*. Les Empêcheurs de penser en rond, 1992 ; *Corps réfléchis*, O. Jacob, 1990 et *La peau découverte*, *op. cit.*

révèlent sur l'enveloppe et peuvent donner lieu à d'étranges rencontres. On voit revenir Gall, entre autres (réhabilité aussi par certains cognitivistes et tributaires de l'I.A.) au prix de ce que Dagognet nomme : « la demi-erreur physiognomoniste ». Ce titre assez surprenant marque la difficulté d'un propos qui doit se surveiller pour ne pas retomber dans le fatalisme – ou pire. Dans son ouvrage *Interfaces* (titre non innocent), G. Chazal évalue la portée de cette méthode et affirme : « Avant de condamner les lectures du psychique sur la surface de l'organisme, il faudrait relire au plus près l'œuvre de Lavater comme l'a fait F. Dagognet. On y trouverait moins de déterminisme et plus de nuances que l'on a voulu souvent le dire. Contrairement à Gall, Lavater nous met en garde contre les aperçus rapides. Si le psychique et ses évolutions se reflètent sur le visage, il faut encore apprendre la lecture de ses marques et de ses traces, repérer les harmonies et les dysharmonies significatives. Pourtant derrière l'excès, demeure une part de vérité[66] ». En droit, la méthode iconographique, qui touche aussi à l'art y compris préhistorique, n'est pas plus néfaste qu'une autre à condition que son « naturalisme », cette fois encore, soit conscient de ses limites et puisse y remédier de l'intérieur. Commentant de plus près encore Dagognet, il montre très bien comment sa méthode, injustement considérée comme positiviste, avait pour premier sens de s'en prendre aux dualismes stériles, en particulier celui du superficiel et du profond et il le cite : « La peau définit incontestablement l'interface entre le dedans et le dehors, deux mondes d'ailleurs inséparables ; que deviendrait l'intérieur s'il ignorait l'extérieur qui l'entoure ?[67] » On a déjà tenté de répondre à ce problème et l'on ajoute : la philosophie doit, en prenant exemple parfois (pas toujours) sur la science considérer que sa tâche la plus urgente consiste, c'est l'œil et le centre de tous ces problèmes, à mettre en question les « doublets » consacrés sur lesquels elle repose et se repose. Les ouvrages de Dagognet sont pour ce faire le

66. Chazal (G), *Interfaces, enquêtes sur les mondes intermédiaires*, Milieux, Champ Vallon, p. 19.

67. *Ibid*, p. 59 ; la citation de Dagognet est extraite de : *La peau découverte*, p. 17.

meilleur stimulant... Dans *Faces, surfaces, interfaces*, un programme est fixé : rajeunir le vieux naturalisme honteux ; ne jamais séparer les supports des fonctions donc mettre en question les dualismes biologiques et psychologiques consacrés (anatomie - physiologie) qui se ramènent au problème philosophique de l'âme et du corps ; proposer une « science générale des configurations [68] ». Cette expression systématique d'un nouveau corps humain et vivant permet de concevoir un laboratoire outillé, des pratiques efficaces dont l'axiome principal est ainsi formulé : « une véritable science ne saurait entraîner le mépris des corps ou du simple apparaître ; elle ne se voue qu'à ceux-ci [69] ». Il faut apprendre à lire le sensible, à déchiffrer le senti donc : « Notre problème consiste justement à extraire de l'offert, sans le quitter, de quoi le compléter et l'éclairer » : c'est l'énoncé de tout un programme de recherches élargi qui va du vivant à l'homme mental, à l'artiste, l'anthopologue ou l'ingénieur qui cherche à extérioriser la motricité de l'homme. La pensée, l'art ont leur racine dans le corps, « le poème prolonge les muscles [70] ». Par le corps, dans le contexte général de la nature et d'abord de la matière, de la vie sans oublier les techniques toujours indispensables et signifiantes, c'est un réel modeste, mais insistant, obstiné qui s'offfre à nous. Un réel idéaliste est synonyme de « déréalisation » selon D. Parrochia, dans son ouvrage sur la question où il parcourt, selon l'histoire des sciences, les émergences successives du terme. On rencontre ainsi une notation significative : « Ponge parle-t-il vraiment du réel tel qu'il est ? N'en parle-t-il pas trop humainement ? C'est le reproche que lui adresse A. Robbe-Grillet. Selon lui, il s'agit moins, pour le poète, de penser « sur » les choses que de penser « avec » elles. Au fond, Ponge ne se soucie guère de décrire et, sans la pratique quotidienne que nous avons des objets, observe à juste titre Robbe-Grillet, ses phrases ne seraient que de « beaux poèmes hermétiques [71] ». Du corps

---

68. *Op. cit*, p. 14.

69. *Ibid*, p. 17.

70. *Ibid*, p. 189.

71. Parrochia (D), *Le réel*, Bordas, 1991, p. 174.

à l'objet, il y a une et plusieurs idéologies mais il n'y a qu'un pas quand on s'en avise. F. Dagognet l'a montré : pour y prétendre, il faut d'abord avoir appris à (bien) lire.

*

La dernière question est dès lors amorcée. Entre matière et vie, ou au-delà parfois, mais toujours dans la perspective de la « matière vivante », c'est aussi l'Objet oblique sinon lui-même « infra-intellectuel » qui passionne F. Dagognet, l'objet d'un art liminaire mais d'abord l'objet ordinaire et rejeté qui va gagner, tel Robinson, son identité dans ce refus ou cette dissolution qui le guettent. On a parlé de « passion » et c'en est une – mais que son auteur sait traiter avec la distance et l'originalité associées qui sont pour nous un exemple-princeps. Des objets enracinés dans notre vie mais dotés d'une vie par défaut, que leur quotidienneté nous a rendu invisibles ; des objets « autres », faits de rebuts, de ces plâtres, colles déjà évoqués et qui, par excès cette fois, dérangent le regard quotidien sinon les bonnes mœurs. Ceux-ci inspirent pourtant des artistes qui cherchent en eux la matière vivante inédite : Arman, Vasarely, Dubuffet – qu'il a soigneusement analysés tour à tour. Très émouvants sans doute tous ces objets sont là, comme de tout petits « Dieux dans la cuisine », ceux qui gardent une « vie latente » et incertaine : s'ils perdent leur rôle utilitaire, ils deviennent des déchets parfois recyclés par l'art s'ils ont cette chance ; s'ils le conservent, on ne les voit plus, ils se sont enfoncés dans la mémoire et l'habitude. Leur matière et leur vie sont réduites à quelques rides et leur peau bien difficile à déchiffrer, même si l'on ne doit jamais renoncer. Parfois, comme dans l'« emboîtement » - toujours la peau cette fois plus artificielle -, ils existent d'un souffle de vie mais celui-ci est édifiant : « cet emboîtement se surajoute à l'objet, au lieu de le nier, il le métamorphose. La nature elle-même a bien emprunté ce chemin : elle crée des « êtres », des végétaux, des animaux mais elle les inscrit à l'intérieur d'une pellicule lisse, duveteuse (la robe des choses) d'où la gousse des pois, la fourrure de l'animal. » En un mot, elle les fait revivre ou survivre et c'est ainsi que la matière s'affuble encore de vie, avec tous les détours que l'on sait. L'esprit ou la culture devraient le savoir aussi, c'est leur rôle si l'on admet le triptyque de référence. Mais il faut lutter pour y parvenir car l'artefact alors vécu revient trop souvent à un objet trop ordinaire donc anonyme : « une fourchette, un couteau, une table, un pylône se caractérise d'abord par son utilité. Or ce qui sert ne passionne pas les penseurs[72] ». Sartre renvoie l'objet à son néant, Descartes s'abuse avec son fameux morceau de cire alors que « rien ne permet d'inférer du changement de forme au changement de volume ». Un philosophe doit aujourd'hui apprendre à « penser les corps. »

C'est pourquoi, dit-il, dans *Rematérialiser*[73], « nous avons revendiqué la qualification de « matérialisateur » à la condition qu'on mette sous ce terme ce qui convient et qu'on n'oublie pas deux leçons : a- l'histoire de la technologie a tenu à se déployer en double d'elle-même, parce qu'elle met, en contre-partie, des développements culturels et scientifiques. La matière devient ainsi le résultat de nos propres capacités à la développer » – et on ajoute : de la vivre ; b « elle-même doit être conçue comme une nébuleuse porteuse virtuellement de cet enrichissement : elle enferme en elle-même une organisation et même une stratigraphie : ne la confondons ni avec un désordre, ni avec un quelconque pêle-mêle. L'ordre règne aussi au fond des choses ; le technologue s'en inspire et cherche surtout à élargir son spectre ; il explicite d'abord l'implicite[74] ». Cette citation de *Rematérialiser* rappelle à nous : l'absence de chaos, la vivacité structurelle de la matière, l'élargissement de cet écho à une organisation élargie et porteuse de singularité vitale, l'affirmation qui suit, quasi-monadologique selon laquelle : « s'il est vrai que chaque goutte d'eau à elle seule ressemble à un océan, de même chaque fragment contient un univers[75] ». On retrouve ici le vivant capable de résumer une appréhension de lui-même dans une totalité particulière. Et la liaison s'établit encore avec le nouvel art comme avec sa version la plus populaire. Ils se situent,

72. *Éloge de l'objet*, p. 45.

73. *Op. cit.* p. 14.

74. *Ibid*, p. 15.

75. *Ibid*.

sous la houlette de l'image, aux frontières de l'irréel et du réel, du matériau qui se retient mais vibre et du vivant qui cherche à survivre et se reproduire un peu mieux, à assumer aussi ses pathologies en usant de ses différences. La vie des objets ou la « matière vivante » suggèrent alors un regard sur la vie « tout court », à l'interface de la surface et de quelque face pour l'instant cachée mais que l'on sait connaissable, à condition d'y mettre le travail et le temps nécessaires. L'intellect est toujours sollicité, directement ou non. On sait que la tâche sera rude pour l'esprit qui poursuit cette quête.

Pourtant cette philosophie nous semble radicalement optimiste, en tout cas le morbide n'est pas son lot ni le tragique et d'ailleurs si on y parle de la mort[76], c'est sur le fond de transformations et de participations à un mouvement global mais jamais absurde, celui du vivant même éclaté par la vie, de la matière détournée par elle-même, de l'objet perdu et retrouvé, de la morale à bien examiner selon ses retombées déontologiques et sociales, de la nature dénaturée mais qui revient sous d'autres atours. L'œuvre de F. Dagognet est elle-même une encyclopédie vivante où l'on se dirige avec un très grand plaisir et qui, au cœur de l'analyse la plus rigoureuse, sait toujours ménager la surprise, la vie des mots et des objets. On insiste pour ce qui nous concerne de manière métaphorique sur le rapport intellectuel ouvert à la peau et à l'image, autres modalités de la matière vivante. De même qu'une allergie se lit sur le derme, l'image dédouble son objet – mais chez F. Dagognet le miroir est rarement infidèle. Autant laisser cela aux tenants de la psychologie « seconde » pour qui la pensée se trouve conditionnée par la mort du corps. F. Dagognet lui demande d'être fonctionnel, instructif, porteur d'une information lisible et c'est cela qui compte. Il rend hommage à Freud qui a compris comment divers gestes somnambuliques, diffus, invisibles manifestaient une corporéité significative et ouvraient sur le mot, miroir et double mental, image disponible de soi. Le « matérialisme » de

76. *La mort vue autrement*, en collaboration avec T. Nathan, Les Empêcheurs de penser en rond, 1999 – et *La subjectivité*, Empêcheurs, 2004.

F. Dagognet a pour sa part des aspects photographiques mais multiples, il se veut et se voit complexe en ses objets mais « en direct », honnête jusqu'au bout avec eux, ce qui ne veut pas dire que pour le vivre il ne faille pas travailler beaucoup ses multiples informations, ouvertures et travailler sur soi si l'on veut ne jamais se perdre.

On a vu dans notre contexte comment il parvenait à « greffer » les singularités et dimensions parfois étranges mais jamais étrangères de la vie sur l'ordre plus ou moins opaque de la matière pour atteindre « la concentration » du mental. La lumière provient de ce réseau devenu cohérent et « pédagogique ». Le pire pour lui sans doute est le secret dont on a perdu la clé, le faux mystère d'un ego subjectif ou transcendantal mais toujours miraculeux ; réciproquement, le meilleur réside dans une cartographie du réel qui ne renie jamais ses difficultés et ne se prévaut jamais de quelque vision idéelle, d'où un ordre des choses profond mais non abyssal, qu'il faut conquérir et dont on pose en principe la beauté y compris dans les égouts du monde.

Il resterait pas mal de choses à développer sur ce qui concerne la situation philosophique accordée ici à ce qu'il nomme souvent : « la technologie ». Il craint certains de ses abus tout en reconnaissant son incomparable utilité, en particulier dans les sciences de la vie. Il craint que l'objet ne s'y diffracte, que la matière en perde le souffle, que le vivant en sorte trop normal et non normatif, selon l'expression de Canguilhem. En un mot, il craint par dessus tout le « vide culturel » et pense, non sans raison sans doute, que celui de la technicité mal utilisée « aspire » l'homme mieux qu'un autre. Il reconnaît pourtant l'intense capacité d'exploration que nous proposent les nouvelles machines et ne tombe jamais dans quelque angoisse « heideggerienne » à leur endroit. Il envisage parfois le mécanisme, à la fois historique et actuel, avec quelque bienveillance, de manière pragmatique si l'on veut. Bien sûr il préfère les manufacturiers, les hommes pris par leur travail devenu vocation matérielle et professionnelle, ceux qui se soucient aussi de la vie des autres et de son maintien, également, ne l'oublions pas, les créateurs marginaux tout comme les chantres de l'ordinaire des objets. La philosophie doit trouver là ses modèles. Lui même se voulait « matiériste » et « objectologue » ce qui le rapporte aux arts de l'image qui « enferme et véhicule la matérialité. On la tient parfois pour irréelle, fugitive alors que nous apercevons en elle l'équivalent du réel mais délesté de sa pesanteur, de ses inutilités[77] ». Entre l'image et ses « fonctions pratiques », le mouvement de la vie et la pensée encyclopédique, l'art du verrier nous souffle la richesse de la matière.

JEAN-CLAUDE BEAUNE,

Université de Lyon III

---

77. *Éloge de l'objet*, p. 92.

Les proportions du corps humain : art, normes sociales, normes anatomiques

(Dessins de Patrice Le Floch-Prigent, d'après les originaux)

PATRICE LE FLOCH-PRIGENT

UNE PROPORTION est un rapport de mesures entre elles. L'anatomie humaine l'applique dans son illustration sans y faire grande attention et seuls quelques noms de médecins-anthropologues restent attachés à son étude avec pour maîtres Paul Richer (1849-1933) et Quetelet.

Une grande partie de l'anthropologie physique de la fin du XIXᵉ siècle consiste en une étude des proportions sur les parties molles. À l'opposé, le monde artistique de l'antiquité à la renaissance, et depuis, accorde une importance méritée à la proportion et à son étude, aux proportions en gardant à l'esprit son application directe à la représentation artistique du corps humain sous toutes ses formes, positions, mouvements (alors que l'anatomie moderne se réfère à une position anatomique figée) et dans toutes les techniques d'expression : dessin, peinture, sculpture (domaines qui comportent chacune de nombreuses techniques secondaires, différentes ; par exemple pour la sculpture : terre, cire et coulage en bronze, métal, pierre, matériaux plastiques). Les hommes de frontière dont on pourrait s'attendre qu'ils aient jeté des ponts entre les deux grands volets utilisateurs de la proportion du corps humain : l'art et la médecine laissent un sentiment d'art froid et typé pour Paul Richer, excellent dessinateur et sculpteur confirmé pour le médecin et en France ; de quasi-mépris pour la rigueur mathématique de la proportion pour R.- D. Hale, le

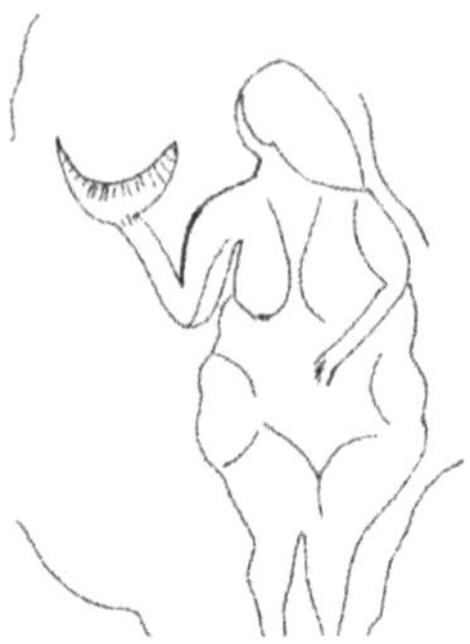

Figure 1
Vénus de Laussel,
Bas relief sur roche, 44 cm,
Dordogne. Bordeaux

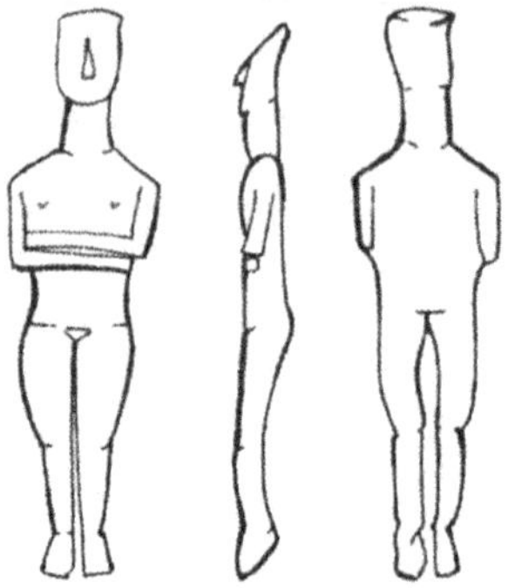

Figure 2
Idole cycladique,
Modèle courant
sous trois incidences.

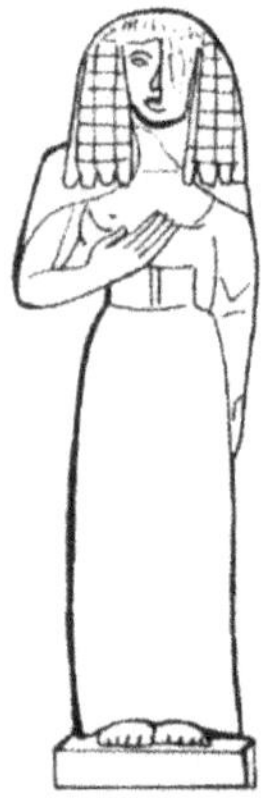

Figure 3
La Dame d'Auxerre.
Circa 630 av. J.-C. Calcaire
75 cm.

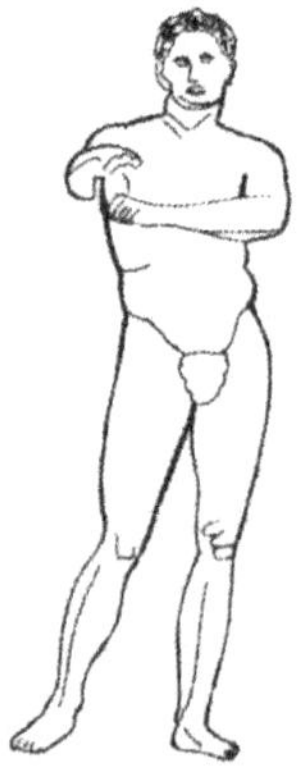

Figure 4
Doryphore de Polyclète.
Canon de sept têtes et demie. Copie en marbre d'un original de 440 av. J.-C.

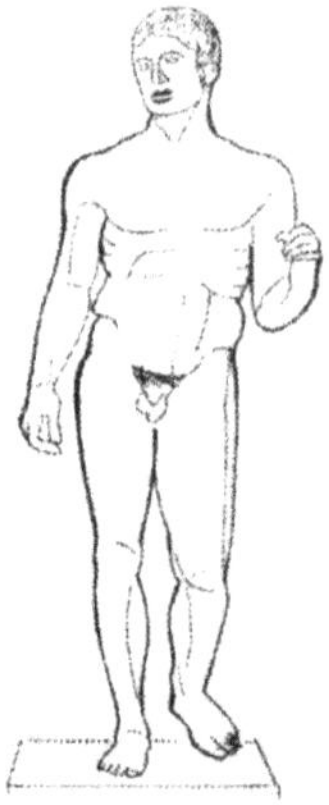

Figure 5
Apoxyomène de Lysippe.
Canon de huit têtes.

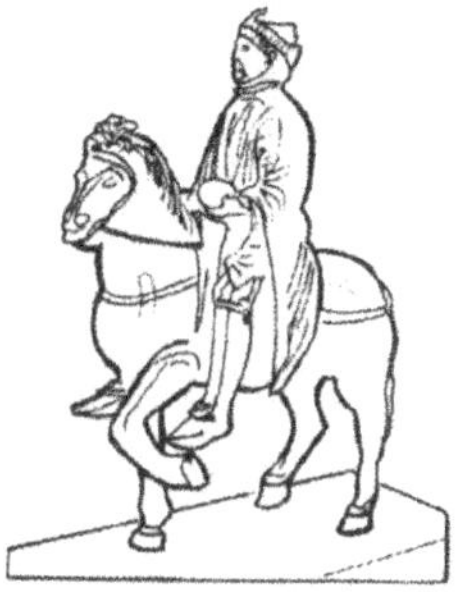

Figure 6
Statue équestre de Charlemagne
IXe siècle.
Hauteur du cavalier : 19,5 cm.

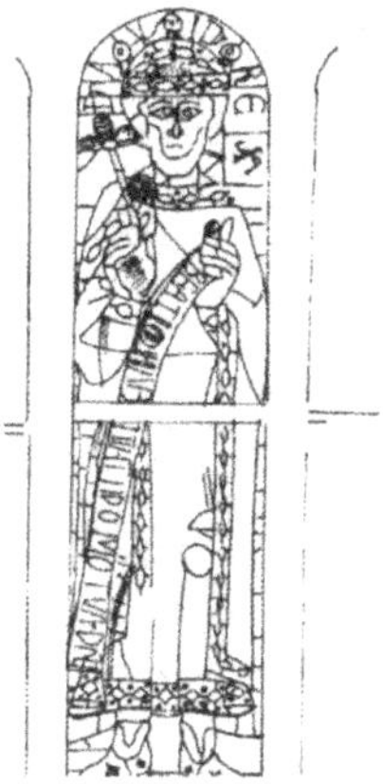

Figure 7
Le plus ancien vitrail de cathédrale conservé du Moyen Âge
Allemagne avant l'an mille.

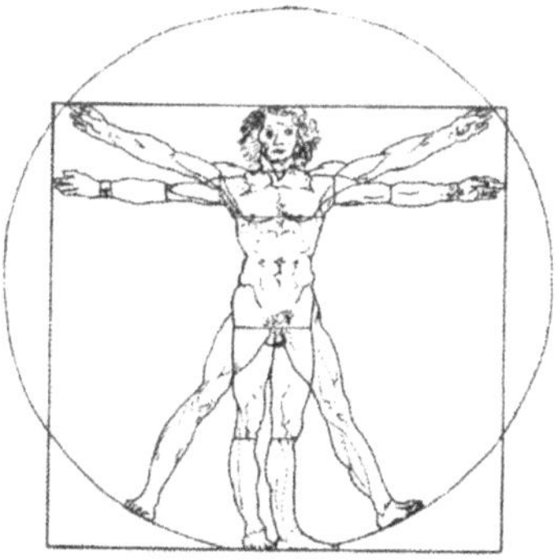

Figure 8
L'homme inscrit dans le cercle et dans le carré
Léonard de Vinci, d'aprés une citation de Vitruve, circa 1490, Académie, Florence.

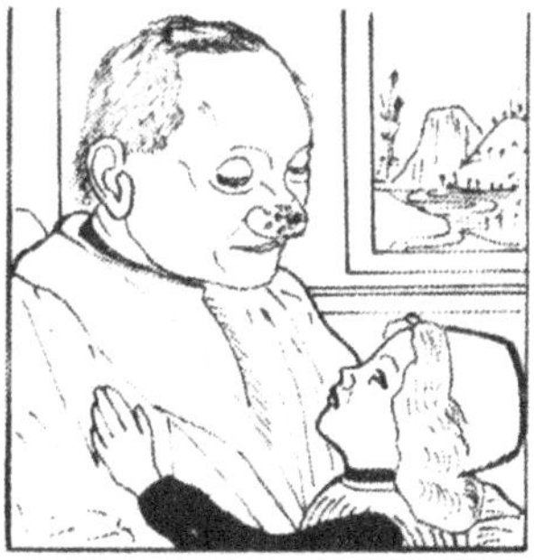

Figure 9
Portrait d'un vieillard et d'un jeune garçon
Ghirlandajo (1449-1494)
Huile sur toile : 0,620 m x 0,460.

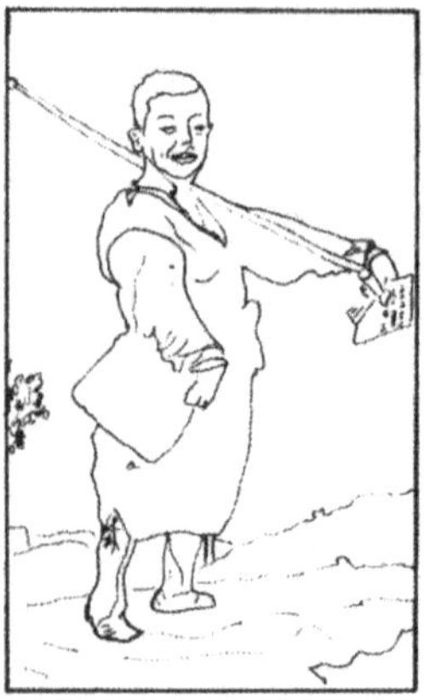

Figure 10
Le pied bot, 1642
Ribera (1591-1652). Toile: 1,640 m x 0,935. Louvre, Paris.

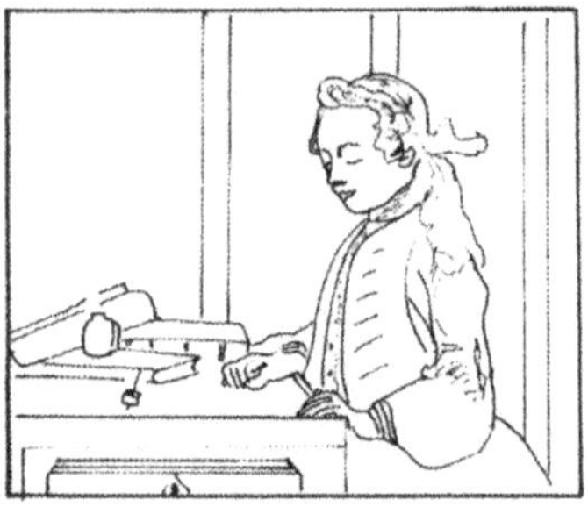

Figure 11
« Enfant au toton »,
portrait d'Auguste-Gabriel Godefroy par J.-B. Siméon-Chardin (1699-1779).

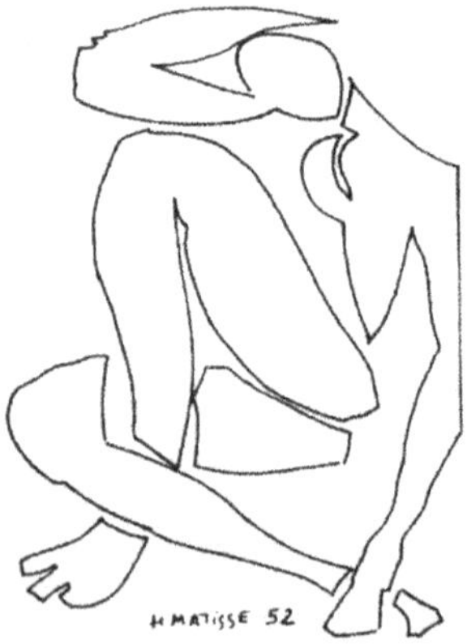

Figure 12
Nu Bleu IV, Nice, 1952
Henri Matisse (1869-1954). Gouache sur papiers découpés. 1,03 m x 0,74.

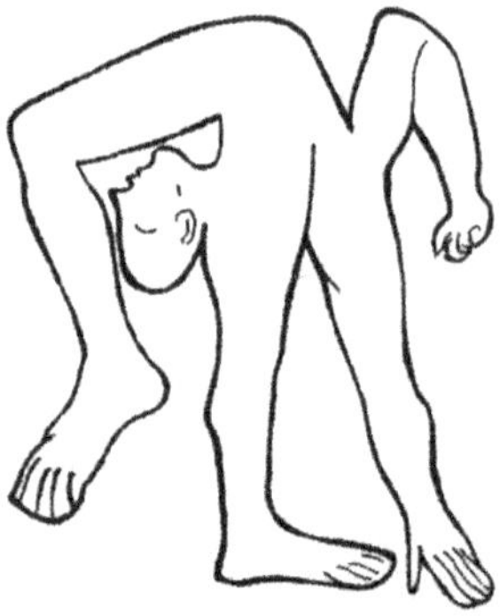

Figure 13
L'acrobate,
18 janvier 1930, Paris, Pablo Picasso (1881-1973), huile sur toile, 1,62 m x 1,30.

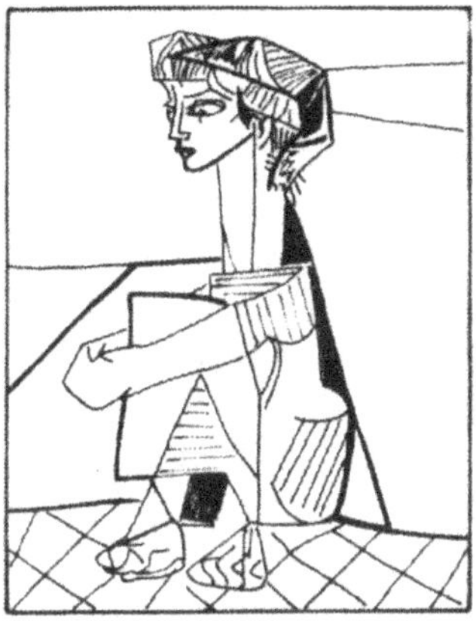

Figure 14
Jacqueline aux mains croisées
1954 par Päblo Picasso.
Huile sur toile : 1,16 x 0, 885 m

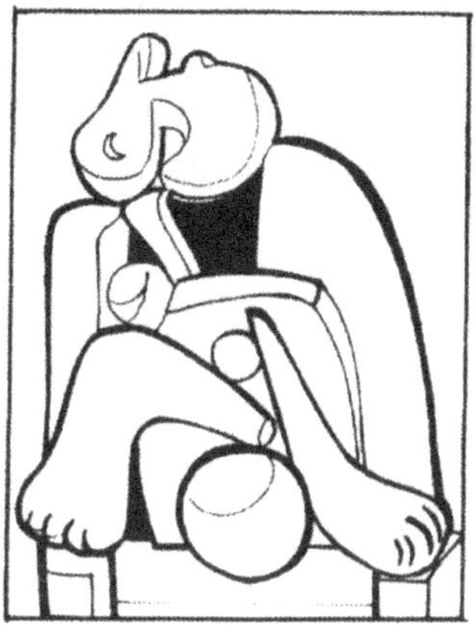

Figure 15
Femme au fauteuil rouge
27 janvier 1932 par P. Picasso.
Huile sur toile : 1, 30 x 0, 885 m.

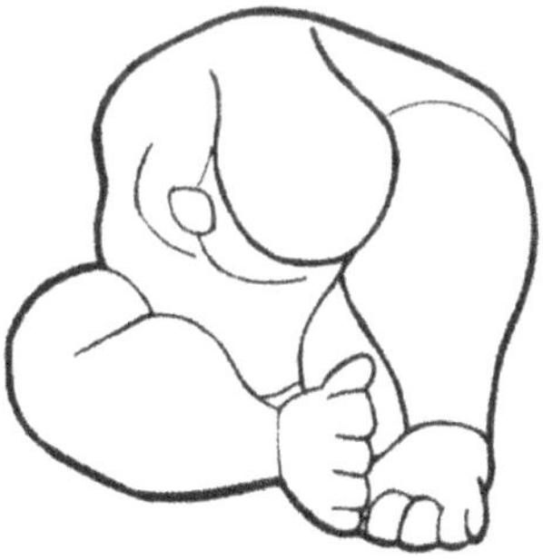

Figure 16
L'adieu
1940 par Henri Laurens (1885-1954). Marbre blanc, 0, 235 x 0, 30 x 0, 20 m.

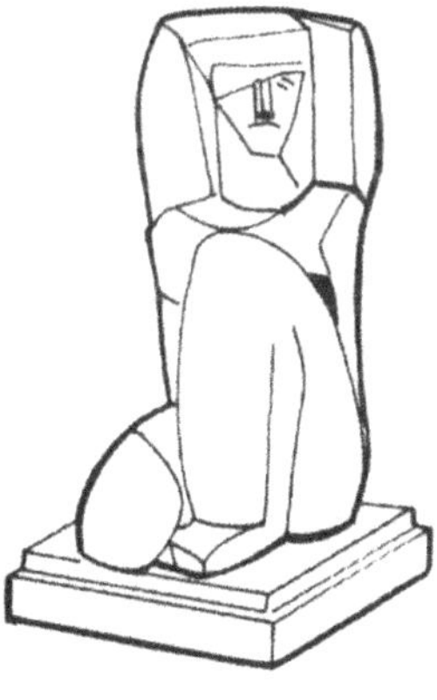

Figure 17
Cariatide assise
circa 1929 par Henri Laurens.
Pierre : 0,92 x 0, 44 x 0, 53 m.

conservateur de musée et à New York ; tous deux enseignants d'anatomie artistique ayant laissé une empreinte forte sur leurs contemporains et un testament toujours exploitable sous forme de traité pour Richer et de recueil analytique de dessins de grands maîtres pour Hale.

L'art semble aussi ancien que l'homme, moderne en tout cas depuis 100000 ans avec des témoignages artistiques matériels authentifiés d'au moins 30000 ans. Les grottes ornées nous donnent une splendide illustration des préoccupations artistiques de nos ancêtres directs en Europe. Même si des préoccupations rituelles ou religieuses conféraient un caractère utilitaire aux représentations animales des grottes du Sud-Est et du Sud-Ouest de la France, des Pyrénées espagnoles, etc. ; force est de reconnaître que parmi ces populations existaient des « artistes » aptes à représenter des animaux réels dont certains ont disparu : aurochs, mammouths, etc. et que nous reconnaissons au caractère précis de leurs contours, à leur modelé quand des couleurs ont été utilisées, en particulier avec plusieurs couleurs différentes et bien sûr à l'exactitude des proportions. Les figurations de profil sont les plus fréquentes. Sans le rendu des proportions en deux dimensions lorsqu'il s'agit de dessins ou de fresques, cette reconnaissance ne serait pas possible des millénaires plus tard et ce quelle que soit l'échelle : taille réelle, ou plus grande ou plus petite (mammouth) que nature. A fortiori, le rendu des volumes pour les sculptures ajoute la troisième dimension qu'il s'agisse de bas-reliefs : bisons (plus petits que nature) de la grotte des trois frères ; figures féminines : Vénus de Laussel (fig. 1, p. 242) ou s'ébauche le modelé : pleinement rendu dans les sculptures à trois dimensions (ronde-bosse) : homme-lion et surtout Vénus dont le visage nous émeut encore : Brassempouy et dont les proportions du corps nous émeuvent toujours : Lespugue, Willendorf.

Les confins de la préhistoire et de l'histoire restent relativement flous. La naissance échelonnée ou simultanée de plusieurs écritures, coïncide avec des sociétés élaborées au Moyen-Orient et en Égypte qui laissent un bestiaire fantastique, un bestiaire naturel, des représentations humaines qui sont strictement codifiées dans leurs proportions de face, de profil, de faux profil. L'Égypte antique, en particulier utilise un système de grille qui permet de définir les proportions et de le reporter à n'importe quelle échelle. Le respect de ces « canons » strictement codifiés sous la haute autorité intellectuelle et artistique d'une classe sacerdotale éduquée, limite l'expression artistique dans les représentations officielles, symboles du pouvoir de ces temps. C'est dans l'artisanat que la créativité se développe le plus librement.

L'art des Cyclades (fig. 2, p. 242) est généralement considéré comme un art grec primitif. On pourrait plutôt le considérer comme une forme particulière autochtone, insulaire, développée dans une région proche ou faisant partie du monde hellénique classique, futur (fig. 3, p. 242) qui n'apparaîtra que plus tard. L'art grec « classique », héritier par de nombreux points de la culture égyptienne antique, après quelques siècle d'archaïsme, arrive à une représentation de classicisme abouti du corps humain que symbolise Polyclète (fig. 4, p. 242) qui écrit un canon de « sept têtes et demi », largement utilisé par lui-même, ses contemporains et toujours utilisé de nos jours. Un « canon de sept têtes et demie » est une expression aussi imagée que réductrice. La hauteur de la tête par rapport à la hauteur totale d'un homme jeune, sain, debout n'est que le rapport le plus spectaculaire, et qui résume le mieux un système de proportions, propre à faciliter la représentation artistique du corps humain. Ces œuvres probablement nombreuses, ne nous sont parvenues pour l'essentiel que par la sculpture (bronze et pierre), quelques mosaïques surgies de fouilles ; les céramiques sont en général de petite taille et rarement polychromes, elles donnent un bon aperçu de la qualité du dessin de ces époques. La peinture dont la littérature contemporaine nous rapporte fidèlement l'exceptionnelle qualité, ne nous a pas été transmise à cause de la destruction des supports. Les quelques fresques funéraires exhumées de temps à autre sont aussi fragiles qu'inégales.

Le rapport tête = 1 sur la hauteur totale du corps = 7,5 loin d'être relégué à l'étude de l'antiquité reste le classique toujours utilisable de nos jours tant sur le plan archéologique qu'artistique. Il correspond à une proportion moyenne chez un homme ordinaire et comme il y a 2500 ans chez un homme déjà moderne, cette proportion n'est pas sujette à variation importante. Ce sont les tailles extrêmes : géants et nains qui débordent nettement ce canon car la tête autour d'un cerveau normal a sensiblement la même hauteur chez tous les individus. Dans les très grandes tailles, peut s'observer une proportion donc un canon de 8 (canon de Lysippe, fig. 5, p. 242), voire de 8,5 sinon de 9, utilisé en art, en particulier statuaire et surtout à l'ère moderne par le 9e art (bande dessinée) où ce rapport symbolise le héros volontiers volant : Superman et autres Batman dont les vues en raccourci prennent plus d'envol avec cette proportion : tête pointant vers l'avant de l'observateur, ou à l'inverse plante des pieds vers l'observateur, dignes successeurs des anges ou démons volants des fresques religieuses occidentales (et même asiatiques) dont ils remplissent la niche écologique en terme de technique de dessin. L'archétype classique du raccourci (vu par la plante) reste le Christ mort de Mantegna.

Le moyen âge restera célèbre pour ses libertés avec les proportions dont de nombreux exemples persistent sur la statuaire de petite taille (Fig. 6, p. 243) comme sur les vitraux et statues des cathédrales (fig. 7, p. 243).

LÉONARD DE VINCI (1452-1519) symbolise l'artiste de la Renaissance italienne puis française : génie pictural et de la visualisation créatrice. Sa représentation des proportions avec le dessin d'un homme inscrit simultanément dans un carré et dans un cercle (fig. 8, p. 243), illustre un texte de Vitruve (Livre III, chapitre I, paragraphes 2 et 3). Inscrite au patrimoine culturel, subliminal du quotidien de l'humanité occidentale, cette représentation est toujours utilisée à l'époque moderne pour illustrer publicités, annonces de congrès (en particulier médicaux et pas seulement anatomiques) ou légèrement transformée dans des dessins humoristiques. Les dessins de Léonard De Vinci sont nombreux ; ceux d'anatomie montrent un intérêt tout particulier pour la discipline et la dissection qu'il pratiqua lui-même sur plusieurs dizaines de sujets ce qui était exceptionnel à cette époque et reste rare pour un artiste. La représentation des proportions du visage repose non seulement sur une étude attentive des traits de face et de profil mais aussi sur une connaissance et une corrélation avec les structures en profondeur, en particulier le squelette.

ANDRÉ VÉSALE (1514-1564) est à juste titre considéré comme le père de l'Anatomie moderne. La puissance de son œuvre ne s'est jamais démentie car reposant sur l'observation stricte des structures à partir de la dissection par l'observateur lui-même : la discipline entre alors dans une phase scientifique dont le *De humani corporis fabrica, libri septem* imprimé par Jean Oporin à Bâle en 1543 pour la première édition est la pierre fondatrice : monument de l'histoire de l'anatomie et de l'histoire du livre avec ses illustrations attribuées à Calcar, élève du Titien pour les plus belles (trois planches squelettiques et les planches de myologie). Le respect des proportions est en grande partie responsable de leur caractère impérissable.

MICHEL ANGE BUONARROTI (1475-1564) est lui aussi maître des proportions. Ses fresques, ses statues, toutes de grandes dimensions, témoignent d'une connaissance profonde des mesures et des proportions en particulier. La nature matérielle de certaines de ses œuvres obligatoirement vues avec une perspective inférieure (vue d'en bas) lui imposera des déformations volontaires dont le meilleur exemple statuaire est la statue colossale de David à Florence. Nombre de ses dessins présente comme chez Léonard de Vinci des échelles de mesure et de proportion. Il partage aussi avec ce dernier la pratique de dissections sur le corps humain.

La croissance est un chapitre connu des pédiatres médecins et chirurgiens, endocrinologues, spécialistes de la scoliose, etc. les artistes (fig. 9, p. 243, 10 et 11, p. 244) s'intéressent aux proportions chez le nouveau-né et l'enfant pour en donner des représentations plausibles.

LA TOUR, sur une nativité célèbre représente le nouveau-né emmailloté de profil, permettant d'apprécier les proportions d'un quart et de comparer les dimensions du visage à deux adultes représentés en tronc de face et de profil. Si ces proportions sont les plus connues, le passage à l'état adulte sur 15 à 20 ans est plus rarement saisi en termes de proportion par les artistes d'autant plus que la croissance n'est pas strictement linéaire.

Le caractère potelé des bébés n'échappe à personne et cependant les fautes de représentation artistique en largeur et en profondeur sont fréquentes. La faible largeur des épaules, plus marquée chez la file que chez le garçon surtout après la puberté, sera également un facteur proportionnel majeur de représentation artistique et de reconnaissance visuelle immédiate de l'âge ; un adulte permettant la comparaison ou un habillement caractéristique n'existant pas toujours sur la représentation.

Paul Richer (1849-1933), médecin neurologue proche de Charcot et servi par un talent de dessinateur devient Professeur d'Anatomie Artistique à l'École Nationale des Beaux Arts et son enseignement qu'il matérialise par une somme livresque, laisse pour le siècle suivant une œuvre indélébile. Théoricien d'un canon de proportion à 7,5 têtes, il le matérialise par un célèbre modèle demi-écorché de 1,87 m en position anatomique ainsi que par des modèles identiques plus réduits et un modèle tégumentaire avec un des membres pelviens (inférieurs) en flexion de hanche et de genou à 90 degrés. Son œuvre sculpturale n'est pas négligeable. Son système de proportion s'étend à de nombreux niveaux et l'ensemble reste inégalé, source de référence inépuisable. Il cite Cousin dans ses opuscules, dont l'un est entièrement consacré aux proportions.

Henri Matisse (1869-1954) dans ses dessins et ses peintures reste largement figuratif, et respecte encore pour l'essentiel les proportions du corps humain (fig. 12, p. 244) en les déformant cependant dans le sens de la réduction de proportion de la tête, en particulier pour les figures couchées.

Pablo Picasso (1881-1993) après l'excellente figuration de ses dessins et peintures des premières périodes est un des inventeurs et piliers du cubisme où le respect sinon absolu, du moins relatif des proportions entraîne la reconnaissance immédiate du corps humain (fig. 13, p. 244). Les étirements (fig. 14, p. 245) sont peu nombreux, et les démembrements (fig. 15, p. 245) sont parfois déroutants pour leur reconnaissance.

SALVADOR DALI (1904-1989) comme les deux précédents est un géant des arts graphiques du vingtième siècle. L'étirement et le rendu mou deviennent partie importante de ses œuvres. Leur but est l'expressivité d'une atmosphère et d'une émotion.

GASTON LACHAISE (1882-1935) obsédé par les formes féminines, leur donne une importance volumique qui déborde les proportions anatomiques. La réduction de la tête par rapport à la taille est assez nette sur ses œuvres en pied.

Gaudens utilise un procédé systématique d'élargissement dans deux dimensions : largeur et profondeur qui exagère le volume en particulier des extrémités : main et pied. Henri Laurens (1885-1954) est proche de ce procédé (fig. 16 & 17, p. 245).

HENRI MOORE (1898-1986) avec ses *reclining figure* fait un large appel à l'évidement. Le respect des proportions domine à ses débuts mais s'effile rapidement et les différentes parties du corps humain vont devenir difficiles à reconnaître si tant est qu'elles existent toutes.

JACOB EPSTEIN (1880- 1959), largement sous-estimé dans son importance, son apport et son influence, laisse une œuvre puissante essentiellement figurative malgré tout. Son œuvre la plus connue est *torso in metal from the rock drill* où l'humain, et le mécanique fantastique se mêlent de façon inextricable.

Conclusions

Les proportions permettent de quantifier des rapports de mesures entre elles afin pour ce qui concerne le corps humain, d'établir des illustrations harmonieuses ou des expressions artistiques anatomiquement correctes ; bien qu'utilisées en biométrie et en anthropologie, c'est l'anatomie artistique et tous les domaines de l'art dans leur représentation du corps humain qui en ont fait et en font toujours la plus large utilisation.

Dès l'antiquité, les sculpteurs, en particulier avec Polyclète et Lysippe, éprouvent le besoin de développer des canons stricts : à

7,5 têtes pour la hauteur totale selon Polyclète et de 8 têtes pour Lysippe. La hauteur de la tête, rapportée à la taille debout n'est que la mesure la plus spectaculaire et la plus symbolique d'un système de rapport dont la complexité varie avec les auteurs mais qui souffre surtout d'un excès de théorie sauf pour le visage de face et de profil et du caractère rébarbatif des explications écrites. À l'opposé, les illustrations (parfois si heureuses qu'elles en deviennent légendaires comme celle de Léonard de Vinci pour l'homme inscrit dans un cercle et dans un carré, suivant la citation de Vitruve) font-elles oublier ce corpus mathématique froid et indigeste pour l'essentiel. Il n'y a pas de proportion totalement heureuse, ni de livre spécialisé, lisible sinon complet ou en tout cas universel. Il n'est que des individus tous légèrement ou fortement différents les uns des autres, et des représentations plus ou moins réussies du corps humain où la véracité semble souvent s'opposer au bonheur artistique. Les plus grands artistes ont souvent volontairement modifié peu ou prou, les proportions « idéales » qui n'existent pas, sachant que ce qui compte le plus pour la postérité reste le cœur et l'intelligence de leur travail. Tout système de proportion reste une base de travail dont le caractère s'avère plus utilitaire que scientifique. L'art et la science ne sont pas antinomiques ; ces deux domaines sans être incompatibles, s'interpénètrent de façon plus ou moins variable, parfois heureuse. L'évolution rapide des méthodes techniques fige la science appliquée dans une époque tandis que la beauté artistique malgré des connotations culturelles souvent très importantes, reste plus universelle et intemporelle.

En ce sens et sans rester dans des cadres trop rigides, les systèmes de proportions ont rendu et rendent encore de nombreux services ; et la rareté des écrits originaux qui demanderaient quelques efforts de collation et de synthèse, va plutôt dans le sens de la convergence que de la dispersion.

PATRICE LE FLOCH-PRIGENT,

Université de Versailles Saint-Quentin-en-Yvelines

Remerciements

Nous remercions Messieurs les Professeurs Pierre Trouilloud et Gérard Chazal de Dijon, Madame le Docteur Odile Plaisant de Paris V - René Descartes.

Bibliographie

L'Anatomie. L'atelier de l'artiste. Paris, Gründ, 2003.
Argan, CG. *Henri Moore*. Paris, CELIV, 1990.
Barcsay J. *Anatomie artistique de l'homme*. Paris, Fréal.
Barral I Altet Xavier. *Histoire de l'Art*. Paris, Presses Universitaires de France, 2003. Que sais-je ?
Berger John. *Dürer*. Cologne, Taschen, 2004.
Beres Anisabelle, Arveiller Michel. *Henri Laurens 1885-1954*. Paris, Galerie Berès, 2004.
Bridgman Georges B. *Bridgman's complete guide to drawing for life*. New York, Sterling, 1952. p. 17 -19.
Boyer Guy. *Michel Ange dessinateur*. Connaissance des Arts, N° 6003, mars 2003, p. 6-15.
Civardi Giovanni. *Drawing the female nude*. London, Cassell, 1995. p. 7.
Dürer Albrecht. *Heirinn sind begriffen vier bucher von menschlischen proportion*. Nüremberg, 1528.
Gaborit-Chopin Danielle. *La statue équestre de Charlemagne*. Paris, Réunion des Musées Nationnaux, 1999.
Hale Robert Beverly. *Drawing Lessons from the great masters*. New York, Watson Guptill.
Hale Robert Beverly, Coyle Terence. *Anatomy lessons from the great masters. 100 great figure drawings analyzed*. New York, Watson Guptill, 1977.
Hart Christofer. *Human anatomy made amazingly easy*. New York, Watson-Guptill, 2000.

Hart Christopher : *Super Girls La BD facile*. Köln, Taschen, 2001.
Hogarth Burne : *Le dessin anatomique facile*. Köln, Taschen, 1993.
Hogarth Burne : *Le dessin de nus facile*. Köln, Taschen, 1993.
Hogarth Burne : *Le portrait sans peine*. Köln, Taschen, 1997.
Lascault Gilbert : *Le monstre dans l'art occidental*. Paris, Klincsieck, 2004.
Le Bot Marc. *Michel Ange*. Paris, Flammarion, 1991.
Léonard De Vinci. *Dessins anatomiques. Choix et présentation* par Huard Pierre. Paris, Roger Dacosta, 1968.
Maffre Jean-Jacques. *L'art grec*. Paris, P.U.F., 1983. Que sais-je ?
Martinez Jean Luc. *La Dame d'Auxerre*. Paris, Réunion des Musées Nationaux, 2000.
Moreaux Arnould : *Anatomie artistique de l'homme*. Paris, Maloine, 1975.
Parramon José M. *How to draw the human figure*. New York, Watson Guptill, 1989.
Peck Stephen Rogers. *Atlas of human anatomy for the artist*. New York, Oxford University Press, 1951.
Perrault Claude : *Les dix livres d'Architecture de Vitruve corrigés et traduits nouvellement en François, avec des notes et des figures*. Paris, Coignard, 1684. Fac-simile : Liège, Mardaga, 1996.
Richer Paul. *Anatomie artistique. Description des formes extérieures du corps humain au repos et dans les principaux mouvements*. Paris, 1890.
Rudel Jean, Leroy Françoise. *Les grandes dates de l'histoire de l'art*. Paris, Presses Universitaires de France, 2003. Que sais-je ?
Shideer Fritz. *An atlas of anatomy for artists*. New York, Dover, 1957.
Sheppard. *Realistic figure drawing*. Cincinnati, North light books, 1991.
Smith Ray : *Le dessin du corps*. Paris, Dessain & Tolra, 1995.
Szunyoghy Andras, Feher Gyorgy. *Grand cours d'Anatomie artistique*. Paris, Könemann, 1996.
Vitruvius Pollio Marcus, *De l'Architecture,* Livre III, chapitre I. Paris, Les Belles lettres, 2003. Traduction Gros Pierre

François Dagognet et le choix de l'expérience

PHILIPPE PIGNARRE

JE ME SUIS TROUVÉ deux fois confronté à l'œuvre de François Dagognet. D'abord comme cadre dirigeant d'un grand laboratoire pharmaceutique, insatisfait de la manière dont cette industrie parlait de ses productions : les médicaments. J'ai été très vite frappé de l'habitude prise de ne jamais parler de la recherche et de l'invention des médicaments tels qu'elles avaient vraiment lieu. Comme si on en avait honte. L'habitude de réécrire l'histoire de l'invention de ses médicaments est devenue pour l'industrie pharmaceutique une telle habitude que plus personne ne cherche à faire autrement, ou même s'en étonne. L'idée m'est venue que cela pouvait se transformer en obstacle au travail des chercheurs, mais aussi et - peut-être plus important – au travail de tous ceux à la direction des différents laboratoires pharmaceutiques, écoutent les chercheurs et doivent faire une sélection entre leurs différents projets de recherche.

On croit maintenant qu'il est toujours plus honorable de présenter les découvertes dans l'ordre canonique recherche fondamentale – recherche appliquée.

Vous ne trouverez pas cette conceptualisation chez François Dagognet. Les chercheurs savent aussi que l'invention ne suit qu'exceptionnellement cette voie linéaire, en particulier dans le domaine de la biologie et du vivant.

Mais j'ai rencontré aussi François Dagognet en tant qu'éditeur. François Dagognet est un auteur surprenant. Les commentateurs aiment en faire l'héritier fidèle de la tradition française de la philosophie des sciences. Lui même ne cesse de rapporter son admiration pour ses maîtres Gaston Bachelard et Georges Canguilhem. Et pourtant, il semble que François Dagognet a fait subir une torsion à cet héritage. Vous ne trouverez pas chez François Dagognet de tentation pour ce qu'on a appelé le structuralisme, comme ce fut le cas de tout un courant de pensée issu de la même tradition ; vous ne trouverez pas non plus un appareil conceptuel figé sous la forme d'une théorie qui permettrait par exemple de distinguer à coup sûr, dans tous les domaines du savoir, la science de l'idéologie, le bon grain de l'ivraie.

François Dagognet ne cherche pas l'opérateur qui permettrait d'installer systématiquement la raison contre l'idéologie, le privilège de la science contre les pratiques relevant de l'opinion.

Quand il parle de l'histoire de la médecine, il trouve de nouveaux bénéfices à la cure d'air. Il parle généreusement de l'homéopathie. Rien dans ses approches ne relève du philosophe-juge. Il n'est pas l'héritier de Kant avec qui il ne cesse de livres en livres, de prendre ses distances. « De cette doctrine absolutisée, il résulte des conséquences insoutenables » écrit-il.

Quand François Dagognet écrit sur le droit, c'est à la jurisprudence qu'il s'intéresse, quand il écrit sur la propriété il met l'accent sur les brevets, quand il écrit sur la médecine moderne, il montre comment le médicament de la révolution thérapeutique s'invente dans une expérimentation singulière aux conséquences incalculables : l'essai contrôlé en double aveugle contre placebo. Il montre comment le médicament – depuis l'opium – est l'extériorisation de ce que nous pouvons saisir du corps humain. L'ensemble des médicaments dont nous disposons nous donne, de manière symétrique, une image de l'ensemble des mécanismes biologiques que nous avons réussi à agripper d'une manière technique.

Comment avons-nous procédé pour mettre en rapport des substances moléculaires et le corps humain ? Comment avons-nous découvert ces correspondances entre molécules et mécanismes biologiques intimes ? Il n'y a pas de voie royale. Il n'y a qu'un ensemble de pratiques hésitantes, toujours à réajuster, qui dessinent progressivement une carte du corps humain à l'envers, toujours imparfaite, toujours à poursuivre.

Le moyen de passer du corps vivant au corps pharmacologique (la *materia medica*), ce sont les études cliniques. Mais c'est dans les essais cliniques que se noue le contrat entre l'état et les industriels du médicament. L'État, ici, n'a étendu ses fonctions qu'à la suite de l'accident de la Thalidomide et après qu'un public assez restreint mais de plus en plus bruyant lui ai demandé d'intervenir : ceux que certains historiens ont appelés les « réformateurs thérapeutiques ». Ce pacte a un coût : les industriels étaient contre les essais cliniques et toxicologiques. Ils ne les ont finalement acceptés qu'à condition qu'ils soient sous leur responsabilité, qu'ils aient l'entière responsabilité des protocoles. Ils en ont aujourd'hui le quasi-monopole. Les directives des États ont finalement été très peu contraignantes.

Cette situation est contradictoire, comme l'est l'autre manière de regarder cette affaire, sous l'angle de la Sécurité sociale qui fabrique aussi du collectif, parallèlement aux essais cliniques. Il y a une sorte de parallélisme et sans doute un lien étroit entre le fonctionnement de ces deux machines à socialiser, à fabriquer du bien commun que sont les études cliniques d'un côté, et la Sécurité sociale de l'autre. Ces machines sont tellement puissantes que même aux endroits de la médecine où aucun des postulats de cette socialisation n'existe, elle a quand même des effets : je pense en particulier à la psychiatrie où aucun examen de laboratoire ne permet d'échapper à la rencontre individuelle entre le patient et le médecin et où, malgré tout, la même réorganisation a eu lieu.

Il est possible que ce double édifice soit aujourd'hui en voie de délitement : on le sait avec la crise récurrente de la sécurité sociale, mais aussi avec la crise des modes de mise au point des médicaments et d'obtention des Autorisations de mise sur le marché.

Peut-être comprendrez-vous mieux ainsi une formule que l'on trouve souvent sous la plume de François Dagognet : la médecine moderne a fait disparaître le malade au profit de la maladie. Nous allons vers une médecine sans malades et sans médecins (avec des « cas » et des études en aveugle).

François Dagognet est toujours le premier à déplacer notre attention, à nous dire : attention les choses ont changé et regardez donc ce qui vous paraissait peut-être un détail, un effet de surface, c'est peut-être là que les choses changent le plus en profondeur.

C'est l'éloge de la surface et des objets qui parcourent toute l'œuvre de François Dagognet, les manières dont il rencontre les autres disciplines, ce qui lui semble le devoir du philosophe.

Il a insisté sur l'importance des brevets avant tous les économistes, même les plus radicaux qui essayaient de comprendre l'évolution du capitalisme. Il a montré, avant tout le monde, que la propriété s'était réorganisée autour d'un nouveau type de monopole, permis par les brevets. Le capitalisme a été décrit par certains comme un capitalisme cognitif, capable de capter l'intelligence collective, bien plus tard. On commence à voir aujourd'hui toutes les conséquences de cette réorganisation : remontée des brevets en amont, hybridation entre recherche publique et privée au risque de la destruction des missions de la première. La recherche publique a pour vocation la diffusion de la connaissance, l'enseignement ; la recherche privée, elle cultive le secret et a pour seul objectif le dépôt de brevets. Quand les deux s'hybrident, c'est la logique de la seconde qui s'impose toujours contre celle de la première.

Tout cela ne fait pas de Dagognet un allié facile ! Allez donc lui confier un de vos objets d'étude, il va s'en saisir pour ses intérêts propres et vous le rendre méconnaissable ! Mais quel plaisir vous en retirerez de sortir des chemins battus !

Les psychanalystes croyaient faire une « psychologie des profondeurs ». François Dagognet leur explique que leur inconscient ne peut pas être détaché de ses manifestations qui sont toujours en surface. Pourquoi vouloir imaginer un univers plus riche qui sous-tendrait l'ensemble ? Attention, vous serez toujours déçus, semble suggérer François Dagognet.

Les pharmacologues auraient pu lui dire : « vous êtes des nôtres ; vous allez nous donner cette justification philosophique qui nous manque tant, pour que notre triomphe soit absolu. »

Mais, là encore, François Dagognet s'échappe à l'endroit même où on croyait le saisir.

L'invention philosophique de François Dagognet ne serait pas complètement décrite, si on ne revenait pas sur une certaine défiance, ou un désintérêt, qu'il manifeste pour les théories. Il n'a pas écrit avec beaucoup de gaieté de cœur Les Grands philosophes et leur philosophie dont je lui avais passé commande. Mais c'est que j'étais sûr qu'il construirait l'aventure collective de l'histoire de la pensée philosophique de manière épique, sans privilèges pour personne, sans relativisme non plus.

Vous le croyez matérialiste ? Trop d'héritages à gérer, trop d'enfermements : il sera matériologue.

La proposition que j'aimerai faire est celle-ci. En mettant l'accent sur des objets singuliers, comme les brevets, les médicaments, la jurisprudence, les surfaces, les traces, l'art contemporain : ce sont les expériences et les expérimentations qui guident ses recherches.

En ce sens on pourrait dire que François Dagognet invente à travers chacun de ses livres, un pragmatisme à la française. Il rend possible une construction philosophique qui est épargnée par toutes les modes et est profondément engagée dans tous les débats éthiques et politiques contemporains.

PHILIPPE PIGNARRE,

Éditeur des Empêcheurs de penser en rond

François Dagognet lecteur de Georges Canguilhem

ROBERT DUMAS

EN INTITULANT ma communication *François Dagognet lecteur de Georges Canguilhem*, j'insiste sur l'enseignement que reçoit le disciple du maître. Mais je n'oublie pas que le disciple authentique profite des leçons du maître pour s'engager sur sa propre voie. Il sera donc intéressant de saisir ce qui se passe entre leurs œuvres réciproques lorsque le disciple propose une lecture de la philosophie du maître.

Remarquons d'emblée que tous les deux se sont mis à l'école du rationalisme appliqué de Bachelard et qu'ils ont l'un comme l'autre défendu un bachelardisme à la fois unitaire et duel, Canguilhem en 1963 dans trois articles mémorables, Dagognet dans un petit livre magistral en 1965. Soulignons que cette référence commune les a entraînés à quitter la philosophie pour mieux la pratiquer. Ainsi à vingt ans d'écart ils se tourneront tous deux vers la médecine, domaine étranger à l'épistémologie bachelardienne, mais, et c'est la première différence à noter, l'un s'est intéressé de façon radicale à la clinique comme en témoigne sa thèse de 1943, *Le Normal et le Pathologique*, l'autre s'intéressera de façon tout aussi radicale à la thérapeutique suspectée d'empirisme, comme le montre sa thèse de 1964, *La Raison et les Remèdes*.

Les deux philosophes ne cesseront de se citer, de se commenter, de se confronter. C'est Canguilhem qui organise le premier colloque sur l'œuvre encore en chantier de F. Dagognet en 1983 dans le village de Claude Bernard – encore une référence commune – à Saint-Julien-en-Beaujolais. À cette date, F. Dagognet a déjà publié treize ouvrages. Ce sera F. Dagognet qui, quatorze ans plus tard, publiera la première étude d'ensemble de la philosophie de G. Canguilhem. Je vous propose de commencer par une leçon de lecture, celle que nous donne F. Dagognet de la philosophie de la vie de G. Canguilhem.

La tâche n'était pas facile car outre les travaux universitaires, la pensée de G. Canguilhem s'expose à travers une abondance d'articles publiés en recueils, disséminés dans des revues ou en annexe des livres cités lors de leurs rééditions. Certes tout lecteur de G. Canguilhem sait que le domaine d'étude qu'il n'a cessé de creuser c'est le vivant, mais comment saisir un fil conducteur, c'est-à-dire la permanence d'une interrogation qui se complexifie, se rectifie et s'affirme en trente-cinq ans, à travers des textes concernant la norme, la machine, la théorie de l'évolution, l'idée de progrès, Auguste Comte, Claude Bernard ou Gaston Bachelard ? F. Dagognet résout magnifiquement ce problème par une intervention philosophique vigoureuse et dynamique qui ne relève pas du commentaire traditionnel : il reprend la démarche canguilhemienne en la dramatisant, d'une part, pour exhiber l'activité d'une pensée, toujours confrontée à de nouvelles difficultés, et d'autre part, en la refigurant pour saisir sous la dispersion des fronts et la diversité des questions, l'unité d'une recherche en quête de l'essence de la vitalité.

La dramatisation excelle à montrer comment les problèmes se posent, autrement dit, comment une pensée travaille en s'éprouvant au contact des obstacles. Ainsi le livre s'ouvre par une question fondamentale jamais posée : pourquoi G. Canguilhem, jeune philosophe, choisit comme domaine d'étude, la médecine ? Bien sûr des réponses circonstancielles viennent à l'esprit : la découverte de Freud, les bouleversements spectaculaires de la médecine après 1945... ce serait là des façons d'éviter le problème, en invoquant comme toujours le dehors pour rendre compte du dedans. F. Dagognet propose une autre réponse, il part de l'intérêt premier pour Auguste Comte, puis de l'insatisfaction du philosophe en ce milieu sombre du XXe siècle devant le couple de l'ordre et du progrès, et enfin de la référence privilégiée au corps vivant, socle de toute liberté. Il s'agit de retrouver le corps, sa puissance d'invention, sa normativité comme garant contre les institutions qui veulent la discipliner et contre les savoirs réducteurs qui tentent de la maîtriser. D'où le choix de la médecine qui permet de comprendre à la fois la positivité expérimentale de la connaissance du vivant, via l'hôpital et le laboratoire, et ses limites, à savoir l'oubli du corps malade, du vécu de la maladie par laquelle le vivant résiste et innove, donnant une autre allure à sa vie. La médecine fait saillir les implications institutionnelles (l'articulation du corps et de la civilisation) et ses perversions (la bureaucratisation sclérosante et l'excès techniciste). Le philosophe rappelle alors au médecin la question essentielle qu'il a tendance à oublier : qu'est-ce qu'être malade ? « Ce rebelle a choisi la médecine parce que, d'une part, il pressent le commencement d'une grave scission entre la santé et ceux qui la gèrent ; d'autre part, il aperçoit au fond de ce problème la philosophie majeure du corps, de l'existence et de la liberté. Enfin cette discipline lui permet d'aborder une question qui lui tient à cœur, celle de la technique, de l'instrumentation et de l'application réelle. Or le médical valorise l'efficacité[1] ».

Avec précision, F. Dagognet expose la rigueur avec laquelle G. Canguilhem relève les défis du biomécanisme de l'âge classique, du réductionnisme de la théorie cellulaire ou des difficultés que recèle la théorie du réflexe… Au bilan F. Dagognet serre au plus près le cœur irradiant du projet canguilhemien : une nouvelle conception du corps. De plus il montre que la thèse de départ, à savoir la puissance auto-constituante et innovante du corps vivant, sa normativité, n'a pas cessé de s'enrichir et de se complexifier dans la confrontation avec ce qui semblait la combattre et dans l'assimilation des découvertes de la génétique.

Selon F. Dagognet, ce qui se profile à l'horizon des analyses de Canguilhem, c'est une nouvelle idée du corps, idée qui se développe selon trois axes complémentaires : un corps dialectisé, un corps sémaphorique, un corps rebelle.

---

1. F. Dagognet, *Georges Canguilhem philosophe de la vie*, Les Empêcheurs de penser en rond 1997 p. 51.

Canguilhem a montré que le corps ne relève pas de la seule étendue, il ne se réduit pas à un objet composé de parties adjointées les unes aux autres. Non, le corps est un tout. Cette thèse holiste peut entraîner la philosophie du côté d'une conception qui se hâte de poser la puissance intégratrice, compensatrice et régénératrice de la totalité qui commande aux parties et finit par les absorber. On reconnaîtra au passage les développements de la phénoménologie, étayés sur les travaux de Goldstein. Mais Canguilhem n'a pas cédé aux sirènes d'une unification plus proclamée et admise que précisément et effectivement comprise. C'est pourquoi il confronte sa thèse d'un corps unifié dont toutes les fonctions retentissent les unes sur les autres au réflexe qui semble la contredire, puisqu'apparemment ce dernier manifeste la victoire du partiel sur le global. Dans son étude, *La Formation du Concept de Réflexe aux XVIIe et XVIIIe siècles*, il a analysé « la dissociation de la notion de cerveau et de centre sensori-moteur, la découverte de centres excentriques[2] » démontrant par là que « seul le tout peut jouer de la segmentation[3] ». Le corps parvient à maintenir son unité globale alors qu'il se multiplie en segments et en territoires spécialisés, évitant ainsi une massification indifférenciée. F. Dagognet tire le bilan : « hors de ce tout il n'y a pas vraiment de parties (les parties ne sont en aucun cas des morceaux)... Les parties sont donc bien ce par quoi le tout peut se prévaloir de sa totalité en cessant par là même d'être un simple bloc[4] ». Canguilhem a dépassé une conception uniformisante du corps en montrant que, de façon complexe, le corps maintient les différences tout en les intégrant. Autrement dit bien que multiple, il est un. F. Dagognet défend la même idée d'un corps dialectisé : « un tout qui, pour être vraiment le tout ne manque pas de se scinder... mais pour mieux servir l'ensemble et pour le rendre plus riche à travers la différenciation[5] ».

---

2. PUF 1955 p. 127.
3. F. Dagognet, *Georges Canguilhem...*, *op. cit.* p. 174.
4. *Ibid.* p. 174.
5. F. Dagognet, *Georges Canguilhem...*, *op. cit.* p. 174.

Il ira jusqu'à célébrer le cortex qui montre sa capacité de se réapproprier les parties du corps. C'est lui qui en assume l'usage ainsi que l'organisation. D'où l'idée d'un dédoublement du corps : il faut penser ensemble un corps organique auquel fait écho un second corps, le corps cérébral qui ne cesse de rebâtir le premier. Le « subtil retournement » qui en découle est d'importance, « les parties chez l'homme ne peuvent fonctionner, s'isoler apparemment que si le tout intégrateur et remanieur n'est pas altéré[6] ». Pour faire comprendre cette inversion, F. Dagognet recourt à une analogie optique : « les parties ressemblent alors à une "forme" inséparable d'un "fond" sur lequel elles se détachent[7] ». De plus grâce à cette dialectique d'un multicorps dans le même corps, F. Dagognet souligne que « ces modifications locales pourront servir de "symptômes" pour préciser ou situer l'atteinte cérébrale[8] ». Bref le corps manifeste et donc s'exprime à la surface, encore faudra-t-il apprendre à en interpréter les moindres frémissements.

Or dès 1943 Canguilhem avait attiré l'attention des médecins sur les premiers signes fonctionnels du corps. C'est lui qui a introduit, selon la belle expression de F. Dagognet, l'idée d'un « corps sémaphorique », un corps qui ne cesse d'émettre toute sorte de signes. Dès *Le Normal et le Pathologique*, le philosophe s'en prend à une médecine technicisée qui ne tient plus compte que des clichés radiologiques ou des données chiffrées de biochimie. Cette médecine d'experts « oublie ses origines ainsi que les bases qui l'ont rendue possible[9] ». Ce sont les corps malades, les patients qui souffrent qui ont permis la médecine, il faut donc toujours en revenir à la clinique. Être attentif aux malaises fugaces, aux légères transformations des gestes quotidiens et des styles de vie, aux réactions bien sûr que provoque la palpation du corps malade par le médecin. Là

6. F. Dagognet, *Le corps multiple et un*, Les Empêcheurs de penser en rond, 1992 p. 117.
7. *Ibid*. p. 117.
8. *Ibid*. p. 117.
9. F. Dagognet, *Georges Canguilhem…*, *op. cit*. p. 178.

encore F. Dagognet retient la leçon de Canguilhem et amplifie sa portée, c'est « au médecin que devrait revenir la tâche d'apprendre à recueillir les moindres signes, ceux d'un corps qui en délivre tant ! À lui de savoir aussi le questionner et l'interpréter[10] ».

Le savoir clinique passera pour F. Dagognet par les techniques qui aiguisent le regard et l'écoute du médecin. Il s'écarte de son aîné en montrant que la clinique a bénéficié des appareils de capture, d'enregistrement et de visualisation sur écran. Pour lui l'instrumentation a toujours joué un rôle essentiel en médecine. Parce que les instruments permettent désormais de s'emparer de ce qui s'échappait, parce qu'en rendant lisibles les surfaces, ils dispensent de disséquer, parce qu'ils détectent et placent le dedans dehors, la médecine est devenue capable de saisir les soubassements du pathologique sans ouvrir le corps. L'imagerie médicale a contribué à une lecture plus fine, plus objective des troubles du corps. D'où l'éloge dagognétien de l'électrocardiogramme, de la radiographie, de l'échographie ou du scanner.

Comme pour équilibrer cette valorisation de l'instrumentation et réactiver la leçon canguilhemienne, F. Dagognet fait l'éloge du périphérique, de l'enveloppe, car pour lui il n'y a pas d'affection grave qui n'ait sa projection cutanée. Le contenant exprime toujours le contenu, le dehors manifeste le dedans sans qu'il soit besoin de le traverser. Éloge cette fois de la peau, cette interface qui « bénéficie du privilège de son emplacement, livrant des traces ou des indices de ce qui se déroule au dedans[11] ». Pour Canguilhem comme pour Dagognet le corps émet des signes que le clinicien doit précieusement moissonner et interpréter, mais F. Dagognet, lui, défend les instruments qui extériorisent le dedans sans effraction du corps. Ils permettent d'objectiver, de rectifier et donc d'améliorer l'approche clinique.

C'est à propos du corps rebelle que les deux philosophes se séparent. Dans ses premiers travaux, G. Canguilhem oppose la

10. F. Dagognet, *Georges Canguilhem…, op. cit.* p. 179.

11. F. Dagognet, *100 mots pour commencer à philosopher*, Les Empêcheurs de penser en rond, 2001, p. 204.

puissance affirmative et singulière du corps à tous ceux qui la capturent en l'insérant dans les normes. Canguilhem se fait l'avocat de la vitalité débordante du corps face à la logique correctrice et normalisante des administrateurs de la santé, des éducateurs, des hygiénistes et même des médecins. Ce rapport conflictuel entre une normativité insoumise et des normes disciplinaires se place au cœur des contradictions qui travaillent le territoire de la médecine. Par exemple Canguilhem prend le parti du vivant qui résiste et réagit aux questions et aux gestes de l'expérimentateur qui veut saisir les raisons de son comportement. Autre exemple, contre les techniciens des dosages et des examens chiffrés, Canguilhem maintient la singularité du patient qui excède de toute part le tableau – la grille – de ses mensurations. Il n'est pas hostile à une approche rationnelle de la corporéité, mais il s'oppose à la raideur dogmatique d'une raison qui soumettrait le corps à des théories déjà élaborées... Il s'agit de se placer du côté du corps vivant qui lutte pour élaborer les concepts les plus adéquats. Certes le médecin doit demeurer rationaliste mais autrement. D'ailleurs Canguilhem « donnera de nombreux exemples d'opérations indirectes, parfois obliques, susceptibles d'éclairer tel ou tel phénomène qu'il n'a ni troublé, ni dénaturé : il préconise une certaine approche possible de la corporéité[12] », qui relève d'une application du rationalisme bachelardien au domaine de la médecine ? À l'école du corps vivant, Canguilhem mobilise la raison, la purge de ses rigidités pour proposer une sorte de « vitalisme rationnel ». L'oxymore dit bien la tension dans cette philosophie entre une part obscure, irréductible à la raison, qui insiste en nous, et le pouvoir analytique exigeant de notre intelligence. En insistant sur l'écartèlement « entre la pleine reconnaissance de la vitalité débordante (la normativité nietzschéenne avec sa frange d'insoumission) et l'intelligence qui n'entend pas capituler devant elle[13] » , F. Dagognet trace le point à partir duquel leurs pensées bifurquent.

12. F. Dagognet, *Georges Canguilhem...*, *op. cit.* p. 170.

13. *Ibid.* p. 175.

Le chimiste, féru de néobiologie défend une autre idée de l'organisme : le corps n'est pas rebelle à la raison car, contrairement aux thèses nietzschéennes, il ne se pense pas comme dépense et exubérance, mais sur le modèle moins séduisant d'une « auto-maintenance structurelle ». Le corps se maintient identique à travers ses changements : « non seulement les principaux constituants n'oscillent qu'entre d'assez étroites limites (la glycémie, entre autres, tourne toujours autour de un gramme par litre), mais surtout le chiffre matriciel, celui qui marque ou estampille tout être, demeure identique à lui-même, à travers sa perpétuelle autoreproduction. Nous ne changeons pas[14] » C'est pourquoi la raison saura ruser et inventer des moyens pour, sans la trahir, entrer dans cette logique du corps vivant, qui s'autoconstitue en luttant contre les obstacles. L'ombre portée des travaux de Michel Foucault accentue le vitalisme rebelle de la philosophie de Canguilhem, sans cependant remettre en cause son tonique rationalisme bachelardien ainsi que l'atteste la remarque capitale qui rayonne au cœur du deuxième § de l'avant-propos de *La Formation du Concept de Réflexe aux XVIIe et XVIIIe siècles* : « on peut admettre que la vie déconcerte la logique, sans croire pour autant qu'on s'en tirera mieux avec elle, en renonçant à former des concepts ».

S'efforcer donc de devenir rationaliste. Ce mot d'ordre bachelardien, G. Canguilhem et F. Dagognet l'ont suivi chacun à sa manière, se heurtant l'un et l'autre à ce qui entrave sa réalisation. En nous, toujours, la vitalité fait de l'ombre à l'engagement rationaliste. On sait comment l'œuvre de F. Dagognet contribue à réduire cette part d'ombre.

ROBERT DUMAS

Professeur de philosophie, Annecy

14.F. Dagognet, *Georges Canguilhem…, op. cit.* p. 184.

Le corps et la médecine : parcellisation, spécialités, unicité

CHRISTIAN SALOMON,
PIERRE TROUILLOUD,
NICOLAS CHEYNEL

L'ŒUVRE DE FRANÇOIS DAGOGNET n'a jamais cessé d'interroger le corps de l'homme, l'inscrivant dans une plus vaste réflexion sur la matière, la matérialité. Le médecin, théoriquement, appréhende l'ensemble du corps. La difficulté de la compréhension du corps réside dans le fait que chaque corps est unique. C'est donc les corps qui doivent être considérés plutôt que le corps. C'est ce que souligne François Dagognet dans son ouvrage *Le corps multiple et un*. Il insiste également sur les mérites de la philosophie de la biophysiologie de Georges Canguilhem. Elle a « réveillé l'existence de ces différences qu'une biologie de la normalisation et de l'uniformité s'employait à effacer [1] ». Il ajoute encore un peu plus loin : « [...] une science évoluée se reconnaît à ce critère qu'elle prend en compte ce qu'on tend à négliger et qu'elle accorde le plus de prix aux chiffres après la virgule (les plus faibles des inégalités métriques) [2] ». Le problème posé est donc celui de la discrimination : comment discriminer ? Comment faire percevoir avec le plus d'acuité les différences et le multiple attaché aux plus infimes replis du corps ? Un des reproches qui est fait aux sciences

1. François Dagognet, *Le corps multiple et un*, Collection Les Empêcheurs de penser en rond, édité par les Laboratoires Delagrange / Synthélabo, 1992, Paris, p. 170.
2. *Ibid.*, p. 170.

morphologiques, celles qui nous préoccupent au premier chef dans nos travaux, et plus particulièrement l'anatomie, est de décrire de multiples détails sans se soucier de leur intérêt éventuel : lien avec une fonction, avec une déficience ou une performance… Une manière de résoudre ce travers est de se fixer un fil conducteur, d'orienter son questionnement : quels sont les organes indispensables à la vie ? Qu'est-ce qui est accessoire ? Ou : quelles sont les différences entre tel ou tel animal ? Est-ce que ces différences ont une signification fonctionnelle ? À cela il faut ajouter l'apport des théories générales sur le corps comme peut l'être la théorie de l'évolution de Darwin. En effet, l'intérêt des nouvelles théories générales est de donner un nouveau fil conducteur pour l'analyse des formes. La théorie darwinienne a permis un autre regard sur la morphologie des grands singes par rapport à l'homme. Ce va et vient entre les morphologies animales et humaines est riche. Cette théorie donne des outils pour interpréter la forme des fossiles hominidés. Tout cela met en scène les difficultés de l'interprétation, des observations, entre théories généralisantes et connaissances pratiques pour un exemple particulier. Corps multiple et un pour paraphraser François Dagognet, en pensant aux corps du monde animal, à ceux des hommes et à celui qui sera finalement décrit, dont les fonctions seront expliquées dans les universités de médecine aux futurs médecins, connaisseurs du corps et praticiens du multiple de celui-ci.

Avec l'exemple de la découverte de la circulation sanguine, nous avons un bon exemple de ces passages du monde animal à l'homme, de la pathologie à la norme. Cela montre avec acuité le rôle joué par une théorie cohérente lorsque l'observateur se trouve face au multiple, à la diversité offerte par le monde vivant. Retrouvons rapidement ce qui mène le théoricien et le praticien de la parcellisation à l'unicité.

*

* *

1. La parcellisation :

Les progrès de la connaissance du corps sont issus de son analyse de plus en plus fine, de plus en plus technique. Aristote, déjà, décrit la méthode : à partir d'une forme, par exemple la forme des membres, il essaie de définir les avantages fonctionnels du sens de la flexion de la hanche et du genou chez les animaux et chez l'homme. Son finalisme ne lui donne cependant pas l'occasion d'avoir un regard plus critique, il évite ainsi d'évoquer les éventuels inconvénients de telle ou telle disposition, privilégiant les créations les plus louables de la nature.

Galien décrit comme Hippocrate les veines et les artères avec un flux sanguin parallèle et de même direction : il les compare à des arbres avec des ramifications ; l'origine des veines est le foie, l'origine des artères est le cœur. C'est cette conception qui sera enseignée aux futurs médecins jusqu'au quinzième siècle. Plus finement, un professeur d'anatomie et de chirurgie de Padoue, Girolamo Fabrizi d'Acquapendente (1533-1619) décrit les valvules des veines dans un texte de 1603 publié à Padoue : *De venarum ostiolis*. Il remet en question le sens de déplacement du sang dans les veines décrit par Galien depuis le foie vers la périphérie. Ces observations seront complétées par son élève l'Anglais William Harvey (1578-1657), qui, à partir de ces données, puis en observant à Londres le cœur des poissons et des grenouilles (à rythme cardiaque lent) met en évidence le rôle des oreillettes (*atrium*), le lien entre le pouls radial et la systole ventriculaire cardiaque. C'est en prenant en compte le débit sanguin qu'il arrive à la conception de deux circulations séparées. Il expose la théorie de la circulation du sang dans le célèbre ouvrage *Exercitato anatomica de motu cordis et sanguinis in animalibus* publié à Francfort en 1628. Il suit la même méthode qu'Aristote, *natura nil facit frustra*, la nature ne fait rien en vain.

Mais, pourquoi les prédécesseurs n'avaient-ils pas élaboré cette théorie de la circulation ? Certains avaient observé des communications entre cœur droit et cœur gauche, ceci n'est pas surprenant dans la mesure où cela existe chez un certain nombre d'humains. Qu'est-ce qui peut faire penser à un observateur que les communications sont pathologiques ? Les malformations cardiaques avec communication entre le cœur droit et le cœur gauche représentent pratiquement 1 % des naissances ; ainsi il est possible en disséquant des individus au hasard de trouver une communication inter-ventriculaire, inter-atriale, cette constatation n'est interprétable que si une théorie cohérente des déplacements du sang est élaborée. Mais, ces malformations sont-elles graves pour un individu ? Si on se place du point de vue fonctionnel, une communication inter-ventriculaire est observée sur le cœur du crocodile, cette malformation a l'avantage d'économiser la consommation d'oxygène en plongée ; ainsi nous pourrions penser que l'homme porteur d'une telle malformation pourrait avoir une aptitude particulière pour la plongée. Encore faut-il tenir compte de l'importance de la communication inter-ventriculaire, plus l'orifice de communication est grand, plus le débit va être important ; moins le débit pulmonaire sera important, plus l'oxygénation du sang sera lente et inefficace par rapport au travail cardiaque. En pathologie, une telle anomalie rend vulnérable le cerveau avec par exemple un risque d'embolie artérielle au niveau des artères cérébrales ; alors que lorsque le cœur est complètement cloisonné, les poumons réalisent un filtre vis-à-vis des emboles éventuels qui protègent les artères cérébrales. Nous retrouvons l'enseignement de François Dagognet : « Décryptage morphique ou lecture difficile ! Mais si la structure anatomique ne permet pas la différenciation, la physiologie ou la pathologie lèveront le doute, parce que l'une et l'autre accentuent les lignes[3] ».

*

* *

3. François Dagognet, *Le corps multiple et un*, Collection Les Empêcheurs de penser en rond, édité par les Laboratoires Delagrange / Synthélabo, 1992, Paris, p. 99.

2. L'unicité du corps

À la même époque qu'Harvey, Francis Bacon (1561-1626) dans le *Novum Organum* publié en 1620, plaide pour une dissection et une diligente anatomie du monde, « *mundi dissectione atque anatomia diligentissima* ». L'observation de la nature dans ses moindres recoins, est le meilleur moyen d'approcher le réel et l'anatomie serait l'exemple à suivre pour une compréhension empirique du monde. Mais l'observation n'est pas suffisante, l'expérimentation doit la compléter. Il est alors nécessaire de passer à un questionnement plus radical et attentif. Autrement dit, le raisonnement doit porter sur des « notions exactes et sur des faits précis [4] » selon les mots de Claude Bernard qui ajoute : « Il serait impossible de séparer ces deux choses : la tête et la main. Une main habile sans la tête qui la dirige est un instrument aveugle ; la tête sans la main qui réalise reste impuissante [5] ».

Claude Bernard met cette pratique expérimentale en pratique avec l'étude de la fonction glycogénique du foie, le rôle du système nerveux sur la circulation sanguine, l'action du curare sur les muscles. Il tire de ses découvertes des conséquences sur la conception de la vie de l'homme et de l'animal dans ses leçons sur les phénomènes de la vie communs aux animaux et aux végétaux. Il développe pour l'ensemble des êtres vivants la notion de milieu intérieur et de milieu extérieur.

Il est intéressant de noter que William Harvey à partir de l'observation d'organes liés aux flux sanguins est passé à la notion d'appareil circulatoire, regroupant ainsi des organes différents participant à une même fonction. Claude Bernard, en étudiant des appareils digestifs, circulatoire, moteur, montre que des structures anatomiques accomplissent des fonctions semblables, ce qui

---

4. Claude Bernard, *Introduction à l'étude de la médecine expérimentale*, quatrième édition, Librairie Delagrave, Paris, 1920, p. 7.

5. *Ibid.*, p. 8.

aboutit à la notion de système digestif, de système nerveux, de système musculaire. Ces constatations renvoient à la structure tissulaire de ces organes. Morgan dans son ouvrage *Embryologie et génétique*[6] établit que les caractères de l'individu se rapportent à des paires d'éléments (gènes) dans le matériel géminal. Le gène est un emplacement sur un chromosome locus. Le support physique du gène est l'ADN, le phénotype est la protéine induite par l'ADN Mais plus de 90 % de l'ADN cellulaire est non codant. Les travaux décisifs qui ont changé la manière d'envisager le corps portent sur la cellule avec la mise en évidence de l'ADN. qui se trouve dans toutes les cellules humaines et dont une partie représente un code avec lequel théoriquement un corps identique peut être reproduit. Une nouvelle conception du corps humain, du corps animal, de la vie, s'élabore à partir de ces découvertes établissant un lien entre la plus petite unité du corps, la cellule, et la forme générale du corps, ce qui relance l'intérêt de l'étude des variations anatomiques. Ce sera pour nous une manière de répondre à cette remarque de François Dagognet : « Le biologiste risque de descendre trop vite la pente qui va vers la fragmentation : pour en donner un exemple, il ne manque pas, à l'échelle cellulaire, il est vrai, d'avantager le « noyau », sorte de coffre-fort qui conserve l'identité ou la mémoire de l'individu (et à l'intérieur de ce noyau, il isole encore le support de l'information, les molécules programmatiques de l'ADN) et de relativiser ou de minimiser le « cytoplasme », c'est-à-dire ce qui entourerait ou protégerait seulement[7] ». Comme il le souligne lui-même : « Le dogme le veut, mais pourquoi y céder ? Pourquoi ne pas donner dans quelques remarques hérétiques ? [8] » L'étude des variations anatomiques, pour paraître désuète, n'en apparaît pas moins encore décisive, hérétique ?

---

6. Thomas Hunt Morgan, *Embryologie et génétique*, éditions Gallimard, Paris, 1936.
7. François Dagognet, *Le corps multiple et un*, op. cit., p. 116.
8. *Ibid.*, p. 116.

Les développements technologiques des cent dernières années permettent d'étendre de manière illimitée la perception de nos sens. Après le microscope optique, puis électronique, les appareils de toute sorte montrent l'intérieur du corps vivant : rayon X, échographie ; ou indirectement en faisant vibrer les molécules d'eau lors d'un examen en résonance magnétique. L'anatomie peut être observée chez le vivant, certains aspects du fonctionnement peuvent être visualisés en enregistrant, puis en décomposant les variations dans le temps. Des lésions sont souvent observées : fentes ou fissures méniscales, production d'os modifiant les surfaces articulaires qualifiées d'arthrose. Le médecin peut ainsi disposer d'une multitude d'informations sur l'état et le fonctionnement de l'organisme. Cela pose directement la question de la gestion par le médecin d'informations de plus en plus nombreuses et celle de la spécialisation inhérente à cette investigation toujours plus fine du corps.

Le point que nous voulons désormais aborder est celui des variations de la forme chez chaque individu en prenant l'exemple de l'analyse de la forme des membres inférieurs. C'est une approche où la statistique joue un rôle non négligeable, où se dessine la notion d'un homme moyen, un peu à l'image de ce qu'avait fait Vésale. Multiplicité des corps et fréquence des formes rencontrées dans le corps humain, voilà ce que révèlent les données qui suivent.

3. Forme, fonction, activité, médecin.

Le problème est d'apprécier l'influence de la forme globale des membres inférieurs sur leurs conditions mécaniques de fonctionnement et de discuter les conséquences selon les sports pratiqués, les activités professionnelles ou les traumatismes chroniques ou aigus.

La forme des membres inférieurs doit être appréciée par des critères reproductibles quel que soit l'opérateur et avoir une valeur mécanique raisonnable.

Pour des raisons pratiques nous décrirons les mesures dans le plan frontal, dans le plan sagittal et dans le plan transversal.

Dans le plan frontal :

Les grands axes des membres inférieurs.

La largeur du bassin est mesurée par la distance entre le centre de la tête fémorale et l'axe du corps, c'est-à-dire le milieu du pelvis.

L'axe mécanique du fémur F est l'axe qui passe par le centre de la tête fémoral et le milieu du segment bicondylien sur la tangente aux deux condyles (sur une projection frontale du fémur).

L'axe mécanique de la jambe J est l'axe entre le milieu du genou (milieu du segment tangent aux deux plateaux tibiaux) et le milieu de la cheville (milieu du segment transversal passant par l'interligne tibio-talien, reliant les deux malléoles de la cheville).

L'axe mécanique de l'arrière pied P est l'axe reliant le milieu de la cheville et le milieu du talon.

L'écart varisant global EVG définit par Thomine est la distance entre l'axe gravitaire (ligne reliant le milieu du sacrum au milieu de la cheville) et le milieu du segment bicondylien sur l'interligne fémoro-tibial du genou.

Les valeurs des mesures observées

L'angle mécanique du fémur dans le plan frontal AF est l'angle externe entre l'axe mécanique du fémur et la ligne tangente aux condyles fémoraux.

Sur cent fémurs mesurés sur des radiographies debout d'adultes sains pris au hasard à Dijon dans le service de traumatologie de l'Hôpital :

70 fémurs ont un angle AF compris entre 85° et 89° (fémur valgus).

25 fémurs ont un angle AF de 90° (fémur neutre).

5 fémurs ont un angle AF de 91° à 100° (fémur varus)

L'angle mécanique de la jambe dans le plan frontal AJ est l'angle externe entre l'axe mécanique de la jambe et la ligne tangente aux plateaux tibiaux.

Sur cent tibias mesurés sur des radiographies debout d'adultes sains pris au hasard à Dijon dans le service de traumatologie de l'Hôpital :

5 jambes ont un angle AJ compris entre 85° et 89° (tibia valgus).

15 jambes ont un angle AJ de 90° (tibia neutre).

80 jambes ont un angle AJ compris entre 91° et 100° (tibia varus).

L'angle mécanique fémoro-jambier (AFJ) est l'angle externe entre l'axe mécanique du fémur et l'axe mécanique de la jambe.

Sur cent membres inférieurs d'adultes sains mesurés sur des radiographies debout :

L'angle AFJ est entre 170° et 179° dans 35 cas.

L'angle AFJ est de 180° dans 15 cas.

L'angle AFJ est de 180° à 190° dans 50 cas.

L'écart varisant global est compris entre 2 et 8 cm chez les patients observés.

La précision de ces valeurs est à quelques degrés près ; en effet, d'après Insall une rotation interne ou externe du membre inférieur de 20° entraîne une variation de la valeur des angles mesurés qui peut être de 3 à 4°. Tous les patients ici décrits ont été radiographiés dans la position de la marche naturelle en respectant l'angle du pas.

Évolution avec l'âge :

De 0 à 2 ans le morphotype global est le plus souvent en genu varum

De 3 à 6 ans le morphotype global a tendance à se valgiser.

Dès la puberté le morphotype adulte est fixé 15 % de genu valgum, 35 % de morphotypes alignés et 50 % de genu varum.

Dans le plan sagittal :

Les axes des membres mécaniques sont normalement alignés, nous avons éliminé les adultes présentant un flexum du genou ou un genu recurvatum.

Le sommet du grand trochanter se projette sur une ligne horizontale passant en moyenne par le centre de la tête fémorale ce qui explique que la torsion fémorale va influencer l'orientation du genou.

Le plateau sacré se projette à des distances variables sur la ligne pubis – tête fémorale.

Dans le plan transversal :

Les coupes transversales du membre inférieur au scanner permettent de définir les torsions du squelette, les rotations dans le genou.

Les torsions chez l'adulte :

La torsion fémorale interne ou antéversion fémorale ou antétorsion est l'angle entre l'axe du col fémoral et la ligne bicondylienne postérieure tangente aux deux condyles fémoraux.

La moyenne des mesures réalisées sur cent fémurs montre des valeurs de 15° ± 10°, les mesures observées sont comprises entre –10° et 60°.

La torsion de jambe externe est l'angle entre la ligne tangente au bord postérieur du plateau tibial et une ligne passant par le milieu des deux malléoles de la cheville.

Sa mesure réalisée sur cent squelettes jambiers montre une moyenne de 30° ± 10° avec des valeurs comprises entre 15° et 50°.

L'angle de torsion sous-malléolaire interne est l'angle compris entre la ligne bimalléolaire et l'axe du pied, cet angle est en moyenne de 10° ± 5.

L'angle de rotation du genou est l'angle entre la ligne bicondylienne postérieure du fémur et la tangente au bord postérieur du plateau tibial, en moyenne, cet angle est de 3° ± 4°, J.-L. Lerat a montré que la population des instabilités de rotule présentait un angle de rotation en moyenne plus élevé : 7° ± 5°.

Évolution des torsions chez l'enfant :

En moyenne l'antéversion fémorale est de 45° au troisième trimestre de la grossesse.

À la naissance l'antéversion de hanche est de 35°.

À 10 ans l'antéversion de hanche est de 20°.

La torsion tibiale externe évolue de manière inverse :

À la naissance elle est en moyenne de 0°.

À 5 ans la torsion tibiale est en moyenne de 25°.

Morphotypes et activités sportives.

Les morphotypes en valgum du genou répartissent mieux les forces entre les deux plateaux tibiaux, et ont un risque mécanique d'arthrose interne du genou plus faible. Le valgus constitutionnel est souvent d'origine fémorale, soit par hypoplasie relative du condyle externe, soit par développement relativement plus important du condyle interne. Le valgus peut exposer à une instabilité de rotule s'il est dû par exemple à une hypoplasie globale du condyle fémoral externe.

Les morphotypes en varus sollicitent leur plateau tibial interne et sont exposés à l'arthrose interne d'autant plus que le plateau tibial interne est hypoplasique (forme mineure de maladie de

Blount). Le varus est souvent d'origine tibiale, associé à une importante rotation active dans le genou, ce qui explique la bonne adaptation à la course en terrain accidenté. Ce morphotype entraîne des sollicitations mécaniques en compression interne et en traction externe ce qui exposera à des lésions méniscales et cartilagineuses internes et des lésions tendineuses et musculaires externes (*fascia lata* et muscle poplité).

L'axe du col du fémur étant dans un plan frontal en position fonctionnelle de la hanche, la torsion fémorale TF détermine la position du genou : plus la torsion fémorale est importante, plus la rotule regarde en dedans, pour le fémur droit si le sens des aiguilles d'une montre est positif et que le fémur est vu d'en haut la torsion fémorale est négative.

La torsion jambière TJ s'effectue dans le sens inverse de la torsion fémorale, elle est positive et oriente l'axe du pied vers l'extérieur.

La torsion sous malléolaire TSM est négative dans le sens inverse de la torsion jambière, elle oriente l'axe du pied vers l'intérieur.

La torsion globale du membre inférieur est mesurée par TF ± TJ ± TSM. Si elle est négative, le pied, lors de la marche, est orienté en dedans ; si elle est positive, le pied est orienté en dehors.

L'application pratique de l'étude des torsions est surtout importante pour les sports où la position du pied est fixée : vélo, ski, danse… Le fait d'imposer une position au pied va obliger certains sportifs à compenser au niveau du bassin certaines torsions sus-jacentes gênantes pour telle ou telle figure. Lorsque la tête du fémur est projetée en avant l'antéversion du bassin augmente, inversement lorsque la tête du fémur est projetée en arrière l'antéversion du bassin diminue. Lorsque l'antéversion du bassin augmente le rachis lombaire augmente sa lordose, lorsque l'antéversion diminue la lordose lombaire diminue. Ces répercussions des torsions sur la colonne lombaire expliquent certaines lombalgies en cas de difficultés d'adaptation de la colonne lombaire.

Morphotypes et traumatologie.

Lors d'une chute d'un lieu élevé, les membres inférieurs en position verticale, le choc va en général provoquer une sollicitation en varus sur tout le membre inférieur, au niveau du bassin les forces vont être soit symétrique en cas de choc bipodal soit asymétrique en cas de choc unipodal.

Lors d'un choc horizontal à grande vitesse en voiture par exemple, l'effet sur les membres inférieurs dépend de la position du conducteur : allongé les effets seront voisins de ceux de la chute verticale, assis les effets seront spécifiques (syndrome du tableau de bord).

Lors d'une sollicitation excessive en torsion, par exemple à ski ou en sport lorsque le pied est fixé au sol, des fractures spiroïdes de la jambe ou du fémur s'observent, ou une entorse au niveau du genou ou de la cheville. Le siège des lésions dépend du morphotype et du comportement mécanique de l'os et des ligaments : chez l'enfant ce sont les os ou les cartilages de croissance les plus vulnérables, chez l'adulte jeune se sont les ligaments, chez l'adulte vieux se sont les os qui sont de nouveau vulnérables.

4. Les médecins, la médecine et les spécialités

Les médecins doivent faire face à un afflux toujours plus important d'informations concernant leur objet d'étude et de travail. Le corps est désormais entouré d'appareils toujours plus sophistiqués offrant aux médecins des perspectives toujours renouvelées. À ce propos François Dagognet souligne : « Le corps de l'homme nous paraît de plus en plus un monde baroque, énigmatique, déroutant : chaque moment de la culture (ou de la science) en découvre une perspective - une seule perspective, qui cache les autres à venir. Nous l'épuiserons d'autant moins qu'il semble changer au fur et à mesure : sa complète mise à plat recule à chaque fois[9] ». La tendance actuelle serait de dire : les médecins doivent se spécialiser pour avoir un domaine de compétence solide, être expert dans une partie du corps. Les spécialités se multiplient. Prenons l'exemple de la chirurgie. Après avoir divisé la chirurgie générale en chirurgie viscérale et en chirurgie orthopédique et traumatologique, ces deux spécialités se subdivisent en hyperspécialités selon les portions du corps : chirurgie plastique, chirurgie de la main, chirurgie du pied, du genou, de l'épaule... Selon les pathologies : chirurgie du cancer, chirurgie de la polyarthrite rhumatoïde... Ou selon les circonstances de survenue : chirurgie traumatologique, chirurgie du sport...

Dans un ouvrage intitulé *À qui appartient le corps humain ?* rédigé par Claire Crignon-De Oliveira et Maris Gaille-Nikodimov, il est écrit : « Peut-on en outre affirmer que la pratique médicale conduit nécessairement à voir dans le corps non pas "le corps du malade", mais un "corps parcellisé, technicisé, éclaté en différentes spécialités" comme le font les auteurs d'une étude rédigée en 1988 pour le Conseil d'État ? Contre cette tendance à la spécialisation, certes encore très présente, la médecine tente aussi de faire valoir la nécessité d'une appréhension globale du corps humain[10] ». C'est en effet aux internistes, médecins compétents dans plusieurs disciplines médicales que revient la tâche de veiller au diagnostic de problèmes de santé liés à différents systèmes de l'organisme que la médecine conventionnelle ne parvient pas à traiter. On a bien là une pratique médicale orientée vers une finalité thérapeutique qui se fonde sur une vision globale du corps.

---

9. François Dagognet, in *La philosophie du remède*, Introduction, Actes du colloque *La philosophie du remède*, sous la direction de Jean-Claude Beaune, éditions Champ Vallon, 1993, Seyssel, p. 21.

10. Claire Crignon-De Oliveira & Marie Gaille-Nokodimov, *À qui appartient le corps humain* ?, Médecine & Sciences humaines, Les Belles Lettres, Paris, 2004,p. 87.

Malgré ces propos rassurants, des interrogations sur l'évolution de la médecine moderne apparaissent. En effet, d'une part, dans les Universités, il est demandé, aussi bien en recherche qu'en clinique des compétences de plus en plus ciblées sur des sujets de plus en plus étroits, seuls susceptibles de permettre des publications internationales rapidement. Les médecins internistes sont la plupart du temps spécialisés ; ainsi, certains patients peuvent aller de spécialiste en spécialiste jusqu'à ce qu'éventuellement un spécialiste trouve que ce patient relève de son domaine de compétence. D'autre part, un patient qui serait pris en charge pour une affection par un praticien dont ce n'est pas la spécialité pourrait se sentir en droit de lui intenter un procès. Ainsi le double mouvement de valorisation du spécialiste et de la judiciarisation de la vie du citoyen tend à développer la spécialisation aux dépens d'un effort pour une vision globale de l'organisme. Des tendances compensatrices existent : par exemple lorsqu'un chirurgien décide de pratiquer un geste chirurgical nécessitant une anesthésie, le patient doit consulter le médecin anesthésiste avant que l'acte chirurgical soit pratiqué, ce dernier va devoir réaliser une observation globale du patient pour évaluer les risques anesthésiques éventuels et les meilleures conditions d'anesthésie pour ce patient, selon, par exemple, sa morphologie buccale, l'état de son cœur... L'exercice multidisciplinaire de la médecine est un moyen de compenser l'hyperspécialisation. Mais ce système a des limites. Prenons le cas de la traumatologie : dans la situation où il existe des traumatismes multiples chez une même personne, une stratégie thérapeutique devra être mise en place par un nombre minimum de médecins pour que les décisions essentielles puissent être prises dans un temps raisonnable.

Les technologies de plus en plus performantes permettent de déceler des lésions dans de nombreuses structures de l'organisme : ménisque, cartilages, artères... Le lien entre les lésions et la pathologie du patient est souvent évident ; par contre, parfois le lien est discutable, alors l'examen clinique général est l'élément clé ; mais l'image de la lésion peut prendre le pas sur l'explication du clinicien. Le vieillissement s'accompagne de lésions de plus en plus fréquentes et multiples, ainsi les lésions d'arthrose sont pratiquement constantes après 70 ans au niveau des articulations intervertébrales lombaires par exemple. Se pose ainsi le problème de certaines lombalgies : douleurs liées à ces lésions bénignes mais désagréables dans la vie quotidienne. Le choix thérapeutique du médecin est étendu dans la mesure où le traitement peut être soit symptomatique soit à visée étiologique : manipulations vertébrales, exercices pour augmenter la tolérance à la douleur, antalgiques plus ou moins puissants, traitements généraux ou traitements locaux modifiants la trophicité des tissus (chélateurs du calcium, vasodilatateurs), traitement chirurgical modifiant le fonctionnement de l'articulation. Pour une même lésion, le choix va dépendre du mode de vie du patient, des manifestations douloureuses, de la tolérance à la douleur, du retentissement psychique de la douleur, de l'état général du patient… Nous voyons que devant des lésions objectives il peut être souhaitable que ce soit des critères empiriques qui orientent la conduite du traitement : changement de climat, changement d'activité professionnelle ou sportive si la personne doit porter des charges lourdes au cours de ces activités. Ainsi les progrès technologiques de la médecine n'excluent pas la prise en compte de nombreux paramètres socioculturels qui parfois sont plus importants que l'aspect technique du problème, le médecin ne peut pas être seulement un technicien, il faut qu'il soit aussi un homme qui puisse se représenter les conditions de vie des patients. Alors comme François Dagognet : « Nous pensons que le philosophe doit s'inquiéter du réel et de ses agencements, notamment les plus élaborés et les plus complexes : précisément, le « corporel » définit l'un de ceux-ci[11] ». Pour cela, l'œuvre de François Dagognet reste un guide, une piste ouverte vers une réflexion

11. François Dagognet, *Penser le vivant*. L'homme, maître de la vie, Bordas, Paris, 2003, p. 7.

toujours plus féconde réunissant le médecin et le philosophe pour une meilleure compréhension de l'humain.

CHRISTIAN SALOMON,

Professeur de philosophie,
Lycée Jules Haag, Besançon.

PIERRE TROUILLOUD,

Professeur d'anatomie, U.F.R. de médecine,
Université de Bourgogne.

NICOLAS CHEYNEL,

Maître de conférence en anatomie, U.F.R. de médecine,
Université de Bourgogne.

Bibliographie relative à la partie III.

Blousent W.P., *Tibia vara, osteochondrosis deformans tibiae*, J. Bone Joint Surg. 1937, 19, 1-27.

Carret J.-P., *Biomécanique de l'articulation du genou*, Cahiers d'Enseignement de la SOFCOT, Paris, Masson édit. 1991, 189-208.

Langenskiold A., *Tibia vara, osteochondrosis deformans tibiae*, a survey of 71 cases, J. Bone Joint Surg. 46A, 1964, 1-22.

Lerat J.-L. Moyen B. Bochu M. Galland O. Mandrino A., Muller H. Jenny J.-Y. Mainetti, *Les déséquilibres fémoro-patellaires morphotypes des membres inférieurs*, Journées Lyonnaises de Chirurgie du genou et de traumatologie du sport, A.C.E.M.L. édit, Lyon, 1989, p 241-260.

Jiang Ch. Insall J.N., *Effect of rotation on the axial alignement of the femur*, Clin. Orthop., 1989, 248, 50-56.

Malingue E., *Étude de la torsion du membre inférieur par tomographie axiale*, Thèse de médecine de Brest, 1977.

Thomine M. Boudjemaa A. Gibon Y. Biga N., *Les écarts varisants dans la gonarthrose. Fondement théorique et essai d'évaluation pratique*, Rev. Chir. Orthop., 1981, 67, 319-327.

adrm

Association pour le Développement de la Recherche en Morphologie

Centre Pierre Barry,

UFR de médecine,

7, boulevard Jeanne-d'Arc,

21000 Dijon

Centre Gaston Bachelard de recherche sur l'imaginaire & la rationalité

UFR de lettres

2, boulevard Gabriel

21000 Dijon

Laboratoire d'anatomie

associé à l'unité inserm ERIT-M 0207,

UFR de médecine,

7, boulevard Jeanne-d'Arc,

21000 Dijon

Université de Bourgogne

Sommaire

www.ingramcontent.com/pod-product-compliance
Lightning Source LLC
LaVergne TN
LVHW011251061026
849535LV00005B/1220
* 9 7 8 2 2 9 6 0 0 2 3 8 8 *